Wilhelm Nacimiento
Karsten Papke
Friedhelm Brassel
Peter-Douglas Klassen

# Rückenmarkerkrankungen

Grundlagen, Diagnostik und Therapie für Klinik und Praxis

Verlag W. Kohlhammer

**Wichtiger Hinweis**

Pharmakologische Daten verändern sich fortlaufend durch klinische Erfahrung, pharmakologische Forschung und Änderung von Produktionsverfahren. Verlag und Autor haben große Sorgfalt darauf gelegt, dass alle in diesem Buch gemachten Angaben dem derzeitigen Wissensstand entsprechen. Eine Gewährleistung können Verlag und Autor hierfür jedoch nicht übernehmen. Daher ist jeder Benutzer angehalten, die gemachten Angaben, insbesondere in Hinsicht auf Arzneimittelnamen, enthaltene Wirkstoffe, spezifische Anwendungsbereiche und Dosierungen anhand des Medikamentenbeipackzettels und der entsprechenden Fachinformationen zu überprüfen und in eigener Verantwortung im Bereich der Patientenversorgung zu handeln. Aufgrund der Auswahl häufig angewendeter Arzneimittel besteht kein Anspruch auf Vollständigkeit.

Dieses Werk einschließlich aller seiner Teile ist urheberrechtlich geschützt. Jede Verwendung außerhalb der engen Grenzen des Urheberrechts ist ohne Zustimmung des Verlags unzulässig und strafbar. Das gilt insbesondere für Vervielfältigungen, Übersetzungen, Mikroverfilmungen und für die Einspeicherung und Verarbeitung in elektronischen Systemen.

Die Wiedergabe von Warenbezeichnungen, Handelsnamen und sonstigen Kennzeichen in diesem Buch berechtigt nicht zu der Annahme, dass diese von jedermann frei benutzt werden dürfen. Vielmehr kann es sich auch dann um eingetragene Warenzeichen oder sonstige geschützte Kennzeichen handeln, wenn sie nicht eigens als solche gekennzeichnet sind.

Es konnten nicht alle Rechtsinhaber von Abbildungen ermittelt werden. Sollte dem Verlag gegenüber der Nachweis der Rechtsinhaberschaft geführt werden, wird das branchenübliche Honorar nachträglich gezahlt.

1. Auflage 2014

Alle Rechte vorbehalten
© W. Kohlhammer GmbH, Stuttgart
Gesamtherstellung: W. Kohlhammer GmbH, Stuttgart

Print:
ISBN 978-3-17-020397-6

E-Book-Formate:
pdf: ISBN 978-3-17-023838-1
epub: ISBN 978-3-17-025046-8
mobi: ISBN 978-3-17-025047-5

Für den Inhalt abgedruckter oder verlinkter Websites ist ausschließlich der jeweilige Betreiber verantwortlich. Die W. Kohlhammer GmbH hat keinen Einfluss auf die verknüpften Seiten und übernimmt hierfür keinerlei Haftung.

# Inhaltsverzeichnis

Vorwort . . . . . . . . . . . . . . . . . . . . . . . . . . . . . . . . . . . . . . . . . . . . 13

Geleitwort . . . . . . . . . . . . . . . . . . . . . . . . . . . . . . . . . . . . . . . . . 15

| 1 | **Allgemeiner Teil** . . . . . . . . . . . . . . . . . . . . . . . . . . . . . | 17 |
|---|---|---|
| 1.1 | Neuroanatomische Grundlagen . . . . . . . . . . . . . . . . . . . | 17 |
| 1.1.1 | Einleitung . . . . . . . . . . . . . . . . . . . . . . . . . . . . . . . . . . . | 17 |
| 1.1.2 | Propriospinale Systeme . . . . . . . . . . . . . . . . . . . . . . . . . . | 18 |
| 1.1.3 | Aszendierende Bahnen . . . . . . . . . . . . . . . . . . . . . . . . . . | 19 |
| 1.1.3.1 | Tractus spinothalamicus lateralis (Schmerz und Temperatur) . . . . . . . . . . . . . . . . . . . . . . . . . . . . . . . . | 19 |
| 1.1.3.2 | Fasciculi cuneatus und gracilis (Berührung, Vibration, Lageempfindung und Zweipunktdiskrimination) . . . . . . . . . | 19 |
| 1.1.3.3 | Tractus spinocerebellaris posterior (Propriozeption) . . . . . . . | 20 |
| 1.1.4 | Deszendierende Bahnen . . . . . . . . . . . . . . . . . . . . . . . . . | 20 |
| 1.1.4.1 | Tractus corticospinalis . . . . . . . . . . . . . . . . . . . . . . . . . . | 21 |
| 1.1.4.2 | Extrapyramidale Bahnen. . . . . . . . . . . . . . . . . . . . . . . . . | 22 |
| 1.1.5 | Vegetatives spinales System. . . . . . . . . . . . . . . . . . . . . . . | 22 |
| 1.1.5.1 | Sympathicus . . . . . . . . . . . . . . . . . . . . . . . . . . . . . . . . . | 24 |
| 1.1.5.2 | Parasympathicus. . . . . . . . . . . . . . . . . . . . . . . . . . . . . . | 24 |
| 1.1.6 | Gefäßversorgung des Rückenmarks . . . . . . . . . . . . . . . . . | 24 |
| 1.1.6.1 | Arterielle Gefäßversorgung: Überblick . . . . . . . . . . . . . . . | 24 |
| 1.1.6.2 | Embryologie und Zuflüsse der Rückenmarksarterien . . . . . . . | 26 |
| 1.1.6.3 | Venöse Drainage. . . . . . . . . . . . . . . . . . . . . . . . . . . . . . | 27 |
| | Literatur . . . . . . . . . . . . . . . . . . . . . . . . . . . . . . . . . . . . | 27 |
| 1.2 | **Spinale Syndrome** . . . . . . . . . . . . . . . . . . . . . . . . . . . . | 28 |
| 1.2.1 | Klinik und Verlauf . . . . . . . . . . . . . . . . . . . . . . . . . . . . | 28 |
| 1.2.2 | Akutes Querschnittsyndrom . . . . . . . . . . . . . . . . . . . . . . | 28 |
| 1.2.3 | Chronisches Querschnittsyndrom . . . . . . . . . . . . . . . . . . . | 29 |
| 1.2.4 | Autonome Dysreflexie. . . . . . . . . . . . . . . . . . . . . . . . . . | 30 |
| | Literatur . . . . . . . . . . . . . . . . . . . . . . . . . . . . . . . . . . . . | 31 |
| 1.3 | **Spezifische Querschnittsyndrome in Abhängigkeit von der Lokalisation und Ausdehnung der Rückenmarksläsion.** . . . . . . | 31 |
| 1.3.1 | Definition der Querschnittslähmung. . . . . . . . . . . . . . . . . | 31 |
| 1.3.2 | Läsionen des Zervikalmarks . . . . . . . . . . . . . . . . . . . . . . | 32 |
| 1.3.3 | Läsionen des Thorakalmarks . . . . . . . . . . . . . . . . . . . . . | 32 |
| 1.3.4 | Läsionen des Lumbalmarks, des Conus medullaris und der Cauda equina . . . . . . . . . . . . . . . . . . . . . . . . . . . . . . . . | 33 |
| 1.3.5 | Brown-Séquard-Syndrom . . . . . . . . . . . . . . . . . . . . . . . . | 33 |
| 1.3.6 | Zentromedulläres Syndrom. . . . . . . . . . . . . . . . . . . . . . . | 34 |
| 1.3.7 | Ursachen spinaler Läsionen. . . . . . . . . . . . . . . . . . . . . . . | 34 |

1.4 Pathophysiologie der akuten Rückenmarksverletzung. . . . . . . 37
1.4.1 Zelluläre Reaktionen nach Rückenmarksverletzung . . . . . . . . . 37
1.4.2 Reorganisation motorischer Systeme nach
      Rückenmarksverletzung . . . . . . . . . . . . . . . . . . . . . . . . . . . . . 38
1.4.3 Klinische Perspektiven der paraplegiologischen
      Forschung. . . . . . . . . . . . . . . . . . . . . . . . . . . . . . . . . . . . . . . . 39
      Literatur . . . . . . . . . . . . . . . . . . . . . . . . . . . . . . . . . . . . . . . . . 39
1.5 **Zentraler neuropathischer Schmerz bei Myelonläsion.** . . . . . . . 40
      Literatur . . . . . . . . . . . . . . . . . . . . . . . . . . . . . . . . . . . . . . . . . 42


2 **Diagnostik** . . . . . . . . . . . . . . . . . . . . . . . . . . . . . . . . . . . . . . **43**

2.1 **Klinisch-neurologische Untersuchungsverfahren** . . . . . . . . . . . 43
2.1.1 Anamnese und körperliche Untersuchung. . . . . . . . . . . . . . . . . 43
2.1.2 Klinisch-neurophysiologische Untersuchungsmethoden . . . . . . 43
2.1.3 Klinische Neurophysiologie in der Paraplegiologie . . . . . . . . . . 44
2.1.3.1 Somatosensibel und motorisch evozierte Potenziale
        (SEP, MEP). . . . . . . . . . . . . . . . . . . . . . . . . . . . . . . . . . . . . . . 44
2.1.3.2 Somatosensorisch evozierte Potenziale . . . . . . . . . . . . . . . . . . . 44
2.1.3.3 Motorisch-evozierte Potenziale. . . . . . . . . . . . . . . . . . . . . . . . . 45
2.1.3.4 Elektroneuro- und -myografie. . . . . . . . . . . . . . . . . . . . . . . . . . 45
2.1.3.5 Neurophysiologische Diagnostik der Blasenfunktion . . . . . . . . 45
2.1.4 Liquordiagnostik . . . . . . . . . . . . . . . . . . . . . . . . . . . . . . . . . . . 46
2.1.5 Skalierung klinischer Defizite . . . . . . . . . . . . . . . . . . . . . . . . . . 47
      Literatur . . . . . . . . . . . . . . . . . . . . . . . . . . . . . . . . . . . . . . . . . 48
2.2 **Neuroradiologische Untersuchungsmethoden.** . . . . . . . . . . . . . 49
2.2.1 Stellenwert der Bildgebung in der Diagnostik spinaler
      Erkrankungen. . . . . . . . . . . . . . . . . . . . . . . . . . . . . . . . . . . . . . 49
2.2.2 Konventionelle Röntgenaufnahmen . . . . . . . . . . . . . . . . . . . . . 50
2.2.3 Computertomografie . . . . . . . . . . . . . . . . . . . . . . . . . . . . . . . . 50
2.2.4 Magnetresonanztomografie . . . . . . . . . . . . . . . . . . . . . . . . . . . 51
2.2.4.1 Prinzip . . . . . . . . . . . . . . . . . . . . . . . . . . . . . . . . . . . . . . . . . . 51
2.2.4.2 Stellenwert in der Bildgebung von Rückenmark-
        erkrankungen . . . . . . . . . . . . . . . . . . . . . . . . . . . . . . . . . . . . . 54
2.2.5 Myelografie . . . . . . . . . . . . . . . . . . . . . . . . . . . . . . . . . . . . . . 54
2.2.5.1 Technik und Durchführung . . . . . . . . . . . . . . . . . . . . . . . . . . . 54
2.2.5.2 Aussagekraft und Indikationen. . . . . . . . . . . . . . . . . . . . . . . . . 55
2.2.5.3 Postmyelografische Computertomografie . . . . . . . . . . . . . . . . . 56
2.2.6 Digitale Subtraktionsangiografie. . . . . . . . . . . . . . . . . . . . . . . . 56
2.2.7 CT-Angiografie. . . . . . . . . . . . . . . . . . . . . . . . . . . . . . . . . . . . 57
2.2.8 MR-Angiografie . . . . . . . . . . . . . . . . . . . . . . . . . . . . . . . . . . . 58
2.2.8.1 Time-of-Flight-(TOF)-MRA . . . . . . . . . . . . . . . . . . . . . . . . . . 58
2.2.8.2 Kontrastmittelverstärkte MR-Angiografie. . . . . . . . . . . . . . . . . 58
2.2.9 Multimodale spinale Bildgebung: MRT, dynamische
      MRA und spinale DSA. . . . . . . . . . . . . . . . . . . . . . . . . . . . . . . 59
2.2.9.1 Fallbeispiel . . . . . . . . . . . . . . . . . . . . . . . . . . . . . . . . . . . . . . . 59

Kohlhammer

# Klinische Neurologie

Herausgegeben von Thomas Brandt, Reinhard Hohlfeld,
Johannes Noth und Heinz Reichmann.

2.2.9.2 Fazit ........................................... 61
Literatur ....................................... 64

**3** **Spezieller Teil (nach Ätiologie geordnet)** .................... **65**

**3.1** **Das spinale Trauma** ................................. **65**
3.1.1 Pathophysiologie der Rückenmarksverletzung ............. 65
3.1.2 Prognostische Einschätzung .......................... 68
3.1.3 Therapie des spinalen Traumas. ...................... 68
Literatur ....................................... 68
**3.2** **Fehlbildungen von Wirbelsäule und Rückenmark** .......... **69**
3.2.1 Neuralrohrdefekte ................................. 69
3.2.1.1 Spina bifida aperta (Myelomeningozele, MMC) ........... 70
3.2.1.2 Spina bifida occulta (Okkulter Spinaler
Dysraphismus, OSD) ............................... 71
3.2.1.3 Dermalsinus ...................................... 72
3.2.1.4 Diastematomyelie .................................. 72
3.2.1.5 Tethered Cord-Syndrom (TCS). ...................... 73
3.2.2 Fehlbildungen des Kraniozervikalen Übergangs ............ 73
3.2.2.1 Arnold-Chiari-Malformationen ....................... 73
3.2.2.2 Klippel-Feil-Syndrom ............................... 74
3.2.3 Erkrankungen durch Duradefekte. ..................... 75
3.2.3.1 Intrakranielle Hypotension durch spinale
Duraleckage ...................................... 75
3.2.3.2 Thorakale Myelonherniation ......................... 76
**3.3** **Vaskuläre Erkrankungen** ............................. **77**
3.3.1 Spinale Infarkte ................................... 77
3.3.1.1 Pathogenese ...................................... 77
3.3.1.2 Klinik und Diagnostik .............................. 78
3.3.1.3 Therapie ......................................... 79
3.3.1.4 Primärprophylaxe und Prävention ..................... 81
3.3.1.5 Besondere Form der spinalen Ischämie:
Fibrokartilaginäre Embolie. .......................... 82
3.3.2 Chronische Spinale Ischämie. ........................ 82
3.3.2.1 Pathogenese ...................................... 82
3.3.2.2 Therapie ......................................... 83
3.3.3 Spinale durale AV-Fisteln ........................... 83
3.3.3.1 Pathogenese ...................................... 83
3.3.3.2 Klinik ........................................... 84
3.3.3.3 Diagnostik ....................................... 85
3.3.3.4 Therapie ......................................... 87
3.3.4 Spinale AV-Malformationen. ......................... 87
3.3.4.1 Pathogenese ...................................... 87
3.3.4.2 Therapie ......................................... 88
3.3.5 Spinale Kavernome. ................................ 89
3.3.5.1 Pathogenese ...................................... 89

3.3.5.2 Therapie........................................... 89
3.3.6 Spinale Blutungen................................. 89
3.3.6.1 Pathogenese ....................................... 89
3.3.6.2 Therapie........................................... 90
Literatur.......................................... 91
**3.4** **Entzündliche Erkrankungen** ........................... **91**
3.4.1 Die akute Querschnittsmyelitis......................... 91
3.4.1.1 Definition......................................... 91
3.4.1.2 Differenzialdiagnosen................................ 91
3.4.1.3 Ätiologische Zuordnung der akuten
Querschnittsmyelitis................................ 93
3.4.1.4 Prognostische Faktoren............................... 97
3.4.2 Besondere Formen der Myelitis........................ 97
3.4.2.1 Die Varizella-Zoster-Virus-assoziierte Myelitis............. 98
3.4.2.2 Die Herpes-simplex-Virus (HSV)-assoziierte dorsale
Radikulomyelitis................................... 98
3.4.2.3 HTL-Virus-1-assoziierte Myelopathie................... 99
3.4.2.4 Poliomyelitis....................................... 99
3.4.2.5 Hämorrhagische Leukenzephalomyelitis (Hurst) ........... 100
3.4.3 Rückenmarksbeteiligung bei entzündlichen Erkrankungen
der Wirbelsäule (Spondylodiszitis und Spondylitis)......... 101
Literatur.......................................... 103
**3.5** **Metabolische und toxische Erkrankungen** ............... **104**
3.5.1 Funikuläre Myelose bei Vitamin B12-Mangel.............. 104
3.5.2 Myelopathie bei Kupferstoffwechselstörung............... 106
3.5.3 Hepatische Myelopathie.............................. 107
3.5.4 Adrenoleukomyeloneuropathie......................... 107
3.5.5 Toxische Myelopathien .............................. 108
Literatur.......................................... 108
**3.6** **Neurodegenerative Erkrankungen** ..................... **108**
3.6.1 Amyotrophische Lateralsklerose....................... 108
3.6.1.1 Pathogenese und Symptomatik........................ 108
3.6.1.2 Differenzialdiagnosen............................... 109
3.6.1.3 Prognose.......................................... 110
3.6.2 Hereditäre spastische Spinalparalyse................... 110
3.6.3 Friedreich-Ataxie .................................. 111
Literatur.......................................... 111
**3.7** **Tumoren des Rückenmarks und der umgebenden**
**Strukturen** ........................................ **111**
3.7.1 Einleitung......................................... 111
3.7.1.1 Symptome und Klinische Befunde...................... 112
3.7.1.2 Bildgebung ....................................... 112
3.7.1.3 Grundlagen der Therapie ............................ 113
3.7.2 Extradurale Tumoren................................ 115
3.7.2.1 Wirbelsäulenmetastasen ............................. 115
3.7.2.2 Primäre Tumoren der Wirbelsäule ..................... 116
3.7.3 Intradural-extramedulläre Tumoren.................... 120

3.7.3.1    Nervenscheidentumoren .............................. 121
3.7.3.2    Meningeome ........................................ 122
3.7.3.3    Intradural-extramedulläre Metastasen ................. 122
3.7.4      Intramedulläre Tumoren ............................. 124
3.7.4.1    Ependymome ....................................... 124
3.7.4.2    Astrozytome ....................................... 125
3.7.4.3    Hämangioblastome .................................. 127
3.7.4.4    Weitere intramedulläre Tumoren ..................... 127
           Literatur .......................................... 127
**3.8**    **Syringomyelie und Hydromyelie** ...................... **128**
           Literatur .......................................... 129
**3.9**    **Rückenmarksbeteiligung bei degenerativen**
           **Wirbelsäulenveränderungen** .......................... **130**
3.9.1      Ätiologie und Epidemiologie degenerativer
           Wirbelsäulenveränderungen .......................... 130
3.9.2      Spondylogene zervikale Myelopathie und
           Radikulopathie ..................................... 131
3.9.2.1    Symptomatik und Verlauf ............................ 131
3.9.2.2    Diagnostik ......................................... 132
3.9.2.3    Therapie ........................................... 135
3.9.2.4    Behandlungsergebnisse .............................. 138
3.9.2.5    Nachsorge ......................................... 138
3.9.3      Degenerativ bedingte thorakale spinale Enge ........... 138
3.9.4      Degenerative Veränderungen der LWS .................. 140
3.9.4.1    Lumbale Spinalkanalstenose ......................... 140
3.9.4.2    Lumbaler Bandscheibenvorfall ....................... 141
3.9.4.3    Diagnostik ......................................... 142
3.9.4.4    Differenzialdiagnosen ............................... 144
3.9.4.5    Therapie ........................................... 145
3.9.5      Kombinierte zervikale und lumbale Enge ............... 147
           Literatur .......................................... 148


**4**      **Primärversorgung und allgemeine Therapieprinzipien**
           **bei Rückenmarksschädigungen** ....................... **149**

**4.1**    **Primärversorgung bei traumatischen Myelonläsionen** ....... **149**
           Literatur .......................................... 150
**4.2**    **Diagnostik und Verlaufsbeurteilung nach**
           **akuter Rückenmarksläsion** ........................... **150**
4.2.1      Klinisch-neurologische Untersuchung .................. 150
4.2.2      Neuroradiologische Diagnostik nach akuter
           Rückenmarksläsion ................................. 151
4.2.3      Prognostische Aspekte .............................. 153
           Literatur .......................................... 154
**4.3**    **Allgemeine Behandlungsmaßnahmen und**
           **Rehabilitation bei Querschnittsyndrom** ................ **154**

4.3.1   Historische Entwicklung. . . . . . . . . . . . . . . . . . . . . . . . . . . . . . 154
4.3.2   Allgemeine Behandlungsmaßnahmen . . . . . . . . . . . . . . . . . . 155
4.3.3   Prinzipien der Physio- und Ergotherapie
        querschnittsgelähmter Patienten . . . . . . . . . . . . . . . . . . . . . . 157
4.3.4   Therapie der Spastik. . . . . . . . . . . . . . . . . . . . . . . . . . . . . . . . 159
4.3.5   Therapie der vegetativen Störungen bei
        querschnittsgelähmten Patienten. . . . . . . . . . . . . . . . . . . . . . 161
4.3.5.1 Blasenstörungen . . . . . . . . . . . . . . . . . . . . . . . . . . . . . . . . . . . 161
4.3.5.2 Mastdarmstörungen . . . . . . . . . . . . . . . . . . . . . . . . . . . . . . . . 162
4.3.5.3 Sexualfunktionsstörungen. . . . . . . . . . . . . . . . . . . . . . . . . . . . 162
4.3.5.4 Orthostatische Dysregulationen . . . . . . . . . . . . . . . . . . . . . . . 162
4.3.6   Psychosoziale Aspekte der Rehabilitation
        querschnittsgelähmter Patienten . . . . . . . . . . . . . . . . . . . . . . 163
4.3.7   Gesundheitspolitische Relevanz der Neurorehabilitation
        querschnittsgelähmter Patienten . . . . . . . . . . . . . . . . . . . . . . 163
        Literatur . . . . . . . . . . . . . . . . . . . . . . . . . . . . . . . . . . . . . . . . . 164


5       **Besondere Krankheitsentitäten und lehrreiche
        Kasuistiken** . . . . . . . . . . . . . . . . . . . . . . . . . . . . . . . . . . . . . . **166**


5.1     **Langsam progrediente zentrale und periphere Paresen** . . . . . . **166**
5.1.1   Anamnese. . . . . . . . . . . . . . . . . . . . . . . . . . . . . . . . . . . . . . . . 166
5.1.2   Klinische Befunde . . . . . . . . . . . . . . . . . . . . . . . . . . . . . . . . . . 166
5.1.3   Diagnostik und Therapie . . . . . . . . . . . . . . . . . . . . . . . . . . . . 166
5.1.4   Fazit . . . . . . . . . . . . . . . . . . . . . . . . . . . . . . . . . . . . . . . . . . . . 168
5.2     **Folgenschwerer Hexenschuss** . . . . . . . . . . . . . . . . . . . . . . . . **168**
5.2.1   Anamnese. . . . . . . . . . . . . . . . . . . . . . . . . . . . . . . . . . . . . . . . 168
5.2.2   Diagnostik . . . . . . . . . . . . . . . . . . . . . . . . . . . . . . . . . . . . . . . 168
5.2.3   Fazit . . . . . . . . . . . . . . . . . . . . . . . . . . . . . . . . . . . . . . . . . . . . 168
5.3     **Seltene Ursache eines thorakalen
        Querschnittsyndroms** . . . . . . . . . . . . . . . . . . . . . . . . . . . . . . **168**
5.3.1   Anamnese. . . . . . . . . . . . . . . . . . . . . . . . . . . . . . . . . . . . . . . . 168
5.3.2   Klinische Befunde . . . . . . . . . . . . . . . . . . . . . . . . . . . . . . . . . . 169
5.3.3   Diagnostik . . . . . . . . . . . . . . . . . . . . . . . . . . . . . . . . . . . . . . . 170
5.3.4   Fazit . . . . . . . . . . . . . . . . . . . . . . . . . . . . . . . . . . . . . . . . . . . . 170
5.4     **Spinalkanalstenose mit Myelopathie.** . . . . . . . . . . . . . . . . . . . **170**
5.4.1   Anamnese. . . . . . . . . . . . . . . . . . . . . . . . . . . . . . . . . . . . . . . . 170
5.4.2   Diagnostik und Verlauf . . . . . . . . . . . . . . . . . . . . . . . . . . . . . 170
5.4.3   Fazit . . . . . . . . . . . . . . . . . . . . . . . . . . . . . . . . . . . . . . . . . . . . 173
5.5     **Spinaler Infarkt.** . . . . . . . . . . . . . . . . . . . . . . . . . . . . . . . . . . . **174**
5.5.1   Anamnese. . . . . . . . . . . . . . . . . . . . . . . . . . . . . . . . . . . . . . . . 174
5.5.2   Klinischer Befund . . . . . . . . . . . . . . . . . . . . . . . . . . . . . . . . . . 174
5.5.3   Therapie und Verlauf . . . . . . . . . . . . . . . . . . . . . . . . . . . . . . . 174
5.5.4   Fazit . . . . . . . . . . . . . . . . . . . . . . . . . . . . . . . . . . . . . . . . . . . . 176
5.6     **Konkurrierende Ursachen eines spinalen Infarktes** . . . . . . . . . **176**
5.6.1   Anamnese. . . . . . . . . . . . . . . . . . . . . . . . . . . . . . . . . . . . . . . . 176

5.6.2    Diagnostik und Verlauf . . . . . . . . . . . . . . . . . . . . . . . . . . . . . 176
5.6.3    Fazit . . . . . . . . . . . . . . . . . . . . . . . . . . . . . . . . . . . . . . . . . . . . 177
**5.7**     **Spinaler Infarkt ungeklärter Ätiologie**. . . . . . . . . . . . . . . . . . 177
5.7.1    Anamnese. . . . . . . . . . . . . . . . . . . . . . . . . . . . . . . . . . . . . . . . . 177
5.7.2    Diagnostik und Verlauf . . . . . . . . . . . . . . . . . . . . . . . . . . . . . 178
5.7.3    Fazit . . . . . . . . . . . . . . . . . . . . . . . . . . . . . . . . . . . . . . . . . . . . 178
**5.8**     **Schlaffe Paraparese im Kindesalter** . . . . . . . . . . . . . . . . . . . . 178
5.8.1    Anamnese. . . . . . . . . . . . . . . . . . . . . . . . . . . . . . . . . . . . . . . . . 178
5.8.2    Klinische Befunde . . . . . . . . . . . . . . . . . . . . . . . . . . . . . . . . . . 179
5.8.3    Diagnostik . . . . . . . . . . . . . . . . . . . . . . . . . . . . . . . . . . . . . . . 179
5.8.4    Verlauf. . . . . . . . . . . . . . . . . . . . . . . . . . . . . . . . . . . . . . . . . . . 180
5.8.5    Fazit . . . . . . . . . . . . . . . . . . . . . . . . . . . . . . . . . . . . . . . . . . . . 180
**5.9**     **Rezidivierende Lumboischialgien und
        orthopädisch diagnostizierte»Nervenlähmung«** . . . . . . . . . . . 182
5.9.1    Anamnese. . . . . . . . . . . . . . . . . . . . . . . . . . . . . . . . . . . . . . . . . 182
5.9.2    Klinische Befunde und Verlauf . . . . . . . . . . . . . . . . . . . . . . . . 182
5.9.3    Fazit . . . . . . . . . . . . . . . . . . . . . . . . . . . . . . . . . . . . . . . . . . . . 183
**5.10**    **Fluktuierendes spinales Syndrom** . . . . . . . . . . . . . . . . . . . . . . 183
5.10.1  Anamnese. . . . . . . . . . . . . . . . . . . . . . . . . . . . . . . . . . . . . . . . . 183
5.10.2  Klinische Befunde . . . . . . . . . . . . . . . . . . . . . . . . . . . . . . . . . . 183
5.10.3  Diagnostik . . . . . . . . . . . . . . . . . . . . . . . . . . . . . . . . . . . . . . . 183
5.10.4  Therapie und Verlauf . . . . . . . . . . . . . . . . . . . . . . . . . . . . . . . 185
5.10.5  Fazit . . . . . . . . . . . . . . . . . . . . . . . . . . . . . . . . . . . . . . . . . . . . 185
**5.11**    **Kopfschmerzen mit mehrfach wechselndem Charakter:
        Intrakranielle Auswirkungen einer spinalen
        Duraverletzung** . . . . . . . . . . . . . . . . . . . . . . . . . . . . . . . . . . . 185
5.11.1  Anamnese. . . . . . . . . . . . . . . . . . . . . . . . . . . . . . . . . . . . . . . . . 185
5.11.2  Klinischer Befund und weitere Diagnostik . . . . . . . . . . . . . . . 187
5.11.3  Verlauf. . . . . . . . . . . . . . . . . . . . . . . . . . . . . . . . . . . . . . . . . . . 187
5.11.4  Fazit . . . . . . . . . . . . . . . . . . . . . . . . . . . . . . . . . . . . . . . . . . . . 187

**Farbteil** . . . . . . . . . . . . . . . . . . . . . . . . . . . . . . . . . . . . . . . . . . . . . . . **191**

**Autorenverzeichnis** . . . . . . . . . . . . . . . . . . . . . . . . . . . . . . . . . . . . . **193**

**Stichwortverzeichnis** . . . . . . . . . . . . . . . . . . . . . . . . . . . . . . . . . . . **195**

Im Andenken an meinen Vater
Prof. Dr. med. Amadeo C. Nacimiento (1933–2013)

# Vorwort

Patienten mit traumatisch bedingten Rückenmarkslähmungen werden sowohl in der Akut- als auch in der Rehabilitationsphase in hochspezialisierten Querschnittzentren behandelt. Hier ist der Schwerpunkt der medizinischen Versorgung vorwiegend unfallchirurgisch/orthopädisch ausgerichtet, zumal initial operative Maßnahmen im Vordergrund stehen. Die breit gefächerten interdisziplinären und multiprofessionellen Behandlungskonzepte haben sich in diesen Zentren über Jahrzehnte enorm weiterentwickelt und maßgeblich zur verbesserten Lebensqualität der meist jungen Patienten mit Rückenmarksverletzungen beigetragen. Die Pionierarbeiten von Ludwig Guttmann, der nach dem zweiten Weltkrieg die Grundlagen für die moderne Komplexbehandlung querschnittsgelähmter Patienten entwickelt hat, sind heute noch hochaktuell.

Die Abkoppelung der Querschnittzentren von der Akutneurologie in den Krankenhäusern der Maximal- und Regelversorgung hat dazu geführt, dass die in der Akutneurologie tätigen Ärztinnen und Ärzte mit den spezifischen Problemen und konservativen Behandlungsmethoden nach akuter Querschnittslähmung wenig vertraut sind. Andererseits werden in Querschnittzentren Patienten mit nicht-traumatischen Rückenmarkerkrankungen in relativ geringer Anzahl und ausschließlich in der Rehabilitationsphase betreut. Dementsprechend fehlt hier häufig der tiefere Einblick in die vielfältigen Manifestationen und Entwicklungen entzündlicher, vaskulärer, metabolischer und degenerativer Myelopathien.

Das vorliegende, kurz gefasste Lehrbuch befasst sich mit neurologischen, neuroradiologischen und neurochirurgischen Aspekten spinaler Erkrankungen. Im Vordergrund steht die differenzialdiagnostische Vorgehensweise bei nicht-traumatischen Rückenmarkerkrankungen. Der Zugang zur richtigen Diagnose erschließt sich in erster Linie aus der Anamnese und dem klinisch-neurologischen Befund. Nur auf dieser Grundlage kann die spinale Kernspintomografie mit ihrer hochauflösenden Bildgebung gezielt und sinnvoll genutzt werden, um Krankheitsprozesse sowohl im Rückenmark als auch in den angrenzenden Strukturen exakt zu lokalisieren und häufig auch mit ihren pathophysiologischen Mechanismen sichtbar zu machen. Bei Ausschöpfung und guter Abstimmung der klinischen und apparativen Diagnostik gelingt es, ungewöhnliche und vermeintlich seltene Rückenmarkerkrankungen zu diagnostizieren. Dies soll an einigen Kasuistiken veranschaulicht werden.

Das akute Rückenmarkstrauma wird in diesem Buch hinsichtlich der chirurgischen Therapie nicht näher erörtert; vielmehr werden die allgemeinen konservativen Behandlungskonzepte nach spinalem Trauma, insbesondere im Kontext der Rehabilitation ausführlicher dargestellt. Auf diese Weise haben wir versucht, eine Brücke zwischen Neurologie im Akutkrankenhaus und klinischer Paraplegiologie in Querschnittzentren zu schlagen. Wir hoffen, dass wir damit für beide Seiten interessante Einblicke eröffnen können.

Wir danken Herrn Dr. Kämmerling (Ltd. Oberarzt im Ruhestand, Querschnitt-Abteilung der BG Unfallklinik Duisburg) für seinen Beitrag zum Kapitel »Rehabilitation« und Herrn Dr. Wormland (Ltd. Oberarzt der Neurologischen Klinik am Klinikum Duisburg) für seine Mitwirkung bei den Erläuterungen zur klinisch-neurophysiologischen Diagnostik.

Herrn Dr. Feldkamp (Oberarzt der Klinik für Pädiatrie am Klinikum Duisburg) gilt unser Dank für die Unterstützung bei der Aufarbeitung pädiatrischer Krankheitsfälle.

Wir danken Herrn Prof. Dr. Noth (Emeritierter Direktor der Neurologischen Universitätsklinik Aachen) für das nachfolgende Begleitwort.

Duisburg und Lingen, im Juni 2013

Wilhelm Nacimiento
Karsten Papke
Friedhelm Brassel
Peter-Douglas Klassen

# Geleitwort

Das Rückenmark unterscheidet sich trotz der gemeinsamen zellulären und bindegewebigen Strukturen in einigen Punkten grundsätzlich vom Gehirn. Der knöcherne Spinalkanal engt das Rückenmark noch mehr ein als die Schädelkalotte das Gehirn, so dass schon sehr kleine Raumforderungen innerhalb des Spinalkanals in kurzer Zeit zu irreversiblen Schädigungen des Rückenmarks führen können. Die Wirbelsäule ist starken mechanischen Beanspruchungen ausgesetzt, so dass degenerativ bedingte Nerven- und Myelonkompressionen zu den häufigsten Erkrankungen in Deutschland zählen. Schließlich erfordert die Diagnostik und Therapie von Rückenmarkerkrankungen eine intensive interdisziplinäre Zusammenarbeit, wie sie auf keinem anderen Gebiet der Neurologie in diesem Maß erforderlich ist. Deshalb ist es mehr als berechtigt, die Rückenmarkerkrankungen in einem speziellen Band unter besonderer Berücksichtigung der interdisziplinären Aspekte darzustellen, wie es den Autoren des vorliegenden Bandes in hervorragender Weise gelungen ist.

Unverkennbar ist die Handschrift der Autoren, die neben den beeindruckenden klinischen Erfahrungen auf dem Gebiet der Rückenmarkerkrankungen auch profunde neuroanatomische, pathophysiologische und neuroradiologische Kenntnisse besitzen, ohne die ein Verständnis der spinalen Krankheitsentitäten nicht möglich wäre. Der Band berücksichtigt auch die neuesten, sich rasch entwickelnden interventionellen neuroradiologischen Verfahren zur Behandlung der vaskulären Erkrankungen des Rückenmarks, die die Prognose von Patienten mit arteriovenösen Malformationen und Fisteln entscheidend verbessert haben. Auch das Kapitel über die Behandlung von Patienten mit akuten und chronischen Querschnittsyndromen verdient besondere Beachtung.

Ich wünsche dem Band eine weite Verbreitung zum Wohle unserer Patienten.

Aachen, Juni 2013                                                    Johannes Noth

# 1 Allgemeiner Teil

## 1.1 Neuroanatomische Grundlagen

*W. Nacimiento*

### 1.1.1 Einleitung

Die im Rückenmark deszendierenden Bahnen haben ihren Ursprung in supraspinalen Zentren und ermöglichen die Umsetzung der zerebral gesteuerten Motorik; aszendierende Bahnen leiten afferente Informationen aus der Peripherie (d. h. aus Haut-, Gelenk und Muskelrezeptoren) dem Gehirn zu. Darüber hinaus enthält das Rückenmark ein komplexes intrinsisches neuronales Netzwerk, das zur Verarbeitung von supraspinal deszendierenden und segmental afferenten Projektionen in der Lage ist. Auf diese Weise können auf spinaler Ebene nicht nur segmental integrierte Reflexe, wie Muskeleigen- und Flexorreflexe, sondern auch komplexe motorische Abläufe und sogar Lokomotionsaktivität generiert werden. Mit der phylogenetischen Entwicklung differenzierter Willkürmotorik hat die zerebrale Beeinflussung der spinalen motorischen Zentren über deszendierende Bahnen beim Menschen zunehmend an Bedeutung gewonnen. Außerdem werden sensible Informationen teilweise noch vor ihrer Weiterleitung nach zerebral auf spinaler Ebene moduliert. So können z. B. Schmerzreize, die über C-Fasern der Hinterwurzeln spinale Neurone erreichen, durch deszendierende Systeme derart beeinflusst werden, dass die bewusste Schmerzwahrnehmung abgeschwächt oder sogar aufgehoben wird.

Die aus Rückenmarkerkrankungen resultierenden klinischen Syndrome können nur bei Kenntnis der im Folgenden skizzierten anatomischen Organisation topografisch zugeordnet und klinisch interpretiert werden:

Das Rückenmark erstreckt sich im knöchernen Spinalkanal, umgeben von Meningen und epiduralem Fettgewebe, mit acht zervikalen, zwölf thorakalen und jeweils fünf lumbalen bzw. sakralen Segmenten vom kranio-zervikalen Übergang bis in Höhe des zweiten Lendenwirbelkörpers. Unterhalb des Conus medullaris findet sich, eingebettet im liquorgefüllten Durasack, die Cauda equina, die sich aus lumbalen und sakralen Vorder- und Hinterwurzeln zusammensetzt. Während im zervikalen Spinalkanal Wirbelkörper- und Segmenthöhe annähernd übereinstimmen, findet distal eine zunehmende Verlagerung der Wurzelaustritte nach kaudal statt. In der weißen Substanz des Rückenmarks verlaufen die Nervenfasern der absteigenden, aufsteigenden und propriospinalen Bahnen; der anatomische Aufbau wird in Abbildung 1 illustriert. In der schmetterlingsförmig konfigurierten grauen Substanz sind die neuronalen Kerne lokalisiert, die nach zytoarchitektonischen Kriterien in die Laminae I–X unterteilt werden. Das Hinterhorn (Laminae I–IV) enthält vorwiegend sensible Nervenzellen, die Intermediärregion (Laminae V–VII) Interneurone und propriospinale Neurone und das Vorderhorn (Lamina IX) Motoneurone. Vegetative Nervenzellen finden sich in der Lamina X und im Nucleus intermediolateralis. Grundlegende Kenntnisse der Anatomie deszendierender und aszendierender spinaler Projektionen sind eine wichtige Voraussetzung zum Verständnis klinischer Syndrome nach Rückenmarksläsionen. Die aus klinischer Sicht wichtigsten aszendierenden und deszendierenden spinalen Projektionen werden im Folgenden nach einer kurzen Erläuterung der propriospinalen Systeme erläutert.

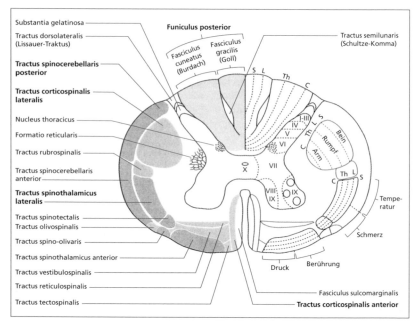

**Abb. 1:** Querschnitt des Rückenmarks mit der Topografie der langen auf- und absteigenden Bahnen in der weißen Substanz sowie der Laminae nach Rexed in der grauen Substanz (Quelle: Kunze (Hrsg.), Praxis der Neurologie, 2. Aufl., S.273 © *1998 Georg Thieme Verlag*).

## 1.1.2    Propriospinale Systeme

Dieser sogenannte Eigenapparat des Rückenmarks dient in erster Linie der intersegmentalen Verschaltung und besteht aus einem Netzwerk intrinsischer spinaler Neurone, die synaptische Eingänge aus supraspinal dezendierenden und segmental afferenten Projektionen erhalten. Die Axone der kurzen propriospinalen Neurone verlaufen in der unmittelbaren Umgebung der grauen Substanz und verbinden benachbarte Segmente miteinander, während die langen propriospinalen Systeme zahlreiche Segmente umfassen und unter anderem lumbale und zervikale Rückenmarksabschnitte miteinander verbinden. Grundsätzlich dienen propriospinale Neurone der intersegmentalen Verknüpfung und spinale Interneurone der intrasegmentalen Verbindung, während spinale Projektionssysteme den Informationstransfer zu den zerebralen Zentren sicherstellen. Eine solche strenge Funktionstrennung ist jedoch nicht immer möglich, weil zahlreiche spinale Nervenzellen durch entsprechende Axonkollateralen zwei oder sämtliche dieser Eigenschaften in sich vereinen.

### 1.1.3 Aszendierende Bahnen

Die sensiblen Qualitäten Schmerz und Temperatur werden über den Tractus spinothalamicus geleitet; Berührung, Lageempfindung, Zweipunktdiskrimination und Vibration über die Fasciculi cuneatus und gracilis. Diese sensiblen Qualitäten werden bewusst wahrgenommen, während propriozeptive Informationen, die über spinozerebelläre Projektionen weitergeleitet werden, wesentlich zur motorischen Koordination beitragen, jedoch nicht bewusst wahrgenommen werden.

#### 1.1.3.1 Tractus spinothalamicus lateralis (Schmerz und Temperatur)

Die im Hinterhorn lokalisierten Ursprungsneurone dieser Bahnen erhalten ihren afferenten Input über Hinterwurzelfasern, kreuzen in der vorderen grauen Kommissur etwa zwei Segmente höher auf die kontralaterale Seite und projizieren im Seitenstrang somatotopisch gegliedert in erster Linie zum Nucleus ventralis posterolateralis des Thalamus, wo die Umschaltung zum sensiblen Kortex des Gyrus postzentralis stattfindet. Der Verlauf des Tractus spinothalamicus lateralis ist in Abbildung 2 dargestellt. Aufgrund der aszendierenden Kreuzung auf spinaler Ebene führt eine einseitige Läsion dieser Bahn zu einer kontralateralen Beeinträchtigung der Schmerz- und Temperaturwahrnehmung etwa zwei Segmente unterhalb der Läsionsstelle.

#### 1.1.3.2 Fasciculi cuneatus und gracilis (Berührung, Vibration, Lageempfindung und Zweipunktdiskrimination)

Diese im Hinterstrang gelegenen und ebenfalls somatotopisch gegliederten Systeme bestehen aus Hinterwurzelaxonen, die größtenteils ohne Umschaltung auf spinaler Ebene direkt bis zu den Hinterstrangkernen an der Dorsalseite der Medulla oblongata projizieren. Die Fasern aus lumbosacralen Segmenten verlaufen im medialen Fasciculus gracilis, die zervikalen Afferenzen im lateral gelegenen Nucleus cuneatus zu den jeweils gleichnamigen Hinterstrangkernen. Die zweiten Neurone der Hinterstrangkerne projizieren über kreuzende Axone im lemniscalen System des Hirnstamms zum kontralateralen Thalamus (vorwiegend zum Nucleus ventralis posterolateralis), von wo aus das dritte Neuron über thalamokortikale Fasern synaptischen Kontakt zum sensiblen Kortex aufnimmt. Der Verlauf dieser Bahn ist in Abbildung 3 dargestellt. Da die Hinterstrangbahnen auf spinaler Ebene ipsilateral verlaufen,

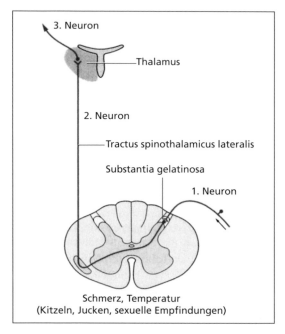

3. Neuron

Thalamus

2. Neuron

Tractus spinothalamicus lateralis

Substantia gelatinosa

1. Neuron

Schmerz, Temperatur
(Kitzeln, Jucken, sexuelle Empfindungen)

**Abb. 2:** Schmematische Darstellung des Tractus spinothalamicus lateralis (Quelle: Kunze (Hrsg.), Praxis der Neurologie, 2. Aufl., S. 274 © *1998 Georg Thieme Verlag*).

verursacht eine einseitige Läsion ipsilaterale Sensibilitätsstörungen für Berührung, Vibration, Lageempfindung und Zweipunktdiskrimination.

### 1.1.3.3   Tractus spinocerebellaris posterior (Propriozeption)

Die Ursprungsneurone des Tractus spinocerebellaris posterior sind in der Clarke-Säule lokalisiert, die sich über die Segmente C 8 bis L 2 erstreckt, und erhalten synaptischen Input von Axonkollateralen der Ia-Hinterwurzelafferenzen. Diese ausschließlich ipsilateral lokalisierte Bahn projiziert über die unteren Kleinhirnschenkel zum Spinozerebellum. Der Verlauf des Tractus spinocerebellaris posterior ist in Abbildung 4 dargestellt. Einseitige Läsionen dieser Bahn verursachen eine ipsilaterale Extremitätenataxie, die klinisch von den Folgen einer zerebellären Läsion im Projektionsbereich der spinozerebellären Afferenzen nicht zu unterscheiden ist. Der Tractus spinocerebellaris anterior ist beim Menschen in funktioneller Hinsicht von untergeordneter Bedeutung.

### 1.1.4   Deszendierende Bahnen

Die absteigenden Bahnen entspringen im motorischen Kortex und in Hirnstammkernen, die ihrerseits von kortikalen, subkortikalen und zerebellären

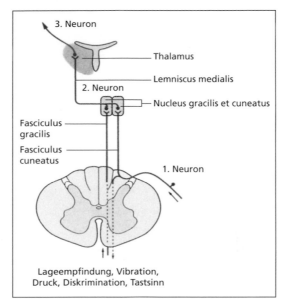

**Abb. 3:** Hinterstrangbahnen (Fasiculus cuneatus und gracilis) in schematischer Darstellung (Quelle: Kunze (Hrsg.), Praxis der Neurologie, 2. Aufl., S.274 © *1998 Georg Thieme Verlag*).

Zentren kontrolliert werden. Als pyramidales System wird der aus dem motorischen Kortex entspringende und über die Pyramidenkreuzung nach spinal projizierende Tractus corticospinalis bezeichnet. Als extrapyramidales System werden die von Hirnstammkernen ausgehenden Projektionen zum Rückenmark zusammengefasst. Der überwiegende Anteil der deszendierenden Bahnen projiziert zu spinalen Interneuronen, die den motorischen Vorderhornzellen vorgeschaltet sind. Lediglich die in den lateralen Kerngruppen des Vorderhorns lokalisierten Motoneurone erhalten einen signifikanten monosynaptischen Input aus kortikospinalen Projektionen.

### 1.1.4.1 Tractus corticospinalis

Diese für die Willkürmotorik besonders wichtige efferente Bahn hat ihren Ursprung in den Betz-Riesenzellen des motorischen Kortex im Gyrus präzentralis, aber auch in Neuronen des prämotorischen und sensorischen Kortex. Die Anatomie dieser Projektion ist in Abbildung 5 illustriert. Von der motorischen Rinde verläuft die Pyramidenbahn somatotopisch gegliedert durch die innere Kapsel, den mittleren Abschnitt des Mittelhirnschenkels und den ventralen Anteil der Brücke zur Basis der Medulla oblongata, wo ca. 90 % der Fasern nach kontralateral kreuzen und als Tractus

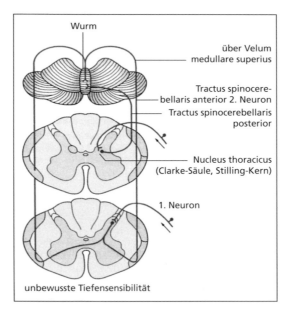

**Abb. 4:** Schmematische Darstellung des Tractus spinocerebellaris (Quelle: Kunze (Hrsg.), Praxis der Neurologie, 2. Aufl., S.274 © *1998 Georg Thieme Verlag*).

corticospinalis lateralis im dorsolateralen Funiculus zu spinalen Interneuronen und motorischen Vorderhornzellen synaptischen Kontakt aufnehmen. Die Fasern des auf Hirnstammebene nicht kreuzenden Tractus corticospinalis anterior verlaufen im Funiculus anterior und kreuzen auf Segmentebene in der weißen vorderen Kommissur. Einseitige spinale Läsionen der Pyramidenbahn verursachen eine ipsilaterale zentrale Lähmung unterhalb der Schädigung.

### 1.1.4.2   Extrapyramidale Bahnen

Diese Systeme werden über motorische Regelkreise, an denen Kortex, Basalganglien, Kleinhirn und vestibuläre Kerne beteiligt sind, gesteuert und beeinflussen über komplexe Mechanismen die spinale Motorik. Funktionell wichtige Bahnen des extrapyramidalen Systems sind die Tractus vestibulospinalis, tectospinalis, reticulospinalis und rubrospinalis.

### 1.1.5   Vegetatives spinales System

Die spinal integrierten vegetativen Funktionen umfassen Komponenten des Sympathicus und des Parasympathicus.

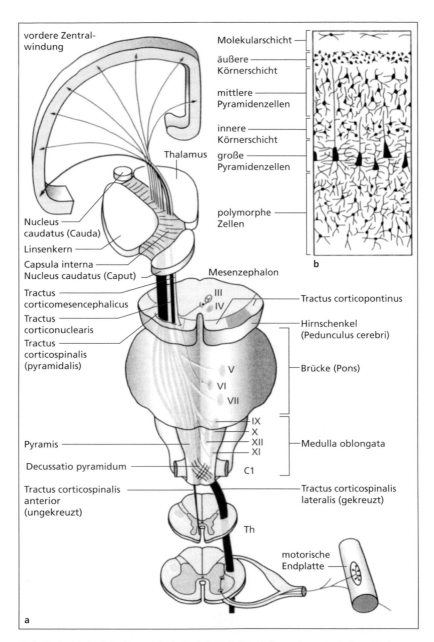

**Abb. 5a, b:** Verlauf der Pyramidenbahn (**a**) sowie Darstellung der motorischen Rinde (**b**) (nach Duus) (Quelle: Kunze (Hrsg.), Praxis der Neurologie, 2. Aufl., S. 275 © *1998 Georg Thieme Verlag*).

### 1.1.5.1   Sympathicus

Die zentrale Sympathicusbahn entspringt im Hypothalamus und verläuft ipsilateral im Funiculus lateralis zum Nucleus intermediolateralis. Dieses Kerngebiet erstreckt sich von Th 1 bis L 2 und enthält präganglionäre Sympathicusnervenzellen, deren Axone über die Vorderwurzeln den ipsilateralen Seitenstrang erreichen, dort teilweise synaptischen Kontakt zu den Ganglienzellen aufnehmen und teilweise zu den prävertebralen Ganglien (Ganglion coeliacum, mesentericus superius et inferius) weiter projizieren. Die beiden Seitenstränge und die prävertebralen Ganglien sind für die gesamte Sympathicusversorgung von Organen, Haut und Gefäßen verantwortlich.

### 1.1.5.2   Parasympathicus

Die thorakalen und abdominalen Organe (mit Ausnahme des distalen Kolons) erhalten ihre parasympathische Innervation über den Nervus vagus. Distale Abschnitte des Kolons und die Beckenorgane werden vom sakralen Parasympathicuskern versorgt, der sich von S 2 bis S 5 erstreckt und seinen supraspinalen Input von Hypothalamus und Hirnstammkernen erhält.

### 1.1.6   Gefäßversorgung des Rückenmarks

*F. Brassel, K. Papke*

### 1.1.6.1   Arterielle Gefäßversorgung: Überblick

Die Versorgung des Rückenmarks erfolgt im Wesentlichen über drei longitudinale Hauptachsen, die aus der unpaaren A. spinalis anterior und den paarigen Aa. spinales posteriores bestehen. Die an der Myelonoberfläche gelegenen Arterien werden auch als extrinsische Myelonarterien, die in das Myelon penetrierenden Arterien als intrinsische Myelonarterien bezeichnet.

Die A. spinalis anterior wird meist durch Zuflüsse aus den distalen Vertebralarterien gespeist, ebenso wie die A. spinales posteriores, die jedoch auch aus den Aa. cerebelli posteriores inferiores hervorgehen können. Bei beiden Gefäßen handelt es sich jedoch nicht um kontinuierlich verlaufende einzelne Arterien, sondern um komplexe Anastomosensysteme, die im Verlauf nach kaudal weitere Zuflüsse aus den segmentalen Radikulararterien erhalten. Als relativ konstanter Hauptzufluss zur A. spinalis anterior ist hier die A. radicularis magna (Adamkiewicz) zu erwähnen, die in 85 % aus einer der Segmentarterien Th 9 bis L 2 hervorgeht, und zwar in typischer Weise auf der linken Seite.

Zusätzlich zu den longitudinalen Verbindungen zwischen den Zuflüssen auf unterschiedlicher Segmenthöhe umspannen zudem multiple Anastomosen zwischen der A. spinalis anterior und posterior das Rückenmark in Form der

sog. Corona radiata. Bezogen auf die arterielle Versorgung des Rückenmarksquerschnitts lassen sich dabei ein zentrifugales und ein zentripetales System
unterscheiden (▶ **Abb. 6**):

Aus der A. spinalis anterior gehen auf Segmenthöhe jeweils multiple Sulkokommissuralarterien hervor, die zentral in die Fissura mediana eintreten und
von hier aus zentrifugal die vorderen etwa zwei Drittel der grauen Substanz
teils unilateral, teils bilateral versorgen. Die A. spinalis anterior versorgt
damit im Wesentlichen die Vorderhörner, den Tractus spinothalamicus lateralis sowie Teile der Pyramidenbahn.

Die Aa. spinales posteriores verlaufen medial der dorsalen Nervenwurzeln
und bilden ein paarig angelegtes longitudinales dorsales Versorgungssystem
des Rückenmarks. Sie verzweigen sich an der Oberfläche des Myelons in ein
dichtes arterielles Gefäßnetz, welches über die sogenannten Aa. spinales post-
erolaterales zentripetal die Hinterstränge, die Hinterwurzeln und das hintere
Drittel der grauen Substanz versorgt.

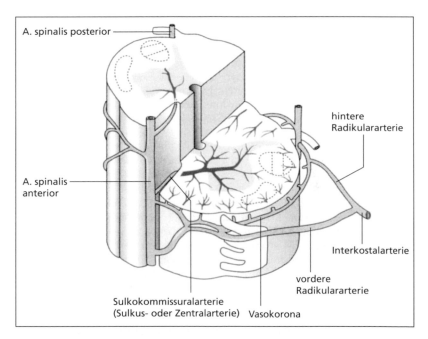

**Abb. 6:** Schematische Darstellung der arteriellen Gefäßversorgung des Rückenmarks.
Von ventral erfolgt eine zentrifugale Versorgung des Rückenmarks über die
aus der A. spinalis anterior entspringenden Sulkokommissuralarterien. Von
dorsal ist die Versorgung dagegen zentripetal und erfolgt über Äste der Aa.
spinales posteriores und ihres umfangreichen Anastomosennetzes, die von der
Oberfläche ins Rückenmark eintreten (Quelle: Kunze (Hrsg.), Praxis der Neurologie, 2. Aufl., S. 288 © *1998 Georg Thieme Verlag*).

### 1.1.6.2 Embryologie und Zuflüsse der Rückenmarksarterien

Die rückenmarksversorgenden Arterien sind in der fetalen Entwicklung primär segmental angelegt. Im Laufe der frühen embryonalen Entwicklung (bis zum vierten Monat) ist eine Involution dieser Zuflüsse bis auf wenige hauptversorgende Gefäße eingetreten. Dies gilt insbesondere für die thorakolumbale Region, in der in der Regel als einziger Hauptzufluss zur A. spinalis anterior die A. radicularis magna (Adamkiewicz) übrig bleibt. Überbleibsel der embryonalen segmentalen Versorgung sind die paarigen Interkostal- und Lumbalarterien. Das segmentale arterielle Muster wird in der Zervikalregion durch die Entwicklung der A. vertebralis und in der Sakralregion durch die Iliakalarterien modifiziert.

Das obere Halsmark wird vorwiegend über spinale Äste der A. vertebralis versorgt. Die A. spinalis anterior wird hierbei kranio-kaudal aus dem Endabschnitt der A. vertebralis versorgt. Im oberen Halsmark können entwicklungsbedingt jedoch auch zwei getrennte Aa. spinales anteriores vorliegen. Die posterolateralen Arterien des Halsmarks entspringen der distalen A. vertebralis oder der proximalen A. cerebelli inferior posterior mit kaudaler Flussrichtung. Die segmentalen Äste der A. vertebralis versorgen hauptsächlich Muskulatur und Knochengewebe in der Zervikalregion. Variabel können einzelne Segmentarterien der A. vertebralis, die A. spinalis anterior bzw. die Aa. spinalis posteriores mit versorgen. Ein hauptversorgender Ast der A. spinalis anterior kann darüberhinaus aus dem Truncus costozervikalis oder direkt von der A. subclavia bzw. der A. cervicalis profunda entspringen. Eine Versorgung des unteren Zervikalmarkes kann darüberhinaus über Äste der A. cervicalis profunda (aus dem Truncus cervicalis) oder der A. cervicalis ascendens (aus dem Truncus thyreocervicalis) erfolgen. Über die A. intercostalis suprema ist eine Versorgung der Radicularararterien von C 7, C 8 sowie Th 8 bis Th 3 möglich. Sie entspringen dem Truncus costozervikalis oder gehen direkt aus der A. subclavia ab.

Im Thorakalbereich entspringen gewöhnlich neun paarige Interkostalarterien aus der Aorta; ihr proximaler dorsaler Ast (Truncus radiomedullaris) teilt sich in einen spinalen Ast auf, der über die vordere und hintere Radiculararterien das Myelon versorgt. Darüber erfolgt in diesem Bereich über weitere Äste die Versorgung der Dura sowie knöcherner Strukturen und der Nervenwurzeln. Über die anastomosierenden Äste der Interkostalarterien ist ein Kollateralfluss in kontralaterale sowie darüber und darunter gelegene Segmente möglich.

Im lumbalen Bereich liegen gewöhnlich vier paarige Lumbalarterien der Aorta vor. Ihre Kollateralversorgung ist wie bei den Intercostalaterien möglich. Vereinzelt versorgt eine Lumbalarterie die A. spinalis anterior oder Aa. spinalis postolateralis. Weiter kaudal ist eine spinale Versorgung über Zuflüsse lumbosacral bzw. aus dem Beckenbereich möglich, hier insbesondere über die hintere Aufteilung der A. iliaca interna in die Aa. sacralis lateralis mit spinalen Ästen über die vorderen Foramina sacralia. Desweiteren ist eine Versorgung über die aus der A. iliaca interna entspringende A. iliolumbalis bzw. über die A. sacralis medial kollateralisierend möglich.

> **Merke**
> Aufgrund der vielfältigen und variablen arteriellen Versorgung des Rückenmarks ist die bildgebende Gefäßdarstellung mittels Digitaler Subtraktionsangiografie (DSA) sehr aufwändig; sie erfordert die selektive Katheterisierung nicht nur sämtlicher Segmentarterien, sondern auch der infrage kommenden zervikalen und sakralen versorgenden Gefäße.

### 1.1.6.3 Venöse Drainage

Die venöse Drainage des Rückenmarks ist im Vergleich zum arteriellen System sehr viel variabler angelegt und weist darüber hinaus einige Besonderheiten auf. Die Drainage aus dem Parenchym erfolgt vorwiegend über ein radiäres System von horizontal verlaufenden Venen, die im Bereich der Pia mater in die großen longitudinal orientierten Venen drainieren. Hierbei ist als konstantestes Gefäß eine mit der A. spinalis anterior parallel verlaufende Vene über die Fissura mediana anterior ausgeprägt. Eine weniger konstante longitudinale Vene findet sich median an der Dorsalseite des Rückenmarks. Diese Venen sind in einem Konvolut von oberflächlichen Venen plexusartig miteinander verbunden. Auch im Parenchym sind die venösen Anastomosen mit unterschiedlichem Kaliber weitaus umfangreicher anzutreffen als im arteriellen System. Der Abfluss aus dem Venengeflecht in der Umgebung des Rückenmarks erfolgt über Wurzelvenen in den Wirbelplexus. Kraniozervikal gibt es Verbindungen zu den Venen der hinteren Schädelgrube. Der Blutrückfluss aus den extraduralen Venen in die subarachnoidalen Blutleiter wird nicht durch Venenklappen verhindert, sondern durch einen deutlichen Kalibersprung in einem Zickzack-Verlauf der Venen innerhalb des Durablattes.

## Literatur

Duus P (1990) Neurologisch-topische Diagnostik: Anatomie, Physiologie und Klinik. Stuttgart: Thieme.

Ginsberg L (2011) The bare essentials: Disorders of the spinal cord and roots. Pract Neurol 11:259–267.

Lamin S, Bhattacharya JJ (2003) Vascular anatomy of the spinal cord and cord ischaemia. Pract Neurol 3:92–95.

# 1.2    Spinale Syndrome

*W. Nacimiento*

## 1.2.1    Klinik und Verlauf

Ausmaß, Lokalisation und zeitliche Dynamik einer Rückenmarksläsion beeinflussen die Manifestation der klinischen Symptomatik, die durch entsprechend variable motorische, sensible und vegetative Funktionsstörungen charakterisiert ist. Die vielfältigen Ursachen der Rückenmarksläsionen bedingen unterschiedliche Verläufe der Querschnittsyndrome. Die Entwicklung neurologischer Defizite hängt maßgeblich davon ab, ob es sich primär um eine akute, subakute oder chronische Schädigung des Rückenmarks handelt und ob diese Schädigung vorübergehender oder dauerhafter Natur ist. So können z. B. passagere entzündliche Vorgänge im Myelon ohne axonale Kontinuitätsunterbrechung Funktionsstörungen aszendierender und deszendierender Systeme verursachen, die im Verlauf vollständig reversibel sind. Im Gegensatz dazu kommt es bei schweren traumatischen Schädigungen des Rückenmarks zu axonalen Durchtrennungen mit entsprechender Degeneration von Nervenfasern distal der Läsion, die bei ausbleibender axonaler Regeneration im ZNS mit irreversiblen Schädigungen einhergeht. Distal einer solchen Schädigung finden jedoch komplexe zelluläre Reorgansiationsprozesse statt, an denen Hinterwurzelaxone, intrinsische Neurone und Gliazellen beteiligt sind. Diese hat eine Dynamik insbesondere motorischer und vegetativer Funktionsstörungen zur Folge, beispielsweise die Entwicklung des spinalen Schocks und der spastischen Lähmung. Es muss jedoch berücksichtigt werden, dass eine Rückenmarksläsion – eventuell über mehrere Segmente – auch Motoneurone im Vorderhorn erfassen kann und zusätzliche Wurzelschädigungen möglich sind. Dadurch können neben zentralen neurologischen Ausfällen periphere Paresen sowie radikuläre Reiz- und Ausfallssymptome in Höhe der Myelonläsion entstehen. Im Folgenden werden die klinischen Symptome, die aus Läsionen deszendierender und langer aszendierender Bahnen resultieren, in der akuten und in der chronischen Phase zusammenfassend dargestellt.

## 1.2.2    Akutes Querschnittsyndrom

Unmittelbar nach einer akuten kompletten Rückenmarksschädigung manifestiert sich ein spinaler Schock, der sich im Wesentlichen durch motorische und vegetative Symptome charakterisiert ist (▶ Tab. 1). Unterhalb der Läsion kommt es zu einer schlaffen Plegie; die Muskeleigen- und Flexorreflexe sind erloschen, Pyramidenbahnzeichen fehlen. Lähmungen der glatten Blasen- und Mastdarmmuskeln stehen als vegetative Störungen im Vordergrund. Die Detrusorareflexie führt zu einer Harnretention, die nach Überdehnung der Blase und Überschreiten des Fassungsvolumens (ca. 1.000 ml) eine Inkontinenz zur Folge hat (sog. Überlaufblase). Analoge Funktionsstörungen des Mastdarms haben eine Stuhlinkontinenz zur Folge. Die Durchtrennung aszendierender Bahnen führt zu Sensibilitätsstörungen für die unterschiedlichen Qualitäten, wobei für Schmerz und Temperatur die obere Begrenzung wenige Segmente unterhalb der Läsion lokalisiert ist, während das sensible Niveau für die übrigen Qualitäten mit der Läsionshöhe übereinstimmt. In Höhe der Läsion kommt es durch die Schädigung von sensiblen Hinterhornneuronen und Dorsalwurzeln zu segmentalen Schmerzen und Hyperalgesien.

Der durch Areflexie und schlaffe Lähmungen charakterisierte spinale Schock persistiert über variable Zeiträume (von wenigen Tagen bis zu sechs Wochen), bevor er in das Syndrom der Spastik übergeht. Der spinale Schock ist durch eine deutlich reduzierte oder sogar aufgehobene Erregbarkeit spinaler Neurone bedingt, die sich erst allmählich wieder erholt. Im späteren Verlauf ist die Erregbarkeit spinaler Neurone gesteigert.

### 1.2.3 Chronisches Querschnittsyndrom

Im chronischen Stadium entwickelt sich das Syndrom der Spastik (▶ Tab. 1). Führendes Symptom ist die spastische Muskeltonuserhöhung, die typischerweise bei rascher passiver Muskeldehnung am deutlichsten ausgeprägt ist. Die Muskeleigenreflexe sind gesteigert und mit verbreiterten Reflexzonen auslösbar und gehen häufig mit erschöpflichen oder unerschöpflichen Kloni einher. Pyramidenzeichen (Babinski, Gordon, Oppenheimer) sind als pathologische Reflexe meist nachweisbar. In ausgeprägten Fällen lassen sich durch kutane Reize Massenbewegungen induzieren, die reflektorisch auf spinaler Ebene generiert werden. Bei kompletten Myelonläsionen persistiert eine spastische Plegie der betroffenen Extremitäten, während bei inkompletten Läsionen auch nach Wochen eine Besserung der Paresen möglich ist. Durch die spastische Parese wird die Koordination der motorischen Abläufe beeinträchtigt, daraus resultiert insbesondere auch die spastische Gangstörung mit ihrer charakteristischen belastungsabhängigen Muskeltonuserhöhung der Beine. Paresen und Spastik korrelieren nicht immer in ihrer Ausprägung. Muskeltonuserhöhung, Hyperreflexie, Pyramidenbahnzeichen und Massenbewegungen werden als Plus-Symptome der Spastik bezeichnet, Paresen und Koordinationsstörungen als Minussymptome. Die Plus-Symptome der Spastik können durch exterozeptive Reize, insbesondere durch nozizeptive Reize (z. B. bei Dekubitus oder Harnwegsinfekt) deutlich getriggert und verstärkt werden, auch wenn bei Läsionen spinothalamischer Bahnen keine bewusste Schmerzwahrnehmung stattfindet.

Auch die vegetativen Symptome verändern sich im zeitlichen Verlauf nach einer akuten Rückenmarksschädigung: aus der initialen Detrusorareflexie mit Überlaufblase entwickelt sich eine Detrusorhyperreflexie, die durch ungehemmte Detrusorkontraktionen eine Harninkontinenz verursacht und mit heftigem Harndrang (Urge-Blase) einhergeht, wenn die entsprechenden aszendierenden Systeme noch erhalten sind. Die Hyperreflexie des glatten Detrusormuskels kollidiert mit der spastischen Tonuserhöhung des quergestreiften M. sphincter urethrae. Dadurch kommt es zu einer massiven intravesikalen Druckerhöhung mit entsprechendem vesiko-ureteralem Reflux. Dieser Pathomechanismus wird als Detrusor-Sphinkter-Dyssynergie bezeichnet und erfordert unbedingt eine Harnableitung über einen Katheter, um aufsteigenden Harnwegsinfekten und der lebensbedrohlichen Komplikation der autonomen Dysreflexie vorzubeugen. Analoge Dysfunktionen durch Hyperreflexie glatter Muskeln und spastischer Tonuserhöhung des quergestreiften Sphinkters beeinträchtigen auch die Mastdarmfunktion im chronischen Stadium des Querschnittsyndroms. Störungen der Sexualfunktion, der Schweißsekretion, der Vasomotorik und der Hauttrophik (mit entsprechender Prädisposition zu Hautulzerationen) sind weitere vegetative Ausfälle, die hier nicht näher erläutert werden.

Die Sensibilitätsausfälle verändern sich im chronischen Stadium nicht wesentlich, es können jedoch zentrale neuropathische Schmerzsyndrome und Phantomphänomene, z. B. Wahrnehmung irrealer Positionen und Empfindungen der Extremitäten, hinzukommen.

**Tab. 1:** Motorische Störungen nach Myelonschädigung

| | |
|---|---|
| **Spinaler Schock** | • Schlaffe Lähmung, Areflexie |
| **Spastik** | • *Minus-Symptome*: Paresen, Koordinationsstörungen, rasche Ermüdbarkeit<br>• *Plus-Symptome*: Muskeltonuserhöhung (geschwindigkeitsabhängig bei passiver Dehnung), gesteigerte spinale Reflexe, Kloni, Massenbewegungen, Pyramidenbahnzeichen |

### 1.2.4   Autonome Dysreflexie

Die autonome Dysreflexie ist eine unter Neurologen wenig bekannte, lebensbedrohliche akute Komplikation, die sich bei spinalen Läsionen oberhalb von Th 6 in der subakuten und chronischen Phase des Querschnittsyndroms als Folge hypersympathikotoner Reflexmechanismen manifestieren kann. Kernsymptome sind hypertensive Entgleisung, Kopfschmerzen, Schweißausbrüche und Blässe, die meist mit Angst und psychomotorischer Unruhe, bisweilen auch mit einem Psychosyndrom einhergehen. Am häufigsten wird die autonome Dysreflexie durch die oben beschriebene Detrusor-Sphinkter-Dyssynergie ausgelöst, wenn durch fehlende oder unzureichende Harnableitung (z. B. bei nicht angelegtem oder geblocktem Katheter) eine exzessive intravesikale Druckerhöhung ausgelöst wird. Seltener tritt diese Komplikation durch Überdehnung des Kolons oder des Rektums bei Obstipation auf. Die notfallmäßige Behandlung der autonomen Dysreflexie erfolgt durch sofortige Blasenkatheterisierung und/oder Rektumentleerung. Nur so kann der lebensbedrohliche Triggermechanismus ausgeschaltet und die arterielle Hypertonie durch zusätzliche Gabe von Antihypertensiva beherrscht werden. Wird dies unterlassen und das akute Krankheitsbild als gewöhnliche hypertensive Entgleisung verkannt, versterben die Patienten nicht selten an den Folgen der medikamentös nicht kontrollierbaren arteriellen Hypertonie.

## Literatur

Curt A, Nitsche B, Rodic B et al. (1997) Assessment of autonomic dysreflexia in patients with spinal cord injury. J Neurol Neurosurg Psych 62:473–477.

Diener HC, Putzki N (2008) Leitlinien für Diagnostik und Therapie in der Neurologie. Hrsg. von der Kommission »Leitlinien« der Deutschen Gesellschaft für Neurologie. Kapitel Spastik. Stuttgart: Thieme.

Dietz V (2000) Spastic movement disorder (Review). Spinal Cord 38:389–393.

Dietz V (2001a) Syndrom der spastischen Parese. In: Dietz V (Hrsg.) Klinik der Rückenmarkschädigung. Diagnose – Therapie – Rehabilitation. Stuttgart: Kohlhammer. S. 207.

Ginsberg L(2011) The bare essentials: Disorders of the spinal cord and roots. Pract Neurol 11:259–267.

Kheder A, Nair KPS (2012) Spasticity: pathophysiology, evaluation and management. Pract Neurol 12:289–298.

Mathias CJ, Smith AD, Frankel HL et al. (1976) Dopamine beta-hydroxylase release during hypertension from sympathetic nervous overactivity in man. Cardiovasc Res 10:176–187.

Noth J (1997) Spastik: Klinik und klinische Neurophysiologie. Akt. Neurol 24:188–193.

Rossier AB, Fam BA, DiBenedetto M et al. (1980) Urethro-vesical function during spinal schock. Urol Res 8:53–65.

## 1.3 Spezifische Querschnittsyndrome in Abhängigkeit von der Lokalisation und Ausdehnung der Rückenmarksläsion

*W. Nacimiento*

### 1.3.1 Definition der Querschnittslähmung

Querschnittslähmungen entstehen durch Schädigungen des Rückenmarks und/oder der Cauda equina. Unterhalb der Läsion manifestieren sich komplexe motorische, sensible und vegetative Ausfälle, die in Abhängigkeit von der Lokalisation, der Ausdehnung und der zugrunde liegenden Ursache eine variable Dynamik aufweisen. Die klinische Symptomatik ist Ausdruck der funktionell unzureichenden Regenerationsfähigkeit durchtrennter Nervenfasern des Rückenmarks und der neuronalen Reorganisationsvorgänge, die von intakt gebliebenen Systemen ausgeht. Auch wenn diese Plastizität insbesondere hinsichtlich der Motorik ein gewisses funktionelles Erholungspotenzial impliziert, führt die irreversible Schädigung intrinsischer ZNS-Axone zu persistierenden Querschnittsyndromen. Auch massive Kaudaverletzungen verursachen oft bleibende neurologische Ausfälle; wegen der proximalen Lokalisation der axonalen Schädigung und der häufigen Beteiligung des Konus wird hierbei die prinzipiell vorhandene Regenerationsfähigkeit peripherer Nervenfasern nicht verwirklicht. Querschnittslähmungen sind in der überwiegenden Mehrzahl traumatisch bedingt; entzündliche, tumoröse, vaskuläre oder degenerative Rückenmarkerkrankungen sind seltenere Ursachen. Die meist jungen Patienten, die nach Verkehrs-, Sport-, Bade-, Arbeits- und Haushaltsunfällen eine Querschnittslähmung erleiden, werden im Idealfall von der Akutphase bis zur Beendigung der stationären Rehabilitationsmaßnahmen in spezialisierten Querschnittzentren behandelt. Die hochentwickelten und effizienten Therapiekonzepte dieser Institutionen ermöglichen vielen Betroffenen – trotz der bleibenden Behinderung – eine hohe Lebensqualität.

### 1.3.2   Läsionen des Zervikalmarks

Eine hohe Zervikalmarkläsion führt zur zentralen Tetraparese und bei Beteiligung bulbospinaler Bahnen, die von den respiratorischen Zentren der Medulla oblongata zu den im Phrenicuskern des Halsmarks (C 3–5) gelegenen motorischen Vorderhornzellen des Phrenicuskerns projizieren, auch zu einer Atemlähmung. Eine solche Rückenmarksläsion wird, wenn sie akut auftritt, häufig nicht überlebt. Im mittleren und unteren Halsmark lokalisierte Schädigungen können neben der Unterbrechung langer Bahnen je nach Ausdehnung zusätzliche Vorderhorn- und Wurzelaffektionen mit entsprechenden segmentalen peripheren Paresen sowie Wurzelreiz- und Ausfallerscheinungen verursachen. Proximale Armmuskeln sind bei einem solchen Querschnittsyndrom ausgespart. Je nach Höhe und Längsausdehnung der Läsion können segmental angeordnete periphere Paresen der jeweiligen Arm- und Handmuskeln und sensible Wurzelsymptome die obere Begrenzung des Querschnittsyndroms markieren, welches mit einer zentralen Paraparese (initial schlaff, später spastisch) einhergeht. Die Begrenzung des sensiblen Querschnitts findet sich bei Halsmarkschädigungen häufig einige Segmente unterhalb der Läsion und kann daher durchaus im oberen thorakalen Bereich lokalisiert sein. Die supranukleären Blasen- und Mastdarmstörungen entwickeln sich bei akuten Läsionen nach dem oben beschriebenen Muster.

### 1.3.3   Läsionen des Thorakalmarks

Eine akute Schädigung des thorakalen Myelons führt zu einer zentralen Paraparese mit der oben beschriebenen Entwicklung vom spinalen Schock zur Spastik. Die Blasen- und Mastdarmstörungen unterliegen der oben beschriebenen Dynamik. Eine gürtelförmig angeordnete Hyperalgesiezone, die einige Segmente unterhalb der Rückenmarksschädigung lokalisiert sein kann, begrenzt nach oben hin den sensiblen Querschnitt.

### 1.3.4 Läsionen des Lumbalmarks, des Conus medullaris und der Cauda equina

Wegen der im Vergleich zu den thorakalen Segmenten wesentlich geringeren Längsausdehnung der einzelnen lumbalen und sakralen Segmente und der unmittelbaren Nähe zu den Kaudafasern führt eine Schädigung des lumbosakralen Myelons abhängig von der kranio-kaudalen Ausdehnung der Vorderhornaffektion und der Beteiligung von Kaudafasern häufig zu einer vorwiegend peripheren Lähmung. Lediglich bei umschriebenen hoch lumbal lokalisierten Myelonschädigungen entwickelt sich eine supranukleäre, also zentrale motorische und vegetative Störung, die bei akuten Ereignissen nach dem spinalen Schock in das Syndrom der Spastik einmündet. Als Ausdruck der Vorderhorn- und Wurzelaffektion persistieren bei irreversiblen Schädigungen proximale schlaffe Beinparesen.

Eine Läsion der sakralen Segmente im Conus medullaris ist aufgrund der in Abbildung 7 dargestellten anatomischen Verhältnisse besonders häufig mit Schädigungen der Cauda equina verbunden. Daraus resultiert eine schlaffe Paraparese der Beine, deren proximale Begrenzung vom Ausmaß der Kaudaläsion abhängt. Reithosenparästhesien, schlaffe Blasen- und Mastdarmlähmung mit Inkontinenz, Überlaufblase, reduziertem Analsphinktertonus und erloschenen Sphinkter- und Cremasterreflexen sowie Sexualfunktionsstörungen sind weitere Folgen einer Konus-/Kaudaschädigung. Distale Beinparesen, insbesondere Paresen der Zehenbeuger, sowie erloschene Achillessehnenreflexe sind typische Merkmale der medianen Kaudaläsion, während bei Beteiligung lateraler Kaudaabschnitte auch proximale Lähmungen der Beine und erloschene Patellarsehnenreflexe hinzukommen.

### 1.3.5 Brown-Séquard-Syndrom

Unterhalb und ipsilateral einer streng halbseitigen akuten Läsion des zervikalen, thorakalen oder oberen lumbalen Rückenmarks manifestiert sich eine intial schlaffe Parese oder Plegie der Extremität(en), die sich nach Tagen oder Wochen zu einer spastischen Lähmung mit gesteigerten Muskeleigenreflexen und Pyramidenbahnzeichen entwickelt. Distal der Läsion finden sich entsprechend der oben beschriebenen Anatomie der aszendierenden Bahnen dissoziierte Sensibilitätssstörungen mit ipsilateralen Ausfällen für Lage- und Vibrationsempfindung sowie für taktile Diskrimination. Diese Symptome sind durch die Unterbrechung der ipsilateral verlaufenden Hinterstrangbahnen bedingt. Die Läsion der segmental kreuzenden Fasern des Tractus spinothalamicus verursacht einen Ausfall der Schmerz- und Temperaturemfindung unterhalb und kontralateral der Myelonschädigung. In unmittelbarer Höhe der Läsion sind segmental angeordnete Hyperalgesiezonen und schlaffe Paresen zu verzeichnen, die durch Wurzel- und Vorderhornaffektionen bedingt sind.

### 1.3.6 Zentromedulläres Syndrom

Unterschiedliche Schädigungen (z. B. Syrinomyelie. Blutungen, Ischämien, Kontusionen, Gliome) wirken sich vorwiegend in zentralen Abschnitten des Myelons aus und verursachen dadurch das charakteristische klinische Bild des sogenannten zentromedullären Syndroms. Im Vordergrund steht dabei ein Funktionsausfall und/oder eine Irritation der in der vorderen Kommissur segmental kreuzenden Fasern des Tractus spinothalamicus lateralis. Aszendierende und deszendierende Fasersysteme der weißen Substanz sind zumindest initial nicht betroffen. Deshalb beschränken sich die neurologischen Symptome zunächst auf die jeweils betroffenen Segmente. Es handelt sich dabei um ein sensibles multisegmentales Syndrom und nicht um ein Querschnittsyndrom im engeren Sinn. Typisch sind bilaterale dissoziierte Sensibilitätsstörungen für Schmerz und Temperatur bei erhaltenen Hinterstrangqualitäten, die im thorakalen Bereich bandförmig angeordnet sind. Heftige Schmerzen können durch Reizung der Kommissuralfasern hinzukommen. Mit zunehmender Expansion der Läsion entwickeln sich durch Schädigung der Vorderhörner segmentale periphere Paresen, im weiteren Verlauf durch Beteiligung der auf- und absteigenden Bahnen regelrechte Querschnittsyndrome.

In Abbildung 7 sind die funktionellen Auswirkungen bei Querschnittläsionen mit ihren segmentalen Zuordnungen zusammengefasst.

### 1.3.7 Ursachen spinaler Läsionen

Die verschiedenen akuten, subakuten und chronischen Schädigungsmechanismen, die Rückenmarkerkrankungen zugrunde liegen können, umfassen ein weites Spektrum; eine Übersicht ist in Tabelle 2 zusammengefasst. In der differenzialdiagnostischen Abklärung müssen die zahlreichen Möglichkeiten raumfordernder, traumatischer, entzündlicher, degenerativer, metabolischer und toxischer Ursachen unter sorgfältiger Berücksichtigung des klinischen Befundes, der Anamnese (insbesondere bezüglich Vor- und Begleiterkrankungen) und des Verlaufes in Betracht gezogen werden. Bisweilen führt eine Kombination pathogenetischer Mechanismen zur Myelonschädigung. Ein primär raumfordernder spinaler Prozess kann beispielsweise durch Kompression von Gefäßen sekundäre Ischämien verursachen. Auch nach primär traumatischen Läsionen treten neben den unmittelbaren mechanischen Verletzungen regelhaft sekundäre vaskulär vermittelte Parenchymläsionen auf, die sich als variable Kombinationen von Ödem, Ischämien und Einblutun-

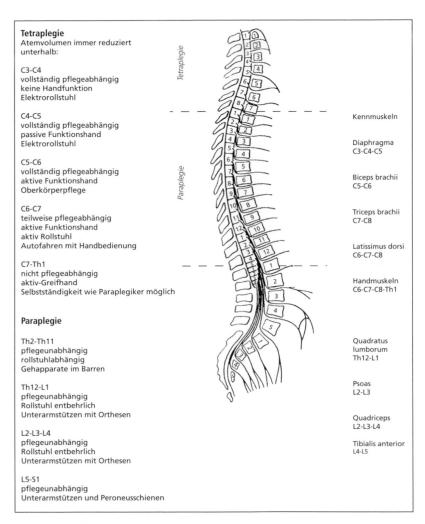

**Abb. 7:** Darstellung der resultierenden funktionellen Störungen entsprechend der Läsionshöhe bei Querschnittslähmung

gen manifestieren. Außerdem können primär traumatische, entzündliche oder tumoröse Prozesse nach langen Zeitintervallen spinale Arachnopathien und Syringomyelien hervorrufen, die zu einer sekundären Progredienz des Querschnittsyndroms führen.

**Tab. 2:**  Ursachen spinaler Läsionen

**Raumfordernde Prozesse**
*Tumoren*
- extradural                               z. B. Tumormetastasen, Chordome
- intradural extramedullär        z. B. Neurinome, Meningeome
- intradural intramedullär         z. B. Ependymom, Astrozytom

*Degenerative und entzündliche Erkrankungen der Wirbelsäule*
- Bandscheibenvorfälle, spondylogene zervikale Myelopathie
- Diszitis, Spondylitis, Spondylodiszitis mit pathologischer Wirbelkörperfraktur und/oder epiduralem Abszeß
- isolierter epiduraler Abszeß

*Spinale Blutungen*
- extradural, subarachnoidal, intramedullär

**Spinale Traumen**
- Commotio spinalis, Contusio spinalis, Rückenmarkkompression bei Wirbelfrakturen

**Entzündliche Erkrankungen des Rückenmarks**
- z. B. multiple Sklerose, virale Myelitis (z. B. Herpes zoster, HTLV1, HIV), Tabesdorsalis, Vaskulitis, granulomatöse Entzündungen

**Gefäßmißbildungen**
- spinale durale arteriovenöse Fistel, perimedulläres Anglom, intramedulläres arteriovenöses Anglom

**Ischämien**
- A.-spinalis-anterior-Syndrom, zentromedulläre Ischämie, A.-spinalis-posterior-Syndrom, progressive vaskuläre Myelopathie

**Fehlbildungen**
- z. B. »tethered cord«, Diastematomyelie, Arnold-Chiari-Syndrom mit Syringomyelie, dorsale Dysrhaphien mit und ohne Lipom

**Syringomyellen**
- z. B. nach Traumen, Infektionen oder Tumorerkrankungen des Rückenmarks

**Systemdegeneration**
- z. B. amyotrophische Lateralsklerose (ALS), spinale Muskelatrophien, spastische Spinalparalyse, Friedreich-Ataxie

**Metabolische, toxische und paraneoplastische Störungen**
- z. B. funikuläre Myelose, Alkoholmyelopathie, subakut nekrotisierende Myelopathie

# 1.4 Pathophysiologie der akuten Rückenmarksverletzung

*W. Nacimiento*

Die seit Jahren expandierende experimentelle paraplegiologische Forschung befasst sich mit der Analyse molekularer, struktureller und funktioneller Pathomechanismen des Rückenmarkstraumas sowie mit der Entwicklung therapeutischer Strategien zur Förderung der axonalen Regeneration im verletzten Rückenmark. Im Vordergrund stehen dabei die motorischen Funktionen, die für querschnittsgelähmte Patienten von primärer Bedeutung sind.

## 1.4.1 Zelluläre Reaktionen nach Rückenmarksverletzung

Die morphologischen Veränderungen nach traumatischer Rückenmarksschädigung (der häufigsten Ursache des akuten Querschnittsyndroms) wurden eingehend in Tiermodellen und im Post-mortem-Gewebe obduzierter Patienten untersucht: Initial ist im unmittelbaren Bereich der Myelonläsion eine intensive, allerdings nur vorübergehende und lokal begrenzte axonale Aussprossung zu verzeichnen, die nicht nur von Hinterwurzelafferenzen, sondern auch von intrinsischen ZNS-Projektionen ausgeht. Diese Regeneration wird über allenfalls wenige Wochen durch ein wachstumsförderndes Milieu unterstützt, an dem komplexe Entzündungsvorgänge sowie Schwann'sche Zellen, die aus benachbarten peripheren Nervenwurzeln in die Wundregion migrieren, beteiligt sind. Eine funktionell relevante langstreckige Aussprossung von Nervenfasern in das unverletzte Rückenmark wird durch die vom ZNS-Myelin exprimierten Wachstumsinhibitoren (»No-go«-Moleküle) verhindert (▶ Kap. 1). Später entsteht eine astrozytäre und mesenchymale Narbe an der Verletzungsstelle, die als zusätzliche Barriere eine Fortsetzung der Regeneration verhindert, und es kommt zu einer Retraktion der initial aussprossenden Axone. In Tierversuchen wurden verschiedene erfolgreiche Interventionen entwickelt, die auf eine axonale Regenerationsförderung und eine entsprechende partielle Funktionsrestitution nach Rückenmarkstrauma abzielen. Dabei haben sich molekulare Inaktivierungen wachstumshemmender glialer Faktoren ebenso wie die Applikation trophischer Subtanzen und zellulärer Transplantate zur Intensivierung des neuronalen Regenerationsprogramms als wirksam erwiesen, wobei kombinierte »Therapieansätze« besonders vielversprechend erscheinen. Allerdings muss ausdrücklich betont werden, dass eine klinische Anwendung dieser experimentellen Behandlungsstrategien derzeit noch nicht möglich und in naher Zukunft auch nicht absehbar ist.

## 1.4.2   Reorganisation motorischer Systeme nach Rückenmarksverletzung

Unmittelbar nach einer Unterbrechung deszendierender motorischer Bahnen kommt es zum spinalen Schock; er manifestiert sich klinisch durch schlaffe Lähmungen und Areflexie unterhalb der Läsion (s. o.). Pathophysiologisch liegt diesem Phänomen eine reduzierte oder aufgehobene Erregbarkeit spinaler Motoneurone zugrund. Dabei spielen offenbar synaptische Mechanismen (Hyperpolarisation, Freisetzung inhibitorischer Neurotransmitter, funktionelle Verstärkung der präsynaptischen Hemmung) eine im Detail noch unzureichend erforschte Rolle. Im weiteren Verlauf findet eine allmähliche Erholung der motoneuronalen Erregbarkeit statt, die schließlich in eine Übererregbarkeit einmündet. Letztere korreliert mit komplexen Reorganisationsvorgängen motorischer Systeme und der Entwicklung der Spastik.

Bei fehlender Regeneration durchtrennter intrinsischer ZNS-Axone sind die klinisch-neurologischen Veränderungen nach akuter Rückenmarksverletzung als Ausdruck einer intraspinalen funktionellen und strukturellen Reorganisation intakt gebliebener neuronaler Systeme (unverletzt gebliebene aszendierende und deszendierende Projektionen sowie Motoneurone, Hinterwurzelaxone und Interneurone unterhalb der Läsionsstelle) zu interpretieren. Distal einer Verletzung finden im Rückenmark synaptische Modifikationen statt, die bei inkompletten Durchtrennungen des Myelons von segmental kreuzenden, deszendierenden Projektionen der unverletzten Seite ausgehen (z. B. kortikospinale Fasern und serotonerge Axonterminalen aus kontralateralen Systemen). Solche plastischen Systeme sind im intakten Rückenmark teilweise funktionell inaktiv und redundant angelegt; sie können jedoch postläsional aktiviert werden, u. a. durch Vermehrung der synaptischen Densitäten an ihren Axonterminalen. Bei der Bewertung dieser Reorganisation auf spinaler Ebene ist zu berücksichtigen, dass es sich um das Resultat eines zerebral gesteuerten Prozesses handelt, an dem sowohl der motorische Kortex als auch subkortikale Zentren beteiligt sind. Funktionelle bildgebende und elektrophysiologische Untersuchungen an Patienten mit inkomplettem Rückenmarkstrauma belegen ausgeprägte Plastizitätsvorgänge im sensomotorischen Kortex, die von nicht axotomierten Systemen ausgehen und offenbar zur funktionellen Erholung beitragen. Die zugrundeliegenden zellulären und molekularen Mechanismen sind allerdings noch unbekannt.

Auch die spastische Muskeltonuserhöhung, die regelmäßig nach Unterbrechung deszendierender motorischer Bahnen auftritt, ist vermutlich Ausdruck eines kompensatorischen Restitutionsvorganges. Der restitutive Charakter der Spastik manifestiert bei manchen Patienten mit inkompletter Läsion deszendierender Bahnen dadurch, dass aufgrund der Muskeltonuserhöhung Haltefunktionen und damit auch das Gehen ermöglicht werden, was wegen der Paresen ohne Spastik nicht möglich wäre. Funktionelle muskuläre Veränderungen, die zum Teil auch strukturell fassbar sind, spielen bei der Entstehung der Spastik eine wichtige pathogenetische Rolle. Unter anderem führt die Verkürzung der Sarkomere zu einer Veränderung mechanischer Eigenschaften der Muskulatur, und es entwickeln sich (insbesondere bei unzureichender Mobilisation) Kontrakturen, die von der spastischen Muskeltonuserhöhung klinisch schwer zu differenzieren sind. Aber auch neuronale Plastizitätsvorgänge auf spinaler Ebene tragen zur Entstehung der Spastik bei. Ein kontrovers diskutierter Mechanismus der spastischen Muskeltonuserhöhung und der gesteigerten spinalen Reflexe ist die intraspinale Aussprossung von Hinterwurzelaxonen mit nachfolgender Reinnervation partiell denervierter Rückenmarksneurone unterhalb einer Läsion deszendierender motorischer Bahnen. Diese Form der Plastizität scheint bei kompletten Rückenmarksläsionen funktionell relevant zu sein, während bei unvollständigen Verletzungen die oben skizzierten Formen der Reorganisation dominieren. Ohne Zweifel sind jedoch segmental afferente Eingänge distal einer Querschnittverletzung maßgeblich an motorischen Restitutionsvorgängen beteiligt. Besonders eindrucksvoll ist in diesem Zusammenhang die Beobachtung, dass selbst bei komplett querschnittsgelähmten Patienten eine Aktivierung von spinalen Lokomotionszentren möglich ist, wenn ein intensives Laufbandtraining unter externer Gewichtsentlastung mit einem Gurt durchgeführt wird. Unter solchen Bedingungen werden rhythmische Schreitbewegungen ohne jegliche zerebrale Kontrolle von einem neuronalen Eigenapparat des Rückenmarks generiert, der afferente Informationen aus der Peripherie integriert und in koordinierte Muskelaktivität umsetzt.

### 1.4.3 Klinische Perspektiven der paraplegiologischen Forschung

Ein genaueres Verständnis der noch unzureichend erforschten posttraumatischen neuronalen Reorganisation im Rückenmark ist wichtig, um in Zukunft wissenschaftlich fundierte Physiotherapien, aber auch klinisch anwendbare regenerationsfördernde Interventionen für querschnittsgelähmte Patienten erarbeiten zu können. Die läsionsinduzierte synaptische Plastizität ist ein aktivitätsabhängiger Prozess, der sehr stark von der spezifischen Beanspruchung definierter neuronaler Systeme und ihren Verbindungen beeinflusst wird. Sollte es irgendwann gelingen, eine klinisch anwendbare Therapie zur Förderung der zentralen Axonregeneration zu entwickeln, könnte eine Herausforderung für die Physiotherapie der Zukunft darin bestehen, die axonale Aussprossung in die »richtige Bahn« zu lenken, indem durch Lokomotionstraining in Verbindung mit Pharmakotherapien und/oder gezielter Stimulation peripherer Nerven ein für die Konsolidierung der »richtigen« Synapsen optimales Aktivitätsmuster in neuronalen Netzwerken des Rückenmarks generiert wird.

## Literatur

Dietz V, Colombo G, Jensen L, Baumgartner L (1995) Locomotor capacity of spinal cord in paraplegic patients. Ann Neurol 37:574–582.

Dietz V, Wirz JS, Curt A et al. (1998a) Locomotor pattern in paraplegic patients: Traininmg effects and recovery of spinal cord function. Spinal Cord 36:380–390.

Dietz V, Wirz JS, Colombo G et al. (1998b) Locomotor capacity and recovery of spinal cord function in paraplegic patients. A clinical and electrophysiological evaluation. Electroenceph Clin Neurophysiol 109:140–153.

Dobkin B (2009) Motor rehabilitation after stroke, traumatic brain, and spinal cord injury: common denominators within recent clinical trials. Curr Opin Neurol 22:583–569.

Filli L, Schwab E (2012) The Rocky Road to Translation in Spinal Cord Repair. Annals of Neurology 72:491–501.

Kakulas BA (1987) The clinical neuropathology of spinal cord injury. A guide to the future. Paraplegia 25:212–216.

Liebscher T, Schnell L, Schnell D et al. (2005) Nogo-A antibody improves regeneration and locomotion of spinal cord-injured rats. Ann Neurol 58:706–719.

Nacimiento W (1997) Spastik: Morphologische Untersuchungen zur Pathophysiologie. Akt Neurol 24:137–142.

Nacimiento W, Schmitt AB, Brook GA (1999) Nervenregeneration nach Rückenmark-strauma. Nervenarzt 70:702–713.

O'Dwyer NJ, Ada L (1996) Reflex hyperexcitability and muscle contracture in relation to spastic hypertonia. Curr Opin Neurol 9:451–455.

Schnell L, Schwab ME (1990) Axonal regeneration in the rat spinal cord produced by an antibody against myelin-associated neurite growth inhibitors. Nature 343:269–272.

Schwab ME, Bartholdi D (1996) Degeneration and regeneration of axons in the lesioned spinal cord. Physiol Rev 76:319–370.

Wernig A, Müller S, Nanassy A et al. (1995) Laufband therapy on »rules of spinal locomotions« is effective in spinal cord injured patients. Eur J Neurosci 7:823–829.

## 1.5   Zentraler neuropathischer Schmerz bei Myelonläsion

*W. Nacimiento, D. Klassen*

Der zentrale Schmerz nach Rückenmarksläsionen manifestiert sich häufig als chronisches Leiden und führt zu einer erheblichen Beeinträchtigung der betroffenen Patienten, zumal sich die medikamentöse Therapie bisweilen schwierig gestaltet. Dadurch wird dieser Schmerz häufig zu einem limitierenden Faktor für die Lebensqualität der Patienten.

Definitionsgemäß resultiert der zentrale neuropathische Schmerz als direkte Folge einer Läsion oder Erkrankung des zentralen somatosensorischen Systems. Daraus folgt, dass sich die sensiblen Reiz- und Ausfallerscheinungen in der klinischen Untersuchung auf eine definierte somatotopische Repräsentation zurückzuführen lassen, die mit der Lokalisation und Ausdehnung der Myelonläsion vereinbar ist. Bei traumatischen Rückenmarksläsionen manifestiert sich der zentrale neuropathische Schmerz in etwa 40–50 % der Fälle; dabei sind nicht selten auch periphere neuropathische Schmerzen zu verzeichnen, die durch Verletzungen dorsaler Wurzeln verursacht werden. Besonders ausgeprägt sind neuropathische Schmerzen bei Syringomyelien; hier spielt die Affektion der spinothalamischen Projektion eine pathophysiologisch wesentliche Rolle. Die verminderte Temperaturwahrnehmung ist ein häufiges Phänomen, das sich bei Patienten mit zentralen Schmerzsyndromen nach spinalen Läsionen feststellen läßt. In experimentellen Studien zum Rückenmarkstrauma konnte nachgewiesen werden, dass eine Zunahme an neuronaler Erregbarkeit und ein Verlust an synaptischer Inhibition sowie eine verstärkte Fazilitation zur Übererregbarkeit und Desinhibition von zentralen Schmerzleitungsbahnen führen. Experimentelle Daten weisen außerdem darauf hin, dass aktivierte Mikrogliazellen zur Aufrechterhaltung der neuronalen Übererregbarkeit im läsionierten Rückenmark beitragen können; dabei sind extrazelluläre Signalmechanismen, die über Prostaglandine reguliert werden, involviert. Rückenmarksläsionen können im Sinne einer Fernwirkung auch zu einer Mikrogliaaktivierung in nachgeschalteten Regionen des Thalamus führen, die wiederum zu einer veränderten Schmerzwahrnehmung führt. Elektroenzephalografische Studien bei Patienten mit Myelonläsionen lassen ebenfalls auf supraspinale Mechanismen bei der Entstehung zentraler Schmerzen schließen.

Trotz der umfangreichen experimentellen und klinischen Daten sind die spinalen und zerebralen Mechanismen, die zur Entstehung der zentralen neuropathischen Schmerzen beitragen, noch nicht hinreichend bekannt.

Die Therapie (▶ Tab. 3) konzentriert sich im Wesentlichen auf den Einsatz von Gabapentin, Pregabalin und Amitriptylin sowie Diphenhydramin. Duloxetin kann bei Patienten mit kardialen Vorerkrankungen eingesetzt werden, bei denen Trizyklika aufgrund von Nebenwirkungen kontraindiziert sind. Lamotrigin hat sich bei der Behandlung zentraler neuropathischer Schmerzen nicht bewährt. In therapieresistenten Fällen können auch Opioide (insbesondere Tramadol) eingesetzt werden. Als nichtmedikamentöse Maßnahme hat sich die transkranielle Magnetstimulation in Einzelfällen bewährt.

In jedem Fall bedarf die Behandlung von neuropathischen Schmerzen bei Patienten mit Rückenmarksläsionen einer interdisziplinären Zusammenarbeit, bei der nicht nur die Reduktion der Schmerzen, sondern auch die Behandlung der Depression und der Angstsymptome im Vordergrund stehen.

**Tab. 3:** Medikamentöse Therapie zentraler Schmerzsyndrome

| Wirkstoff-gruppe | Medikament | Startdosis | Einnahmezeit-punkt zu Beginn (bei Aufdo-sierung) | Wirksame Dosis (Maximal-dosis) |
|---|---|---|---|---|
| Antidepressiva | Amitriptylin Ret. | 10–25 mg/d | 0-0-1 | 75 mg/d (150 mg/d) |
| Antikonvulsiva | Pregabalin | 50 mg/d | 1-0-1 | 150 mg/d (600 mg/d) |
| | Gabapentin | 300 mg/d | 0-0-1 bis 1-1-1 | 900–2.400 mg/d (3.600 mg/d) |

## Literatur

Rodic B (2001) Schmerzsyndrome. In: Dietz V (Hrsg.) Klinik der Rückenmarkschädigung. Diagnose – Therapie – Rehabilitation. Stuttgart: Kohlhammer. S. 224–232.

# 2 Diagnostik

## 2.1 Klinisch-neurologische Untersuchungsverfahren

*W. Nacimiento, D. Klassen, B. Wormland*

### 2.1.1 Anamnese und körperliche Untersuchung

Durch sorgfältige Anamnese-Erhebung und klinische Untersuchung lassen sich Rückenmarkerkrankungen hinsichtlich ihrer möglichen Ätiologie differenzialdiagnostisch eingrenzen und bei Kenntnis der oben beschriebenen funktionellen Anatomie hinsichtlich ihrer Höhe und Ausdehnung topografisch zuordnen. Aus der Eigen- und Fremdanamnese ergeben sich häufig wertvolle Hinweise auf den klinischen Verlauf und die mögliche Ursache der Rückenmarkerkrankungen. Dabei gilt es insbesondere festzustellen, ob eine akute, subakute, intermittierende oder chronisch progrediente Manifestation der klinischen Symptomatik vorliegt. Neben der vollständigen klinisch-neurologischen Untersuchung müssen vegetative Funktionsstörungen gezielt erfragt und eine eventuell vorliegende Harnretention durch Restharnbestimmung erkannt werden.

Bei der Erstuntersuchung ist die rasche Erfassung dieser Informationen essenziell, um ggf. durch sofortige bildgebende Diagnostik eine behandelbare Ursache (z. B. einen raumfordernden Prozess oder eine spinale durale AV-Fistel) frühzeitig nachzuweisen und rasch operativ beheben zu können, wodurch die Prognose maßgeblich verbessert werden kann. Das Querschnittsyndrom sollte deshalb bei der Erstuntersuchung prinzipiell und nicht nur in akuten Fällen als Notfall betrachtet werden. Mit welcher zeitlichen Latenz eine spinale Raumforderung oder Gefäßmalformation bei schon fortgeschrittener Parenchymschädigung zu einer klinischen Dekompensation führt, indem z. B. die noch erhaltene Gehfähigkeit dauerhaft eingebüßt wird, ist im Einzelfall nicht voraussagbar. Deshalb sollte bei allen Querschnittsyndromen eine rasche diagnostische Abklärung und bei behandelbaren Pathomechanismen auch eine rasche Therapie angestrebt werden.

### 2.1.2 Klinisch-neurophysiologische Untersuchungsmethoden

Bei Rückenmarksläsionen werden somatosensorisch evozierte Potenziale (SEP) zur Beurteilung der Hinterstrangbahnen und motorisch evozierte Potenziale (MEP) zur Beurteilung der Pyramidenbahn eingesetzt. Pathologische Veränderungen manifestieren sich als Latenzverzögerung, die auf eine Demyelinisierung hinweist, und/oder als Amplitudenreduktion der Reizantworten, die eine vorwiegend axonale Schädigung anzeigt. Voraussetzung für eine solche Bewertung ist der (ggf. neurografische) Ausschluss einer peripheren Nervenläsion. Die sensible Elektroneurografie ermöglicht eine Differenzierung zwischen supra- und infraganglionären Schädigungen, wodurch insbesondere Dorsalwurzel- und Kaudaläsionen erfasst werden. Die motorische Neurografie kann durch Beurteilung der F-Wellen zur Erfassung von Vorderhorn- und Ventralwurzelläsionen beitragen. Letztere werden auch anhand von Denervierungszeichen in der Elektromyografie eruiert. Ähnlich wie in der bildgebenden Diagnostik können elektrophysiologische Untersuchungen nur im klinischen Kontext brauchbare Informationen liefern. In der unmittelbaren Notfalldiagnostik sind elektrophysiologische Untersuchungen wenig hilfreich.

### 2.1.3   Klinische Neurophysiologie in der Paraplegiologie

#### 2.1.3.1   Somatosensibel und motorisch evozierte Potenziale (SEP, MEP)

Diese Untersuchungen haben sich in der elektiven Diagnostik von Querschnittsyndrome insbesondere bei klinisch unzureichend untersuchbaren Patienten (z. B. bei Polytraumatisierten mit gleichzeitigem Schädel-Hirn-Trauma) bewährt, da sie wesentliche Hinweise zur Höhenlokalisation liefern können. Allerdings ergeben sich mitunter diagnostische Schwierigkeiten, da die Ableitung bzw. Stimulation über der Hals- oder Lendenwirbelsäule artefaktanfällig und so in der Etagendiagnostik die Differenzialdiagnose zur zerebralen Schädigung erschwert sein kann. Die Potenziale werden durch den spinalen Schock nicht wesentlich beeinträchtigt. Darüber hinaus liefern sie bereits in den ersten Tagen und Wochen wertvolle prognostische Hinweise zur Rückbildung der akuten Symptomatik, insbesondere im Hinblick auf die zu erwartenden sensomotorischen Funktionen der Hände bzw. der Gehfähigkeit, was einen frühzeitigen differenzierten Einsatz rehabilitativer Maßnahmen und Hilfsmittel erlaubt.

#### 2.1.3.2   Somatosensorisch evozierte Potenziale

Bei hohen Halsmarkläsionen (bis C 6) sind häufig Medianus- und fast immer Ulnaris-SEP pathologisch (Verlust oder Latenzverlängerung der Potenziale); bei Verletzungen der unteren Halswirbelsäule (bis Th 1) sind die Medianus-SEP meist erhalten. Bei noch erhaltenen Ulnaris-SEP und fehlenden Tibialis-SEP ist von einer weiter kaudal liegenden Läsion auszugehen. Im Hinblick auf die zu erwartende Handfunktion zeigen die Patienten mit initial pathologischen Ulnaris-SEP später lediglich eine passive Handfunktion (d. h. Faustschluss und gezielte Greiffunktion sind nicht möglich). Die Tibialis-SEP können zur prognostischen Beurteilung der Gehfähigkeit eingesetzt werden. Bei akuter traumatischer Tetraplegie und initial fehlenden Tibialis-SEP ist das Erreichen einer normalen Gehfähigkeit nahezu ausgeschlossen, sofern gute Ableitebedingungen einschließlich reproduzierbarem Konuspotenzial und Ausschluss einer gleichzeitig vorliegenden Polyneuropathie gewährleistet sind. Bei lediglich latenzverzögerten Tibialis-SEP erreichen 70 % der Patienten eine eingeschränkte und 10 % eine normale Gehfähigkeit, hingegen entwickeln die meisten Patienten (83 %) mit initial normalen Tibialis-SEP auch eine normale Gehfähigkeit.

### 2.1.3.3 Motorisch-evozierte Potenziale

Die MEP eignen sich durch die spezifische Ableitung von segmentalen Kennmuskeln der oberen und unteren Extremitäten sehr gut zur Höhenlokalisation einer Myelonläsion. Im Hinblick auf die zu erwartende Handfunktion entwickeln Patienten mit nicht ableitbaren MEP vom M. abductor digiti minimi zu 90 % nur eine passive Handfunktion, während erhaltene MEP von diesem Muskel voraussichtlich mit der Entwicklung einer aktiven Hand einhergehen. Ähnlich verhält es sich mit der voraussichtlichen Besserung der proximalen Armmuskulatur (Ableitung von den Mm. deltoideus, biceps und triceps brachii) mit damit verbundener Selbständigkeit beim Transfer, bei Benutzung eines Rollstuhls oder beim Essen. Im Hinblick auf die Funktion der unteren Extremitäten erreichen Patienten, bei denen initial normale MEP vom M. tibialis anterior abgeleitet werden können, sehr wahrscheinlich eine normale Gehfähigkeit, während nur ein kleiner Teil der Patienten (20 %) mit initial fehlenden MEP vom M. tibialis anterior eine Steh- oder Gehfähigkeit entwickelt.

### 2.1.3.4 Elektroneuro- und -myografie

Abgesehen von der Objektivierung begleitender peripherer Verletzungen eignen sich diese Untersuchungen zur Diagnostik eventuell vorliegender Vorderhorn-, Wurzel- bzw. Konus- Kauda-Verletzungen. Anhand der Elektromyografie können mit dem Nachweis pathologischer Spontanaktivität zehn bis 14 Tage nach dem Auftreten der Symptomatik peripher oder im Bereich der Vorderhörner gelegene Läsionen motorischer Nervenzellen erfasst werden. In Ergänzung dazu lässt sich bei Wurzel- und/oder Motoneuronläsionen in Höhe C 6 bis C 8 bzw. im Konus-Bereich eine Amplitudenminderung oder ein Potenzialverlust in der motorischen Neurografie der Nn. medianus und ulnaris bzw. peronaeus und tibialis bereits in den ersten ein bis zwei Wochen nachweisen. Dies liefert auch Hinweise auf eine Entwicklung einer schlaffen oder spastischen Parese. Zudem hat ein Verlust der motorischen Erregbarkeit der peripheren Nerven eine schlechtere muskuläre Erholung zur Folge. Fehlende oder rarifizierte F-Wellen können auf eine Vorderhorn- bzw. Wurzelläsion im Rahmen einer spinalen Läsion hinweisen. Solche Befunde können jedoch auch Ausdruck des spinalen Schocks (Untererregbarkeit von Motoneuronen) sein, so dass sie in der Akutphase eine wenig differenzierende Aussagekraft besitzen. Die sensiblen Antwortpotenziale bleiben über längere Zeiträume normal, wenn die periphere Schädigung ausschließlich die Wurzel betrifft und somit supraganglionär lokalisiert ist.

### 2.1.3.5 Neurophysiologische Diagnostik der Blasenfunktion

Abgesehen von der sonografischen Restharnbestimmung ist im Verlauf eine Zystomanometrie zur Objektivierung der Blasenfunktion wesentlich. In der

Frühphase kann jedoch die elektrophysiologische Untersuchung wertvolle diagnostische und prognostische Hinweise liefern. So zeigen fehlenden Pudendus-SEP in der Akutphase eine ungünstige Prognose an. In einer prospektiven Studie (Curt A et al. 1997) entwickelte kein Patient mit einer akuten Rückenmarksläsion und fehlenden Pudendus-SEP nach sechs Monaten eine normale Blasenfunktion. Erhaltene Potenziale sind hingegen mit einer erheblich besseren Prognose verbunden. Da der N. pudendus aus den sakralen Segmenten S 2 bis S 4 innerviert wird, lassen die SEP indirekt auch Rückschlüsse auf die Funktion der willkürlichen Muskulatur der Blasenkontrolle zu, wobei die Ergebnisse den klinischen Befunden weitgehend entsprechen.

Der Bulbus-cavernosus-Reflex ist – auch im Stadium des spinalen Schocks – bei akuten Rückenmarksverletzungen oberhalb des Sakralmarks auslösbar und erlaubt somit frühzeitig die Unterscheidung zwischen einer Konus-/Kauda- und Epikonusläsion. Ähnlich ist die Elektroneuro- und -myografie einsetzbar, die mit dem Nachweis pathologischer Spontanaktivität und erniedrigter bzw. fehlender motorischer Antwortpotenziale die Konus-/Kaudaläsion sichert. Letztere führt zu einer Überlaufblase, während eine Epikonusläsion meist in einer spastischen Detrusor-Sphinkter-Dyssynergie mündet.

### 2.1.4   Liquordiagnostik

Die Liquordiagnostik liefert insbesondere bei entzündlichen spinalen Erkrankungen wichtige Informationen. Die zu bestimmenden Parameter und ihre diagnostische Bedeutung sind in Tabelle 4 aufgelistet.

**Tab. 4:** Diagnostischer Stellenwert der in der Liquordiagnostik untersuchten Parameter

| Zellzahl | • leicht erhöht (bis wenige 100/µl) bei autoimmunbedingter und viraler Myelitis<br>• mäßig bis deutlich erhöht bei bakteriellen Infekten |
| --- | --- |
| Zytologie | • lymphomonozytär bei autoimmunbedingter und viraler Myelitis<br>• lymphomonozytär mit einzelnen Plasmazellen bei Encephalomyelitis disseminata<br>• vorwiegend granulozytär bei bakteriellen Infekten<br>• »buntes Zellbild« mit Lymphozyten, Makrophagen, Granulozyten und Erytrhozyten bei tuberkulöser Myelitis |
| Eiweiß | • leicht erhöht (bis ca. 150 mg/dl) bei autoimmunbedinger und viraler Myelitis<br>• deutlich erhöht (1 g/dl und mehr) bei bakteriellen Infekten und tuberkulöser Meningitis (bei Sperrliquor xanthochromer Aspekt und massive Eiweißerhöhung) |
| Glukose | • im Normbereich bei autoimmun oder viral bedinger Myelitis<br>• erniedrigt bei bakteriellen Infekten, insbesondere bei tuberkulöser Myelitis |

**Tab. 4:** Diagnostischer Stellenwert der in der Liquordiagnostik untersuchten
Parameter – Fortsetzung

| | |
|---|---|
| **Lactat** | • im Normbereich bei autoimmun bedingter und viraler Myelitis<br>• deutlich erhöht bei bakterieller, insbesondere tuberkulöser Myelitis |
| **Oligoklonale Banden** | • bei isolierter Autoimmunmyelitis häufig negativ<br>• bei Encephalomyelitis disseminata positiv<br>• bei erregerbedingter Myelitis positiv (s. ASI) |
| **Antikörperspezifitäts-Index (ASI)** | • bei erregerbedingter Myelitis positiv, intrathekale Synthese spezifischer IgG-Antikörper, in der Frühphase auch IgM-Antikörper |
| **PCR** | • bei viraler Myelitis in den ersten ein bis zwei Wochen positiv, im späteren Verlauf negativ |

Vor jeder Liquorpunktion sollten die üblichen Kontraindikationen (Gerinnungsstörungen und intrakranielle Druckerhöhung) überprüft werden. Es gilt jedoch auch zu beachten, dass bei intraspinalen raumfordernden Prozessen die Liquorpunktion eventuell durch ein Entlastungsödem im vorgeschädigten Myelon eine Verschlechterung der klinischen Symptomatik hervorrufen kann, so dass bei Tumorverdacht primär eine kernspintomografische Abklärung erfolgen sollte. Bei epiduralen spinalen Abszessen kann durch die Lumbalpuktion die eitrige Entzündung in den Subarachnoidalraum verschleppt und eine akute bakterielle Meningitis hervorgerufen werden. Deshalb steht auch bei Verdacht auf eine derartige extradurale Entzündung (insbesondere im Zusammenhang mit einer Spondylitis oder Spondylodiszitis) die Kernspintomografie an erster Stelle.

Bei jeder Liquorpunktion sollte der Eröffnungsdruck gemessen werden. Der Queckenstedt-Versuch (Erfassung des Druckanstiegs bei Kompression der Jugularvenen zum Ausschluss oder Nachweis einer durch spinale Raumforderung oder Arachnopathie bedingten Passsagebehinderung) spielt im Zeitalter der MR-Diagnostik eine untergeordnete Rolle. Allerdings findet sich bei einer solchen Passagebehinderung (Sperrliquor) eine erhebliche Eiweißerhöhung mit gelblicher Verfärbung des Liquors. Bei der Meningeosis carcinomatosa können Tumorzellen im Liquor nachweisbar sein. Bei Subarachnoidalblutungen, die primär spinal entstehen können, wird ein blutiger oder xanthochromer Liquor punktiert, wobei ca. 24 Stunden nach der Blutung auch Siderophagen im Liquorzellbild zu finden sind.

## 2.1.5 Skalierung klinischer Defizite

*K. Papke, D. Klassen*

Nicht nur die qualitative Beschreibung, sondern auch die quantitative Erfassung neurologischer Symptome und klinischer Defizite spielen für die

Diagnostik, Verlaufsbeurteilung und auch für Studien in der Medizin eine zunehmende Rolle. Durch ständig steigende Anforderungen an Transparenz und Leistungsbelege im Gesundheitswesen kommt der Klassifizierung von Erkrankungen und der Quantifizierung von Therapieerfolgen besondere Bedeutung zu. Es existiert daher inzwischen eine Vielzahl von Skalen und Scoresystemen, die teilweise zur Erfassung bestimmter Symptome dienen, teilweise auf bestimmte Krankheitsentitäten zugeschnitten sind. Skalen, die für Rückenmarkerkrankungen besondere Bedeutung haben, sind insbesondere der Ashworth-Score zur Erfassung der Spastik (▶ Tab. 5) und die Neurologische Standard-Klassifikation bei Querschnittslähmung nach der American Spinal Injury Association (▶ Abb. 31). Eine Vielzahl weiterer symptom- oder krankheitsorientierter Skalen und Scores findet sich in Masur et al. (2000): »Skalen und Scores in der Neurologie« (Thieme-Verlag).

**Tab. 5:** Modifzierter Ashworth-Score zur Erfassung des Ausmaßes der Spastik. Die Scoring-Spanne reicht von 0 bis 4, wobei ein höherer Wert einer stärkeren Spastik entspricht.

| Bewertung | Ausprägung |
| --- | --- |
| 0 | Keine Zunahme des Muskeltonus |
| 1 | Leichte Zunahme des Muskeltonus, Muskelanspannung und -entspannung oder minimaler Widerstand am Ende der Bewegung (»Catch and release«) |
| 1+ | Leichte Zunahme des Muskeltonus, Muskelanspannung gefolgt von minimalem Widerstand während der verbleibenden Bewegung |
| 2 | Mäßige Erhöhung des Muskeltonus, passive Bewegung ist leicht |
| 3 | Ausgeprägte Erhöhung des Muskeltonus, passive Bewegung ist schwierig |
| 4 | Körperteile sind steif gebeugt oder gestreckt, keine passive Bewegung möglich |

# Literatur

Curt A (1998a) Significance of electrophysiological recordings in predicting functional recovery of patients with spinal cord injury. NeuroRehabil 10:191–203

Curt A (1998b) Klinische und elektrophysiologische Untersuchungsbefunde zur Prognose traumatischer Rückenmarkläsionen. Orthopädie-Technik 4:270–276.

Curt A, Dietz V (1999) Electrophysiological recordings in patients with spinal cord injury: significance for predicting outcome. Spinal Cord 37:157–165

Curt A, Rodic B, Schurch B, Dietz V (1997) Recovery of bladder function in patients with acute spinal cord injury: significance of ASIA scores and somatosensory evoked potentials. Spinal Cord 35:368–373.

Dietz V (1996) Querschnittlähmung. Stuttgart: Kohlhammer
Masur H (2000) Skalen und Scores in der Neurologie. 2. Aufl. Stuttgart: Thieme
Maynard FM, Jr, Bracken MB, Creasey G et al. (1997) International standards for
neurological and functional classification of spinal cord injury. American Spinal Injury Association. Spinal Cord 35:266–274

## 2.2 Neuroradiologische Untersuchungsmethoden

*K. Papke, F. Brassel*

### 2.2.1 Stellenwert der Bildgebung in der Diagnostik spinaler Erkrankungen

Zur Bildgebung spinaler Erkrankungen stehen unterschiedliche diagnostische
Verfahren zur Verfügung, die sich in Aussagekraft teilweise ergänzen und die
daher gezielt und fragestellungsbezogen eingesetzt werden müssen.

Besondere Bedeutung in der Diagnostik spinaler Erkrankungen besitzt
die Magnetresonanztomografie. Sie ist zur ätiologischen Abklärung von
Rückenmarksläsionen unentbehrlich und muss als Standard rund um die Uhr
verfügbar sein, denn mit dieser Technik lassen sich nicht nur Knochen- und
Gelenkstrukturen sowie Bandscheiben, sondern auch das Gewebe innerhalb des
Spinalkanals einschließlich des Rückenmarkgewebes und der Nervenwurzeln
mit der erforderlichen Auflösung darstellen. Entzündliche Prozesse der Wirbelsäule (Spondylitis, Diszitis, Spondylodiszitis) sowie Wirbelkörperinfiltrationen
von Plasmozytomen oder sonstigen Malignomen sind im MRT bereits im frühen Stadium erkennbar. Auch spinale Gefäßmalformationen (intra- und perimedulläre Angiome, Kavernome und erweiterte perimedulläre Venen bei AV-
Durafisteln) können zunächst kernspintomografisch erfasst und anschließend
durch einen erfahrenen Neuroradiologen angiografisch weiter geklärt werden.
Röntgen-Nativaufnahmen, Computertomografie, Myelografie (mit Postmyelo-CT) sind in besonderen Konstellationen (z. B. beim Polytrauma mit spinaler
Beteiligung oder unter palliativen Therapiebedingungen bei metastasierenden
Malignomen mit Wirbelsäulenbeteiligung) von Bedeutung. Unter computerto-
mografischer Kontrolle sind häufig diagnostische Punktionen und Drainagen
aus pathologisch verändertem Gewebe möglich.

Beide Schnittbildverfahren (MRT und CT) sind einer unverändert raschen
technischen Entwicklung unterworfen, welche die diagnostischen Möglichkeiten und die Aussagekraft für bestimmte Fragestellungen ständig erweitert.
Unter zunehmendem Kostendruck ist es wichtig, diese Methoden gezielt einzusetzen, um das für die Beantwortung der jeweiligen Fragestellung optimale
bildgebende Untersuchungsverfahren auszuwählen und mit einem geeigneten
Untersuchungsprotokoll durchzuführen. Andererseits geht es auch darum,
nicht zielführende Untersuchungen zu vermeiden, wenn von vornherein klar

ist, dass auch unter Ausnutzung aller technischer Möglichkeiten eines Untersuchungsverfahrens die gestellte Frage hierdurch nicht zu beantworten ist.

In der Interpretation der Ergebnisse müssen klinische Informationen einerseits und eine genaue Kenntnis der typischen Bildbefunde andererseits unter Berücksichtigung der technischen Möglichkeiten und Grenzen des Untersuchungsverfahrens zusammenfließen. Je weiter die Bildgebung dabei in die Grenzbereiche der jeweiligen Methoden vorstößt, desto wichtiger wird die enge interdisziplinäre Zusammenarbeit zwischen zuweisenden Klinikern und klinisch orientierten Radiologen.

Technische Grundlagen und Stellenwert der unterschiedlichen bildgebenden neuroradiologischen Verfahren für die Diagnostik von Rückenmarkerkrankungen werden im Folgenden beschrieben.

**Merke**

Bei der spinalen Bildgebung ist die korrekte und unmissverständliche Angabe von Segmenthöhen von zentraler Bedeutung. Der Eindeutigkeit halber sollten knöcherne Segmente der Wirbelsäule und Bandscheibenfächer daher mit HWK, BWK, LWK bzw. SWK bezeichnet werden, die Dermatome des Rückenmarks bzw. die zugehörigen Nervenwurzeln dagegen mit C, Th, L bzw. S (Beispiel: »Mediolateraler Bandscheibenvorfall im Segment LWK 3/4 mit Kompression der Wurzel L 3« oder:»Metastase von BWK 11 mit Kompression des Rückenmarks und foraminärer Einengung der Wurzeln Th 11 bds.«).

### 2.2.2 Konventionelle Röntgenaufnahmen

Konventionelle Röntgenaufnahmen der Wirbelsäule sind zur direkten Darstellung des Rückenmarks zwar nicht geeignet, sie spielen bei der bildgebenden Diagnostik der Wirbelsäule jedoch weiterhin eine wichtige Rolle. Sie ermöglichen einen guten Überblick über den gesamten Achsenverlauf der Wirbelsäule, so dass sich skoliotische, kyphotische oder lordotische Fehlstellungen gut und übersichtlich darstellen lassen. Pathologische Veränderungen des Achsenskeletts wie z. B. Traumafolgen, degenerative Veränderungen sowie osteolytische und osteoplastische Läsionen lassen sich damit ebenfalls gut dokumentieren. Auch für die Operationsplanung an der Wirbelsäule, so z. B. zur übersichtlichen Höhenlokalisation des Zugangsweges, sind konventionelle Übersichtsaufnahmen der Wirbelsäule noch gelegentlich erforderlich.

Dort, wo es weniger auf eine übersichtliche Gesamtdarstellung als vielmehr auf hohe diagnostische Genauigkeit ankommt, haben jedoch in den letzten Jahren die modernen Schnittbildverfahren deutlich an Bedeutung gewonnen und die konventionelle Röntgendiagnostik der Wirbelsäule vielfach verdrängt.

### 2.2.3 Computertomografie

Mit Hilfe der Computertomografie (CT) lassen sich Schichtbilder erstellen, die auf der unterschiedlichen Schwächung der Röntgenstrahlung durch verschiedene Gewebe des Körpers beruhen. Während die Computertomografie früher weitgehend auf die Diagnostik auf Basis axialer Schichten beschränkt war, lassen sich mit heutigen modernen Mehrschicht-Computertomografen in wenigen Sekunden isotrope 3D-Datensätze aufnehmen, die ohne Verlust an Auflösung in sämtlichen Orientierungen (z. B. sagittal, koronar oder schräg) reformatiert werden können. So lassen sich beispielsweise die knöchernen Strukturen der Wirbelsäule in sagittaler Reformatierung hochauflösend und übersichtlich darstellen. Auch die Diagnostik von Bandscheibenvorfällen gelingt mit der Computertomografie oft bereits mit ausreichender Genauigkeit.

Für die direkte Darstellung des Rückenmarks ist die Computertomografie jedoch in zweierlei Hinsicht limitiert: Zum einen ist das Rückenmark in seinem gesamten Verlauf von dem sehr röntgendichtem Knochen umgeben, was eine erhebliche Schwächung der applizierten Röntgenstrahlung zur Folge hat, bevor diese das Rückenmark erreicht, und was zudem zu Bildartefakten durch Aufhärtung der Röntgenstrahlung führt. Zum anderen sind die pathologischen Veränderungen der Röntgendichte im Rückenmark, wie sie z. B. durch ein entzündungsbedingtes Ödem hervorgerufen werden, sehr gering, so dass zur Unterscheidung von gesundem und kranken Gewebe gerade eine sehr hohe Dosis zur Darstellung dieser geringen Dichteunterschiede erforderlich wäre. Aufgrund dieser Diskrepanz lässt sich auch mit modernen Computertomografen das Rückenmark lediglich in seinen Umrissen gegenüber dem umgebenden Liquorraum darstellen; eine genauere Diagnostik mit Abgrenzung von grauer und weißer Substanz sowie die Unterscheidung von erkranktem von gesundem Rückenmarksgewebe sind dagegen der MRT vorbehalten.

## 2.2.4 Magnetresonanztomografie

### 2.2.4.1 Prinzip

Im Unterschied zur CT wird bei der Magnetresonanztomografie (MRT) zur Erzeugung von Schnittbildern keine Röntgenstrahlung verwendet, sondern ein starkes Magnetfeld mit einer Stärke von einem bis zu mehreren Tesla. Dieses Magnetfeld wird bei den meisten klinisch verwendeten MR-Tomografen im Innern eines Tunnels mit Spulen erzeugt, die mit flüssigem Helium auf nahe dem absoluten Nullpunkt gekühlt und dadurch supraleitend werden. Der Strom, der diesen Spulen einmal zugeführt wurde, kann somit verlustfrei zirkulieren und das Magnetfeld konstant aufrechterhalten. Dies bedeutet, dass das Magnetfeld eines MR-Tomografen immer »eingeschaltet« ist, auch wenn gerade keine Untersuchung durchgeführt wird. Es besteht daher im Untersuchungsraum stets Gefahr durch die extrem starke Anziehungskraft, die auf ferromagnetische Gegenstände wie medizinische Instrumente, Sauerstoffflaschen etc. wirkt. Diese werden bei Annäherung an den Magneten unkontrollierbar beschleunigt und erreichen eine starke, unter Umständen tödliche Durchschlagskraft.

**Merke**

Das statische Magnetfeld eines supraleitenden MR-Tomografen ist immer »scharf«! Vor Betreten des Untersuchungsraumes sind daher sämtliche ferromagnetischen Gegenstände (medizinische Instrumente, Geldbörsen, Handys etc.) abzulegen, da sie sonst zu tödlichen Geschossen werden können. Karten mit Magnetstreifen werden durch das Magnetfeld unleserlich!

Durch die Platzierung des Patienten im statischen Magnetfeld des MR-Tomografen wird die Spinachse der im Gewebe vorhandenen Protonen vorzugsweise parallel zu dem Magnetfeld ausgerichtet. Die Spins führen dabei eine sogenannte Präzessionsbewegung um die Achse der magnetischen Feldlinien aus (also um die Längsachse des MR-Tomografen); die Frequenz dieser Präzessionsbewegung hängt von der Feldstärke des statischen Magnetfeldes ab und wird als Larmor-Frequenz bezeichnet.

Zur Aufnahme MR-tomografischer Bilder werden die Protonen im Gewebe mit Hilfe eines elektromagnetischen Pulses, der mit der Larmor-Frequenz eingestrahlt wird, in Resonanz versetzt; die Spins nehmen dabei Energie auf, wodurch die Gesamtmagnetisierung ausgehend von der Längsachse in die Transversalebene gekippt wird.

Nach Beendigung des Pulses kehrt die Magnetisierung allmählich wieder in den Ausgangszustand zurück. Dabei richtet sich einerseits die Magnetisierung aus der Transversalebene wieder parallel zur Längsachse des MR-Tomografen aus. Andererseits verlieren die Spins durch Wechselwirkungen untereinander ihre gemeinsame Phase, wodurch die Gesamtmagnetisierung in der Transversalebene abnimmt. Diese Vorgänge laufen parallel zueinander ab und werden als Längsrelaxation und Querrelaxation bezeichnet. Die Geschwindigkeiten, mit der Längs- und Querrelaxation ablaufen, sind dabei gewebespezifisch. Dies bedeutet, dass sich unterschiedliche Gewebe darin unterscheiden, wie schnell Längs- und Querrelaxation nach Anregung durch einen elektromagnetischen Puls ablaufen. Die Geschwindigkeit der Relaxation lässt sich mit einer Zeitkonstante beschreiben, wobei die Zeitkonstante der Längsrelaxation als T1, die der Querrelaxation als T2 bezeichnet wird. Durch Auswahl entsprechender Messparameter am MR-Tomografen lassen sich wahlweise Bilder erzeugen, die entweder Unterschiede in der T1-Zeit oder der T2-Zeit der Gewebe erfassen. Dies wird als *Wichtung* bezeichnet (▶ Abb. 8).

Unterschiedliche Wichtungen werden in erster Linie durch Variation der Repetitionszeit TR und der Echozeit TE erzielt. Hierbei entspricht die TR der Zeit zwischen zwei aufeinanderfolgenden Anregungen, die TE der Zeit von der Anregung bis zur Aufnahme des Echos. Eine kurze TR und TE erzeugen T1-gewichtete Bilder, eine lange TR und TE erzeugen T2-gewichtete Bilder.

Die T2-Wichtung ermöglicht eine sehr sensitive Erfassung pathologischer Veränderungen, da diese fast ausnahmslos zu einem Gewebeödem führen mit entsprechendem Signalanstieg in der T2-Wichtung. Dagegen dient die T1-Wichtung in erster Linie der anatomischen Darstellung.

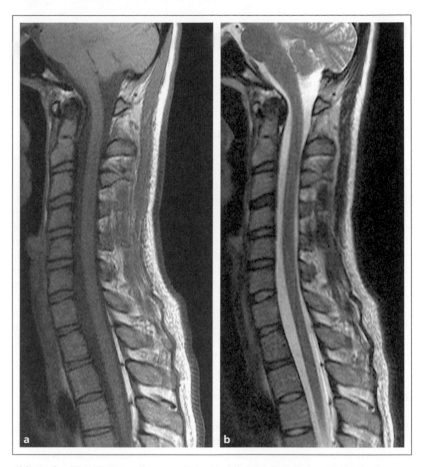

**Abb. 8 a, b:** Sagittale Darstellung von Halswirbelsäule und zervikalem Myelon in der
T1-Wichtung (**a**) und der T2-Wichtung (**b**). In der T1-Wichtung kommt
Wasser und damit auch der Liquor cerebrospinalis mit niedriger Signalin-
tensität zur Darstellung. In der T2-Wichtung hat Wasser dagegen eine hohe
Signalintensität. Dies gilt auch für einen erhöhten Wassergehalt des Gewe-
bes (Ödem), so dass pathologische Vorgänge unterschiedlicher Genese, die
mit einem Gewebeödem einhergehen, in der T2-Wichtung hyperintens zur
Darstellung kommen.

Durch die intravenöse Gabe von Gadolinium-haltigem Kontrastmittel wird
die T1-Zeit dort, wo sich das Kontrastmittel akkumuliert, verkürzt. Eine
Kontrastmittelanreicherung führt somit zu einer gesteigerten Signalintensität
in einem T1-gewichteten Bild. Im ZNS ist dies vor allem dort der Fall, wo die
Blut-Hirn-Schranke gestört ist, die sonst physiologischerweise den Übertritt
des Kontrastmittels ins Hirn- und Rückenmarksgewebe verhindert.

**Merke**
- T1-Wichtung = »Anatomiesequenz«
- T2-Wichtung = »Pathologiesequenz«
- T1-Wichtung mit Kontrastmittelgabe = Anreicherung infolge von Blut-Hirn-Schran-
  kenstörung (durch Entzündung, Tumor) und/oder gesteigerte Vaskularisierung

### 2.2.4.2   Stellenwert in der Bildgebung von Rückenmarkerkrankungen

Die MR-Tomografie ist die einzige Untersuchungsmethode, die das Rückenmark direkt und mit hohem Gewebekontrast visualisieren kann. Sie ist daher
bei dem Verdacht auf eine Rückenmarkerkrankung die bildgebende Methode
der ersten Wahl. In der T2-Wichtung erscheinen alle pathologischen Veränderungen, die mit einem vermehrten Wassergehalt des Gewebes (Ödem)
einhergehen, signalreich. Eine starke Absenkung der Signalintensität in der
T2-Wichtung wird z. B. durch ältere Blutabbauprodukte (Hämosiderin) hervorgerufen, wie sie z. B. in Kavernomen nahezu regelhaft zu finden sind. Mit
der T1-gewichteten Darstellung vor und nach Kontrastmittelgabe gelingt
darüber hinaus der Nachweis einer Schrankenstörung, z. B. bei malignen
Tumoren oder floriden Entzündungen.

Bei der MR-tomografischen Darstellung pathologischer Veränderungen im
Rückenmark sind grundsätzlich deren segmentbezogene Höhenlokalisation
und deren Lage im Rückenmarksquerschnitt in unterschiedlichen Schicht-
orientierungen (zumeist sagittal und transversal) zu dokumentieren.

## 2.2.5   Myelografie

Als Myelografie im engeren Sinne bezeichnet man die bildgebende Darstellung
von Wirbelsäule und Spinalkanal nach intrathekaler Gabe eines wasserlösli-
chen Kontrastmittels. Dabei wird die Verteilung des Kontrastmittels im spinalen Liquorraum mit Hilfe der Röntgendurchleuchtung beobachtet, und es
werden Ziel- und Übersichtsaufnahmen zur Dokumentation angefertigt. Das
Kontrastmittel wird dabei üblicherweise durch eine Punktion des Liquorraums
in einem kaudalen LWS-Segment appliziert. Die lumbale Kontrastmittelappli-
kation ist in der Regel auch für eine Darstellung des thorakalen und zervikalen Spinalkanals ausreichend. Da das Kontrastmittel ein höheres spezifisches
Gewicht hat als der Liquor cerebrospinalis, lässt es sich durch kontrollierte
Kopf-Tief-Kippung des Patienten vom lumbalen in den thorakalen oder zervikalen Spinalkanal verlagern. Eine subokzipitale Punktion zur Durchführung
einer zervikalen Myelografie ist daher in der Regel nicht mehr erforderlich.

### 2.2.5.1   Technik und Durchführung

Die Punktion des Liquorraumes erfolgt üblicherweise in einem kaudalen LWS-
Segment (z. B. LWK 4/5). Wenn durch eine vorliegende Schnittbildgebung

ausgeschlossen ist, dass ein Konustiefstand vorliegt, kann auch in höheren lumbalen Segmenten unterhalb der Konusspitze punktiert werden, falls hier ein leichterer Zugang zu erzielen ist. Die regelrechte Lage der Punktionsnadel im spinalen Liquorraum ist am Liquoraustritt aus der Nadel erkennbar.

Die Punktion kann hierbei variabel entweder in Seitenlage, im Sitzen oder Bauchlage durchgeführt werden. Die Autoren bevorzugen die gegebenenfalls durchleuchtungsgezielte Punktion in Bauchlage des Patienten. Diese hat den Vorteil, dass sie auch bei unkooperativen, bewegungseingeschränkten oder paretischen Patienten verlässlich durchführbar ist. Zudem ist nach der erfolgreichen Nadelplatzierung keine Umlagerung des Patienten mehr erforderlich, die stets die Gefahr einer Dislokation der Nadelspitze birgt. Dies ist insbesondere bei adipösen Patienten der Fall, bei denen sich während einer Umlagerung die Weichteile des Rückens gegenüber der Wirbelsäule verschieben und so einen unkontrollierten Zug oder Druck auf die Nadel ausüben können. Insbesondere bei einem engen Spinalkanal kann schon eine geringe hierdurch bedingte Verschiebung der Nadel zu einer Dislokation der Nadelspitze aus dem Liquorraum führen.

Auch während der Injektion des Kontrastmittels ist streng darauf zu achten, dass sich die Nadelposition nicht unbeabsichtigt verändert, was eine unerwünschte epidurale Fehlapplikation des Kontrastmittels zur Folge haben könnte. Es empfiehlt sich daher, nach Injektion von einigen Millilitern Kontrastmittel jeweils kurz zu aspirieren; bei regelrechter Lage der Nadel im Liquorraum bilden sich bei der Aspiration durch die unterschiedliche optische Dichte von Kontrastmittel und Liquor gut sichtbare Schlieren in der Spritze. Zusätzlich kann bei Unsicherheiten die regelrechte intradurale Verteilung des Kontrastmittels durch eine kurze Durchleuchtung verifiziert werden.

Falls im Rahmen der Myelografie eine diagnostische Liquorentnahme erforderlich ist, kann auch diese in Bauchlage unter Zuhilfenahme eines dünnlumigen Verbindungsschlauches durchgeführt werden. Der Liquoraustritt kann dabei gegebenenfalls durch eine Tischkippung mit Hochlagerung des Oberkörpers verbessert werden.

### 2.2.5.2   Aussagekraft und Indikationen

Die Myelografie besitzt heute nur noch ein sehr eingeschränktes Indikationsgebiet, da sie für die meisten Fragestellungen durch die modernen Schnittbildverfahren (vor allem durch die Magnetresonanztomografie) ersetzt worden ist. Diese haben gegenüber der Myelografie den Vorteil, dass nicht nur der (kontrastierte) Spinalkanal selbst, sondern auch sein Inhalt und seine Umgebung dargestellt werden können, womit auch die Ursache einer Einengung diagnostiziert werden kann.

Die Myelografie bietet gegenüber der Computertomografie oder der Magnetresonanztomografie jedoch weiterhin den Vorteil, dass hierbei die Verteilung des Kontrastmittels im spinalen Liquorraum direkt im zeitlichen Verlauf beobachtet und dargestellt werden kann. Durch entsprechende Lagerungsmanöver des Patienten kann hierbei ein Liquorstop genau lokalisiert werden; wobei auch das Ausmaß der Passagebehinderung genau dokumentiert werden kann. Dies ist insbesondere bei multisegmentalen Spinalkanalstenosen von Vorteil, wenn es darum geht, das Segment mit der ausgeprägtesten Einengung zu identifizieren. Zudem kann mit der Myelografie die Weite des Spinalkanals auch im Stehen unter der damit verbundenen Gewichtsbelastung dargestellt werden. Mit zusätzlichen Funktionsuntersuchungen kann dabei auch die Änderung der Weite des Spinalkanals unter Anteflexion und Retroflexion der Wirbelsäule dokumentiert werden, was mit den Schnittbildverfahren allein in der Regel nicht möglich ist. Die Anfertigung von Funktionsaufnahmen in seitlicher Projektion im Stehen (soweit patientenseitig durchführbar) sollte daher obligater Bestandteil einer myelografischen Untersuchung sein.

Die weiterhin bestehenden Indikationen zur Myelografie lassen sich somit wie folgt zusammenfassen:

- Multisegmentale Spinalkanalstenose, wenn mit Schnittbildverfahren allein das führend stenosierte Segment nicht identifiziert werden kann
- Erforderliche Darstellung des Spinalkanals in Funktionsaufnahmen (Ante- und Retroflexion) bzw. unter Gewichtsbelastung (im Stehen)
- Spinale Rezidivstenosen nach operativer Versorgung mit größeren Metallimplantaten, wenn diese die diagnostische Aussagekraft der MRT zu stark beeinträchtigen

### 2.2.5.3 Postmyelografische Computertomografie

Der konventionellen Myelografie wird in der Regel eine computertomografische Darstellung des diagnostisch relevanten Wirbelsäulenabschnitts angeschlossen, um die einmal erzielte intrathekale Kontrastierung auch für eine hoch auflösende Schnittbilddiagnostik zu nutzen. Damit sich das Kontrastmittel im spinalen Liquorraum verteilen und verdünnen kann und in der CT-Diagnostik nicht zu Hochkontrastartefakten führt, ist eine Wartezeit von ca. ein bis zwei Stunden nach der Applikation empfehlenswert. Hierbei ist zu beachten, dass das spezifisch schwerere Kontrastmittel im Liquorraum in Rückenlage des Patienten nach dorsal sedimentiert. Daher ist vor der Durchführung der Postmyelo-CT eine Umlagerung des Patienten in Bauchlage ratsam, damit sich auch die ventralen Anteile des spinalen Liquorraums und insbesondere die nach ventrolateral hieraus hervorgehenden Wurzeltaschen mit Kontrastmittel füllen. So durchgeführt, stellt die Postmyelo-CT eine ideale Ergänzung der Myelografie dar, indem sie die übersichtliche Gesamtdarstellung der konventionellen Myelografie mit der hochauflösenden Schnittbilddarstellung durch die Computertomografie vereint. Insbesondere Bandscheibenvorfälle sowie ihre Abgrenzung von knöchern bedingten Einengungen von Spinalkanal und Wurzeltaschen lassen sich so mit hoher diagnostischer Genauigkeit darstellen.

### 2.2.6 Digitale Subtraktionsangiografie

Die digitale Subtraktionsangiografie (DSA) ist der Goldstandard in der Bildgebung der spinalen Gefäßversorgung. Sie ermöglicht größtmögliche Ortsauflösung in Kombination mit einer selektiven zeitaufgelösten Darstellung.

Nachteilig ist der hohe Aufwand der Untersuchung. Zur kompletten Darstellung der spinalen Gefäße müssen sämtliche Arterien, die zur Versorgung des Rückenmarks beitragen können, selektiv sondiert werden. Hierzu gehören von kranial nach kaudal die Vertebralarterien, sämtliche aus der Aorta abgehenden Segmentarterien sowie die A. iliacae.

Hierdurch ist die Untersuchung sehr zeitaufwändig und erfordert eine große angiografische Erfahrung des Untersuchers. Insbesondere unter erschwerten Untersuchungsbedingungen, wie sie z. B. durch Erkrankungen der Aorta (Atherosklerose, Aneurysma) gegeben sein können, ist die Komplettierung der Untersuchung bisweilen durch die maximal applizierbare Kontrastmittelmenge limitiert. So kann eine Unterbrechung und Fortsetzung der Diagnostik in weiteren angiografischen Sitzungen erforderlich werden.

Trotz des hohen diagnostischen Aufwandes und der Fortschritte in der Schnittbilddiagnostik ist die spinale DSA weiterhin indiziert, wenn der Verdacht auf eine spinale Gefäßfehlbildung wie z. B. eine spinale durale AV-Fistel oder ein spinales Angiom besteht. Auch zur Abklärung einer spinalen Subarachnoidalblutung (SAB) ist meist eine spinale DSA erforderlich. Zwar lassen sich spinale Gefäßerkrankungen heute zunehmend häufig bereits mit MRT und MR-Angiografie nachweisen oder zumindest als Verdacht erfassen, ein Ausschluss bei klinisch begründetem Verdacht ist mit den nicht invasiven Schnittbildverfahren jedoch oft nicht ausreichend sicher möglich.

Spinale Angiografien sollten grundsätzlich in einem Umfeld durchgeführt werden, in dem zusätzlich zur spinalen angiografischen Diagnostik auch die Möglichkeit zur endovaskulären Therapie besteht. Dies eröffnet die Möglichkeit, eine mit der spinalen DSA diagnostizierte Gefäßfehlbildung entweder bereits in gleicher Sitzung zu behandeln oder zumindest die selektive und superselektive Diagnostik mit der Erfahrung eines endovaskulären Gefäßtherapeuten so durchzuführen, dass sie alle für eine Therapieplanung relevanten diagnostischen Informationen liefert. Wenn nach dem angiografischen Nachweis einer spinalen duralen AV-Fistel ein operativer Verschluss der Fistel angestrebt wird, kann der Fistelpunkt im Rahmen der spinalen DSA mit einer röntgendichten Coil markiert werden. Diese ist dann intraoperativ dann unter Durchleuchtungskontrolle leicht zu lokalisieren und erleichtert dem Operateur den gezielten Verschluss der Fistel.

### 2.2.7  CT-Angiografie

Als CT-Angiografie bezeichnet man die Darstellung arterieller und/oder venöser Gefäße im sogenannten »First pass«. Hierzu wird jodhaltiges Röntgenkontrastmittel intravenös im Bolus appliziert; wenn das Kontrastmittel nach der intravenösen Gabe in der zu untersuchenden Gefäßregion erstmals (= First pass) in hoher Konzentration anflutet, wird eine möglichst schnelle, hoch auflösende CT-Aquisition durchgeführt. Die so erhaltenen, möglichst dünnschichtigen Datensätze werden zur Diagnostik üblicherweise auf einer Workstation mit 3D-Verfahren nachverarbeitet, um pathologische Veränderungen wie Gefäßfehlbildungen, -verschlüsse oder -stenosen übersichtlich darstellen zu können. Ein besonderes Problem in der Nachverabeitung der CT-Angiografie sind dabei oft die knöcherne Strukturen, die durch ihre hohe Röntgendichte angrenzende Gefäße in der Darstellung überlagern und die dann aus den Datensätzen entfernt werden müssen. Hierdurch ist die interaktive Nachverarbeitung von CT-Angiografien oft sehr zeitaufwändig.

Der Stellenwert der CT-Angiografie in der Diagnostik von Rückenmarkerkrankungen ist relativ gering und vor allem dadurch limitiert, dass bei der Diagnostik von Gefäßfehlbildungen oft lange Abschnitte der Neuroachse untersucht werden müssen. Auch wenn die Darstellung spinaler Gefäße in langen Wirbelsäulenabschnitten mit der Mehrzeilen-CTs heute für einige Fragestellungen in ausreichender Qualität technisch möglich ist, verbleibt als Nachteil der CT die hohe Strahlenbelastung. Dies gilt umso mehr, wenn eine Darstellung in mehreren Kontrastierungsphasen erforderlich ist.

## 2.2.8    MR-Angiografie

Neben der hochauflösenden Darstellung unterschiedlicher Gewebe mit hohem Weichteilkontrast bietet die MR-Tomografie auch unterschiedliche Möglichkeiten zur Gefäßdarstellung, entweder mit einer Gabe von Kontrastmittel (KM-MRA) oder durch Verwendung flusssensitiver Sequenzen ohne Kontrastmittel (sog. Time-of-Flight-(TOF)-MRA). Ein wesentlicher Vorteil der MRA im Gegensatz zur CTA ist die Möglichkeit, das Hintergrundsignal von nicht vaskulären Strukturen zu unterdrücken und so isoliert die Gefäße mit hoher Signalintensität abzubilden. Dies erleichtert die Nachverarbeitung zur Darstellung der Gefäße in ihrem gesamten Verlauf ohne störende Überlagerung durch nicht vaskuläre Strukturen. Die Techniken der MRA werden im Folgenden kurz erläutert.

### 2.2.8.1    Time-of-Flight-(TOF)-MRA

Die *TOF-MRA* beruht auf dem sogenannten Inflow-Effekt: Hierbei werden die Spins im stationären Gewebe durch die Anwendung repetitiver HF-Pulse gesättigt und ihr Signal damit unterdrückt, während ungesättigte Spins, die mit dem Blutfluss in das Meßvolumen einströmen, ein hohes MR-Signal aufweisen. Ein wesentlicher Vorteile der TOF-MRA ist ihre Fähigkeit zu hoher Ortsauflösung, so dass sich auch kleine Gefäße mit Voxelgrößen unter 1 mm$^3$ (Submillimeterauflösung) darstellen lassen. Die Anforderungen der TOF-MRA an die Leistungsfähigkeit des MR-Scanners sind verglichen mit der Kontrastmittel-MRA wesentlich geringer, was mit zur weiten Verbreitung dieser robusten Technik beiträgt. Allerdings sind die Messzeiten der TOF-MRA relativ lang und betragen je nach Auflösung und Messvolumen mehrere Minuten.

### 2.2.8.2    Kontrastmittelverstärkte MR-Angiografie

Die KM-MR-Angiografie (KM-MRA) gleicht in ihrem Prinzip der CT-Angiografie; ebenso wie bei ihr wird ein Kontrastmittelbolus mit einer Druckspritze intravenös injiziert, was im First pass zu einem Anstieg der Signalintensität der Arterien führt. Die Bildakquisition erfolgt dann während des First pass mit einer schnellen T1-gewichteten Gradientenecho-Sequenz.

Kritisch ist dabei das relativ kurze Messzeitfenster, in der noch der arterielle Kontrast dominiert, bevor es zu einer zunehmenden Überlagerung der Arterien durch kontrastierte Venen kommt. Aufgrund der kurzen arteriell-venösen Transitzeit bei den Gefäßen des ZNS darf die Messzeit höchstens ca. 20 Sekunden betragen, um eine diagnostisch ausreichende arteriell betonte Gefäßdarstellung zu erreichen. Wie bei der CTA muss daher auch bei der KM-MRA ein Kompromiss zwischen Messvolumen und Auflösung geschlossen werden. Die KM-MRA stellt daher hohe Anforderungen an die Geräteleistung und erfordert insbesondere ein Gradientensystem mit sehr kurzen Schaltzeiten und steilen Gradienten. Sie ist daher derzeit noch nicht überall in der Qualität verfügbar, die für die Darstellung spinaler Gefäße erforderlich ist.

### 2.2.9 Multimodale spinale Bildgebung: MRT, dynamische MRA und spinale DSA

Die Darstellung spinaler Gefäße stellt hohe Anforderungen an die räumliche und zeitliche Auflösung. Im Vergleich zur Darstellung zerebraler Gefäße wirkt sich hierbei noch zusätzlich die große Ausdehnung des zu erfassenden Untersuchungsvolumens in kranio-kaudaler Richtung erschwerend aus. Zur Diagnostik spinaler Gefäßprozesse ist daher häufig eine Kombination unterschiedlicher MR-Techniken erforderlich, die sowohl die Gefäße als auch das Rückenmarksparenchym in angemessener zeitlicher und räumlicher Auflösung darstellen. Ein möglicher Weg, die Information aus Techniken mit unterschiedlich hoher Zeit- und Ortsauflösung durch Fusion zu integrieren und einen effizienten diagnostischen Ablauf zu ermöglichen, wird im folgenden Fall dargestellt.

#### 2.2.9.1 Fallbeispiel

Dargestellt ist der Fall eines 25-jährigen Patienten, der klinisch durch eine dissoziierte Empfindungsstörung rechts ab L 1 abwärts auffällig geworden war. Temperaturempfinden und Spitz-Stumpf-Diskrimination waren am rechten Bein deutlich eingeschränkt, das Berührungs- und Vibrationsempfinden war dagegen erhalten. Abgesehen von dieser sensiblen Symptomatik lagen keine weiteren neurologischen Auffälligkeiten vor. MR-tomografisch wurde als Ursache ein Gefäßprozess im Rückenmark von Höhe Th 8 bis Th 12 diagnostiziert. Zur genaueren Charaktisierung wurden eine dynamische MRA (▶ **Abb. 9**) und eine hochauflösende MRA (▶ **Abb. 10**) der spinalen Gefäße durchgeführt. Die dynamische KM-MRA zeigt eine spätarterielle, ca. 5 Sekunden nach der KM-Anflutung in der Aorta beginnende Kontrastierung von vaskulären Strukturen im Spinalkanal, die sich von den mittleren Thorakalsegmenten aus nach kaudal ausbreitet. Eine genauere Aussage über die Beschaffenheit der Gefäße und über die Segmenthöhe von arteriellen Zuflüssen ist aufgrund der geringen Ortsauflösung der Technik jedoch nicht möglich.

Die hochauflösende KM-MRA in der arteriellen Phase (▶ **Abb.** 10 oben) gibt näheren Aufschluss über die Beschaffenheit des Gefäßprozesses und seine arteriellen Zuflüsse. Es handelt sich bei der Läsion um ein Gefäßkonvolut, welches einen kräftigen arteriellen Zufluss aus der Segmentarterie Th 8 links erhält. In Höhe Th 11 rechts findet sich ebenfalls ein Gefäß, welches nach kranial in den Spinalkanal zieht, welches sich jedoch auch in gezielten Dünn-schichtrekonstruktionen nicht kontinuierlich mit dem spinalen Gefäßprozess in Verbindung bringen lässt.

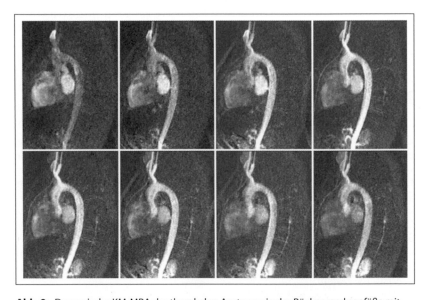

**Abb. 9:** Dynamische KM-MRA der thorakalen Aorta sowie der Rückenmarksgefäße mit Darstellung einer vaskulären Läsion im Spinalkanal mit einer zeitlichen Auflö-sung von 1 Sekunde. Die Struktur kontrastiert sich beginnend ca. 5 Sekunden nach der Aorta, der KM-Abfluss erfolg nach kaudal. Nachteilig ist die geringe Ortsauflösung der Sequenz sowie die fast komplette Signalunterdrückung von Wirbelsäule und Weichteilen durch die Subtraktion. Letztere ist für das Gefäßkontrast-Rausch-Verhältnis erforderlich, erschwert jedoch die anatomische Orientierung insbesondere in Bezug auf die Höhenlokalisation des Angioms und seiner Zuflüsse. Sequenzparameter: 3D-FLASH sagittal, FA 20°, TR/TE = 2,1/1,0 ms, 18 Partitionen à 2,5 mm, FOV 225 x 300 mm2, Matrix 144 x 192, Phase Partial Fou-rier 6/8, PAT-Faktor 2, BW 1530 Hz/Pixel, TA = 1 Sekunde. 60 Phasen nach Gabe von 10 ml KM (Gadobenat Dimeglumin®) mit einem Fluss von 3 ml/sec.

Die folgende spinale DSA (▶ **Abb.** 10 rechts) wurde durch die Ergebnisse der MRA erheblich erleichtert. Sie bestätigt zunächst den Zufluss auf Höhe Th 8 links als arteriellen Hauptversorger der Läsion. Die Segmentarterie von Th 11 rechts versorgt die A. radicularis magna und trägt ebenfalls zur arteriellen Versorgung der Gefäßläsion bei.

Genauer als die MRA zeigt die DSA, dass es sich um ein aus mehreren Segmenthöhen arteriell versorgtes Gefäßkonvolut handelt mit anschließender langsamer Drainage über eine elongierte und dilatierte, nach kaudal verlaufende Vene. Somit handelt es sich bei der Gefäßläsion nicht um eine durale AV-Fistel, sondern um den wesentlich selteneren Fall einer spinalen Arterio-venösen Malformation (AVM).

Eine wesentliche Schwierigkeit der nichtinvasiven Schnittbilddiagnostik, der an diesem Fall verdeutlicht wird, ist die sehr aufwändige Nachverarbeitung. Gerade bei der spinalen Diagnostik ist diese schwierig, weil sehr kleine pathologische Gefäße (insbesondere arterielle Zuflüsse zur Läsion) in einem sehr großen Untersuchungsvolumen nachgewiesen werden müssen. Hierzu ist eine interaktive Nachverarbeitung mit MIP-Rekonstruktionen in variierter Blockdicke mit unterschiedlich vergrößerten Ausschnitten in verscheidenen Segmenthöhen erforderlich; die besondere Problematik liegt hierbei darin, dass in übersichtlichen Dickschichtrekonstruktionen diagnostisch relevante kleinste Gefäße oft nicht sichtbar sind, während in dünnschichtig reformatierten Ausschnittsvergrößerungen die Höhenorientierung erschwert ist.

Zur Erleichterung der Orientierung wurde daher eine Fusionierung der MRA-Datensätze mit einer anatomisch hoch auflösenden 3D-CISS-Sequenz durchgeführt. Die Überlagerung der dynamischen MRA auf eine Mediansagittalschicht ist in Abbildung 11 dargestellt. Der anatomische Hintergrund der CISS-Sequenz hat hier den Vorteil, dass die Wirbelkörper leicht abzählbar sind und somit die Höhenorientierung erleichtert ist. Die farbige Darstellung des MRA-Datensatzes verhindert zudem Verwechslungen zwischen vaskulären und anderen anatomischen Strukturen.

### 2.2.9.2 Fazit

Bezüglich des Stellenwertes der MRA in der Diagnostik vaskulärer spinaler Erkrankungen lassen sich anhand dieses Falles zwei Aspekte verdeutlichen:

Zum einen lässt sich die Durchführung einer spinalen DSA, die zur definitiven Diagnostik und Therapieplanung weiterhin erforderlich ist, mit den Informationen aus der MRA erheblich erleichtern. In vielen Fällen ermöglicht die MRA bereits, die Höhenlokalisation der versorgenden Gefäße nachzuweisen oder die Gefäßversorgung der Läsion zumindest auf wenige in Frage kommende Segmenthöhen einzugrenzen. Da bei einer spinalen DSA sonst alle Segmentarterien einzeln selektiv sondiert werden müssen, lässt sich der Aufwand und damit auch die Strahlen- und Kontrastmittelbelastung mit Hilfe der MRA hierdurch deutlich reduzieren. Dies gilt vor allem für die Diagnostik spinaler duraler AV-Fisteln, die in der initialen Manifestation in der Regel nur einen Zufluss aus einer Segmenthöhe erhalten. Lässt sich diese Segmenthöhe vor der DSA bereits mit Hilfe der MRA nachweisen oder zumindest eingrenzen, können in der DSA diese Segmentarterien gezielt dargestellt werden.

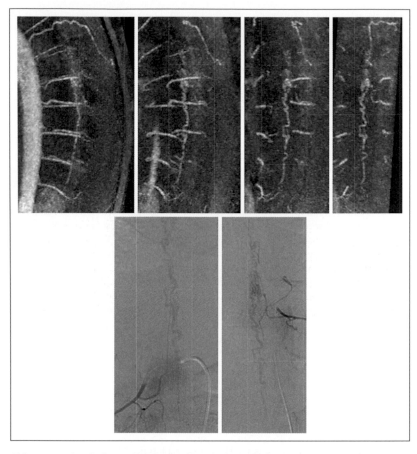

**Abb. 10:** Hochaufgelöste 3D-KM-MRA des spinalen Angioms in rotierter MIP-Darstel-
lung mit einer Blockdicke von 60 mm. In der koronaren Projektion (oben rechts)
zeigt sich ein Feeder in Höhe Th 8 links. Dieser zeigt sich auch in der DSA
(unten rechts) als Hauptversorger des Angioms. Der Feeder in Höhe Th 11 re.
ließ sich nur retrospektiv anhand der DSA identifizieren. Sequenzparameter:
3D-FLASH sagittal, FA 25°, TR/TE = 3,7/1,5 ms, 72 Partitionen à 0,8 mm,
Schichtoversampling 22 %, FOV 225 x 300 mm, Matrix 212 x 512, Phasenaufl.
55 %, Schichtaufl. 64 %, Phase Partial Fourier 6/8, PAT-Faktor 2, BW 390 Hz/Pixel, TA
= 16 Sek., bolusgetriggert nach Gabe von 20 ml KM mit einem Fluss von 2 ml/sec.

Zum anderen kann die MRA-Diagnostik in einzelnen Fällen zur nichtinvasiven Verlaufskontrolle herangezogen werden. Dieser Aspekt ist bei dem
hier geschilderten Patienten von besonderer Bedeutung. Da eine komplette Ausschaltung der AVM technisch nicht möglich ist bzw. der Ver-
such zu riskant wäre, machen Fluktuationen der ausschließlich sensiblen

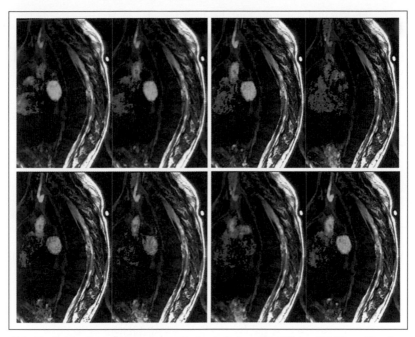

**Abb. 11:** Farbkodierte Überlagerung der dynamischen KM-MRA aus Abbildung 10 auf
eine hoch ortsaufgelöste T2-gew. 3D-CISS-Sequenz (Standardparameter). Dargestellt ist eine mediansagittale Schicht im zeitlichen Verlauf mit einer zeitlichen Auflösung von 1 Sekunde.
Die Überlagerung erleichtert die anatomische Orientierung bezüglich der
Segmenthöhe des spinalen Angioms. Der signalreiche Marker auf dem Rücken
befindet sich auf Höhe des Bandscheibenfaches BWK 4/5; hiermit lässt sich der
Angiomnidus in Höhe Th 7/8 lokalisieren. Die Kontrastierung beginnt in den
dichten kaudalen Anteilen des Nidus und breitet sich von hier aus in die spärli-
cheren kranialen Anteile bis Th 6/7 aus. Somit ist der Hauptzufluss zum Angiom
unterhalb von Th 7 zu vermuten.
Zur besseren Veranschaulichung siehe Farbteil auf Seite 191.

und daher schlecht objektivierbaren Symptomatik von Mal zu Mal die Entscheidung notwendig, ob eine erneute DSA und ggf. erneute Teilembolisation
sinnvoll ist.

Um relevante Veränderungen der Gefäßfehlbildung – insbesondere eine Grö-
ßenprogredienz oder eine Veränderung des Flussverhaltens – mit der MRA zuverlässig erfassen zu können, ist jedoch eine sorgfältige, auf den jeweiligen Patienten abgestimmte Standardisierung der Untersuchungstechnik erforderlich.
Zusätzlich limitierend ist hier die extrem aufwändige Nachverarbeitung, die
mehrere Stunden in Anspruch nimmt und die ebenfalls reproduzierbar durchgeführt werden muss, um Veränderungen möglichst sicher nachzuweisen oder

auszuschließen und somit die Entscheidung für oder gegen eine erneute DSA in Interventionsbereitschaft ausreichend begründen zu können.

Offen bleibt auch bei der spinalen vaskulären Schnittbilddiagnostik weiterhin der Aspekt der negativen Prädiktion. Lässt sich eine klinisch vermutete spinale Gefäßmalformation mit MRT und MRA nicht nachweisen, ist eine DSA daher weiterhin unumgänglich.

## Literatur

Bourquin PM, Lesage J, Fontane S et al. (1998) A pattern approach to the differential diagnosis of intramedullary spinal cord lesions on MR imaging. AJR 170:1645–1649.

Hodler J (2001) Bildgebende Diagnostik. In: Dietz V (Hrsg.) Klinik der Rückenmarkschädigung. Stuttgart: Kohlhammer. S. 120–130.

Wong SH, Boggild M, Enevoldson TP et al. (2008) Myelopathy but normal MRI: where next? Pract Neurol 8:90–102.

# 3 Spezieller Teil (nach Ätiologie geordnet)

## 3.1 Das spinale Trauma

*W. Nacimiento, K. Papke*

Spinale Verletzungen führen zu unterschiedlich ausgeprägten mechanischen Schädigungen der Wirbelsäule, der Bandscheiben, der Bandstrukturen, des Rückenmarks und der Nervenwurzeln. Je nach Höhe und Ausdehnung der Rückenmarksverletzung manifestiert sich ein variables sensomotorisches Querschnittsyndrom mit vegetativen Funktionsstörungen. Segmental lokalisierte Schmerzen und sensible Ausfallerscheinungen sind weitere Folgen. Besonders häufig sind die Halsmarksegmente C 4 und C 5 sowie der thorako-lumbale Übergang (Th 12, L 1) betroffen. Wirbelsäulenverletzungen sind nicht selten Bestandteil eines Polytraumas. Etwa 5–10 % der Patienten mit Schädel-Hirn-Trauma erleiden eine Rückenmarksverletzung, etwa 25–50 % der Patienten mit Rückenmarkstrauma haben gleichzeitig ein Schädel-Hirn-Trauma. Bei polytraumatisierten und insbesondere Schädel-Hirn-verletzten Patienten muss deshalb mit einer Rückenmarksschädigung gerechnet werden, auch wenn sich diese im Rahmen einer initialen Bewußtlosigkeit klinisch nicht immer erfassen lässt.

### 3.1.1 Pathophysiologie der Rückenmarksverletzung

Die häufigsten Mechanismen, die zu Verletzung der Wirbelsäule und des Rückenmarks führen, sind Dehnungen, Biegungen und Stauchungen. Verkehrs- und Sportunfälle sowie Stürze und Fremdverletzungen stehen als Ursachen des spinalen Traumas im Vordergrund; betroffen sind vorzugsweise junge Menschen. Beim Aufprall des Kopfes auf einen Gegenstand wird dieser abgebremst und die Halswirbelsäule durch die Trägheit des Körpers gestaucht. Die mechanische Einwirkung lässt sich beim Kopfsprung ins flache Gewässer, beim Aufprall gegen eine Fahrzeugscheibe oder durch einen Sturz vom Motorrad oder Pferd rekonstruieren. Eine massive Extension der Wirbelsäule führt zu Überdehnungen und Zerreissen der knöchernen und ligamentären Strukturen. Wenn ältere Patienten betroffen sind oder die Wirbelsäule vorgeschädigt ist (z. B. durch Osteoporose oder M. Bechterew) können bereits Bagatellunfälle zu einem Querschnittssyndrome führen.

Bei dem Unfall kommt es zur direkten Parenchymschädigung des Myelons mit Zerstörungen auf- und absteigender Rückenmarksbahnen sowie Nervenzellen in der grauen Substanz (sog. Primärschaden). Durch Beeinträchtigung der Blutzufuhr können im Rahmen dieser Primärschädigung zusätzlich akute Ischämien stattfinden. Pathophysiologisch spielt aber auch die Sekundärschädigung des Rückenmarks, die im weiteren Verlauf durch Einblutung, Ödem und/oder Entzündungsvorgänge hervorgerufen wird, eine wichtige und prognostisch ungünstige Rolle. Dislokationen von Bandscheiben und Knochenstrukturen können durch Instabilität der Wirbelsäule zu einer sekundären Myelonschädigung beitragen.

Je nach Verletzungsmuster des Rückenmarksgewebes unterscheidet man eine Commotio spinalis als vorübergehende Funktionsstörung mit passageren Querschnittsymptomen; dabei sind die neurologischen Ausfälle nach wenigen Stunden komplett rückläufig. Nachhaltige Gewebsschädigungen sind nicht zu verzeichnen.

Die Contusio spinalis führt zur partiellen Kontinuitätsunterbrechung aufsteigender und absteigender Rückenmarksbahnen mit entsprechenden inkompletten Querschnittsyndromen.

Bei der Compressio spinalis kommt es zu einer Zerreissung von Rückenmarkstrukturen und in der Regel zum kompletten Querschnittsyndrom.

In Abhängigkeit vom Verletzungsmuster der knöchernen Strukturen können Kompressions-, Distraktions- und Rotationsverletzungen unterschieden werden.

Seit vielen Jahren hat sich die »American Spinal Injury Association«- Klassifikation der traumatischen Querschnittsyndrome, das sog. ASIA-Schema, international etabliert (▶ Tab. 6). Dabei werden zunächst die motorischen und sensiblen Ausfälle in der neurologischen Untersuchung definiert; das klinische Bild erlaubt Rückschlüsse auf Ort und Schweregrad der Schädigung. Danach erfolgt die Einordnung in ASIA-Kategorien: Die Kategorie A bezeichnet eine komplette Querschnittsläsion, bei der definitionsgemäß keinerlei motorische oder sensible Funktionen in den sakralen Segmenten S 4 und S 5 mehr vorhanden sind. Die Kategorien B bis D bezeichnen inkomplette Querschnittslähmungen, bei denen sensible und/oder motorische Funktionen unterhalb des neurologischen Niveaus erhalten sind. Mit dem Begriff »sakrale Aussparung« wird eine erhaltene Berührungs- und Schmerzsensibilität in den sakralen Dermatomen sowie eine intakte tiefe anale Sensibilität bezeichnet. Eine sakrale Aussparung entscheidet vor allem darüber, ob eine Querschnittslähmung komplett oder inkomplett ist und gilt als prognostisch günstiges Zeichen, auch wenn eine vollständige Erholung eher die Ausnahme ist.

**Tab. 6:** Kategorien der Querschnittslähmungen nach ASIA-Kriterien

| Kategorie A | Komplett; keinerlei motorische oder sensible Funktionen in den sakralen Segmenten S 4 bis S 5. |
|---|---|
| Kategorie B | Inkomplett; sensible, aber keine motorischen Funktionen unterhalb des neurologischen Niveaus vorhanden, inkl. S 4 bis S 5. |
| Kategorie C | Inkomplett; motorische Funktionen unterhalb des neurologischen Niveaus vorhanden. Mehr als die Hälfte der Kennmuskeln unterhalb des neurologischen Niveaus hat Muskelkraft von weniger als drei (Motorik, die funktionell nicht eingesetzt werden kann). |

**Tab. 6:** Kategorien der Querschnittslähmungen nach ASIA-Kriterien – Fortsetzung

| | |
|---|---|
| **Kategorie D** | Inkomplett; motorische Funktionen unterhalb des neurologischen Niveaus vorhanden. Mehr als die Hälfte der Kennmuskeln unterhalb des neurologischen Niveaus hat Muskelkraft drei oder mehr (Motorik, die funktionell eingesetzt werden kann, z.B. für Transfer). |
| **Kategorie E = normal** | Motorische und sensible Funktionen sind normal. |

Aus der klinischen Untersuchung lässt sich bei genauer Erfassung der motorischen und sensiblen Ausfälle die Höhe der Rückenmarksverletzung ableiten. In der neuroradiologischen Diagnostik (CT und MRT) zeigen sich das Ausmaß der Wirbelsäulenverletzung, insbesondere mit Nachweis von Frakturen und Wirbelsäuleninstabilität sowie die direkte Schädigung des Rückenmarks (Blutung und/oder Ödem). Diese Untersuchungsbefunde sind zur weiteren Therapieplanung und zur prognostischen Einschätzung unerlässlich.

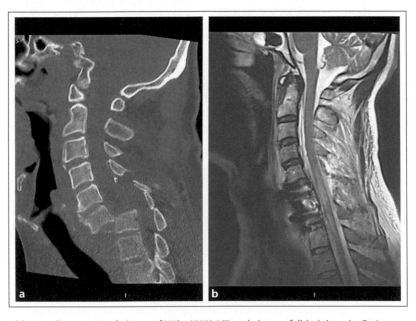

**Abb. 12 a, b:** Luxationsfraktur auf Höhe HWK 6/7 nach Autounfall, bei dem der Patient aus dem Fahrzeug geschleudert wurde. **a)** CT bei Aufnahme mit komplettem ventralem Versatz von HWK 6 auf 7. Klinisch bestand eine inkomplette hochgradige Tetraparese sub C 6. **b)** MRT nach erfolgter Reposition und ventraler Stabilisierung. Es zeigt sich ein zentral betontes Myelonödem von C 5 bis C 7 reichend. Im Verlauf zeigte lediglich die motorische Funktion des rechten Arms eine gute, nahezu komplette Restitution. Der linke Arm blieb plegisch, die unteren Extremitäten inkomplett paretisch (KG 1–2/5).

## 3.1.2    Prognostische Einschätzung

Bei initial sensomotorisch kompletter Tetraplegie ist eine motorische Erholung in etwa 30 % und bei kompletter Paraplegie nur bei 10 % der Fälle zu erwarten. Bei Patienten mit initial motorisch kompletter Lähmung, aber noch erhaltener Schmerzempfindung unterhalb des Verletzungsniveaus, ist in etwa 60 % der Fälle mit einer motorischen Erholung zu rechnen.

Nach akuter traumatischer zervikaler Rückenmarksläsion mit sensomotorisch komplettem Ausfall bis 72 Stunden nach dem Unfall ist eine funktionelle Gehfähigkeit nahezu ausgeschlossen. Ein weiteres prognostisch wichtiges Kriterium ist die oben beschriebene sakrale Aussparung der Sensibilität (Curt A und Dietz V 1999).

## 3.1.3    Therapie des spinalen Traumas

Die vielfältigen Aspekte der neurochirurgischen Intervention nach Rückenmarktrauma können im Rahmen dieses Buches nicht näher erörtert werden; die Indikation für einen operativen Eingriff resultiert aus dem klinischen und neuroradiologischen Befund, wobei neben der Dekompression des geschädigten Rückenmarks die Stabilisation des betroffenen Wirbelsäulenabschnittes bei kompletten und inkompletten Querschnittslähmungen aus pflegerischen und rehabilitatorischen Gründen erforderlich ist. Sekundäre Rückenmarksschädigungen können nach spinalem Trauma durch eine operative Dekompression gelindert werden. Darüber hinaus spielt die hochdosierte Behandlung mit Kortikosteroiden in der Frühphase nach Rückenmarktrauma eine kontrovers diskutierte Rolle in Bezug auf die kaskadenförmig ablaufenden neurotoxischen und entzündlichen Sekundärprozesse im Rückenmark. In den aktuellen Therapieleitlinien der Deutschen Gesellschaft für Neurologie wird die hochdosierte Kortikosteroid-Therapie in der Frühphase des spinalen Traumas nur noch optional empfohlen.

## Literatur

Amar AP, Levy ML (1999) Surgical controversies in the management of spinal cord injury. J Am Coll Surg 188:550–566.

Behrens S, Thron A (1999) Long-term follow-up and outcome in patients treated for spinal dural arteriovenous fistula. J Neurol 246:181–185.

Boos N (2001) Operative Behandlung traumatischer und nicht-traumatischer Rückenmarksläsionen. In: Dietz V (Hrsg.). Klinik der Rückenmarkschädigung. Stuttgart: Kohlhammer. S. 36–46.

Bracken MB, Shephard MJ, Holford TR et al. (1997) Administration of methylprednisolone for 24 or 48 hours or tirilazad mesylate for 48 hours in the treatment of acute spinal cord injury. Results of the Third National Acute Spinal Cord Injury Randomized Controlled Trial. National Acute Spinal Cord Injury Study. JAMA 277:1597–1604.

Bracken MB (2001) Methyprednisolone and acute spinal cord injury. Spine 27 (Suppl. 24):47–54.

Curt A, Dietz V (1999) Electrophysiological recordings in patients with spinal cord injury: significance for predicting outcome. Spinal Cord 37:157–165.

El Masry WS, Tsubo M, Katoh S et al. (1996) Validation of the American Spinal Injury Association (ASIA) motor score and the National Acute Spinal Cord Injury Study (NASCIS) motor score. Spine 21:614–619.

Faden AI, Salzman S (1992) Pharmacological strategies in CNS trauma. Trends Pharmacol Sci 13:29–35

Fehlings MG, Sekhon LH, Tator C (2001) The role and timing of decompression in acute spinal cord injury. Spine 26 (Suppl. 24):101–110.

Gunnarson T, Fehlings MG (2003) Acute neurosurgical management of traumatic brain injury and spinal cord injury. Curr Opin Neurol 16:717–723.

Maynard FM, Jr, Bracken MB, Creasey G et al. (1997) International standards for neurological and functional classification of spinal cord injury. American Spinal Injury Association. Spinal Cord 35:266–274

Schurch B (2001a) Posttraumatische Syringomyelie. In: Dietz V (Hrsg.) Klinik der Rückenmarkschädigung. Diagnose – Therapie – Rehabilitation. Stuttgart: Kohlhammer. S. 248.

Short D (2001) Is the role of steroids in acute spinal cord injury now resolved? Curr Opin Neurol 14:769–783.

# 3.2 Fehlbildungen von Wirbelsäule und Rückenmark

## 3.2.1 Neuralrohrdefekte

*K. Papke, D. Klassen*

In diesem Abschnitt werden die unterschiedlichen Ausprägungen von Schließungsdefekten des Neuralrohrs behandelt, die auch als dysraphische Störungen bezeichnet werden.

Diese imponieren am kranialen Ende des Neuralrohrs als Anenzephalie oder Enzephalozele (hier nicht näher besprochen), am kaudalen Ende des Neuralrohrs je nach Art und Ausprägung als Spina bifida aperta (Meningozele, Myelomeningozele), Spina bifida occulta, Diastematomyelie oder Dermalsinus. Je nach Schweregrad reicht die klinische Bandbreite von komplett asymptomatischen Verläufen (z. T. lediglich bildgebende Zufallsbefunde) bis hin zu schweren neurologischen Folgen, die insbesondere durch Blasen-Mastdarm-Störungen, Beinparesen, Hydrozephalus, Fußdeformitäten und Hüftdysplasien gekennzeichnet sind.

Sehr schwere Neuralrohrdefekte wie die Rachischisis (komplette Dysraphie in der Mittellinie von Schädel und Rücken) sind mit dem Leben meist nicht vereinbar.

Ätiologisch handelt es sich bei den dysraphischen Störungen um Hemmungs-fehlbildungen, bei denen das Ausmaß vom Zeitpunkt der Schädigung während der Ontogenese abhängt. Die Auffaltung der Neuralplatte nach dorsal, die schließlich zur Ausbildung des geschlossenen Neuralrohrs führt, findet zwischen dem 19. und 28. Tag nach der Konzeption statt. Kommt es in dieser Zeit zu einer Störung der Entwicklung, resultieren meist totale oder ausgeprägte offene Verschlussstörungen (Rachischisis, Myelozelen). Spätere Störungen der Entwicklung (etwa zwischen der 4. bis 7. Gestationswoche) führen zu geringer ausgeprägten, meist von Haut bedeckten (=geschlossenen) Dysraphien (Meningo- oder Lipomeningozelen, Dermalsinus).

Bei schweren Dysraphien besteht bereits bei der Geburt eine neurologische Symptomatik, die durch eine Querschnittsläsion mit motorischen, sensiblen und autonomen Ausfällen gekennzeichnet ist.

In leichteren Fällen kann eine neurologische Symptomatik fehlen oder sich erst im Laufe der Entwicklung einstellen.

Ein wichtiger Pathomechanismus, der im Laufe der Entwicklung zu neu auftretenden oder progredienten neurologischen Symptomen führen kann, ist das sogenannte Tethered Cord-Syndrom. Dieses kann bei allen Dysraphien auftreten und wird durch eine kaudale Fixierung oder Anheftung des Myelons im Spinalkanal (meist unterhalb von LWK 3) hervorgerufen. Während des Wachstums wird hierdurch die physiologische Aszension des Myelons verhindert mit der Folge einer zunehmenden Dehnung des Rückenmarks und entsprechender spinaler Symptome.

Die Inzidenz dysraphischer Störungen beträgt hierzulande etwa 0,8/1.000 Einwohner. Neben genetischen Einflüssen sind als Auslöser auch nutritive Faktoren wie die Einnahme von Valproinsäure und insbesondere der Folsäuremangel in der Frühschwangerschaft gesichert. Aus diesem Grunde wird Frauen im gebärfähigen Alter heute generell eine perikonzeptionelle Einnahme von Folsäure empfohlen.

### 3.2.1.1   Spina bifida aperta (Myelomeningozele, MMC)

Offene Dysraphien manifestieren sich als sackförmige Ausstülpungen (Zelen) in der Mittellinie des Rückens. Diese treten weit überwiegend lumbosakral auf (ca. 90 %); thorakale und subokzipitale Manifestationen sind dagegen selten.

Abhängig davon, ob die Zelen lediglich meningeales Gewebe enthalten oder zusätzlich von fehlgebildeten Myelonanteilen durchsetzt sind, werden diese als Myelozelen oder Meningozelen bezeichnet. Die Zelen sind mit Liquor cerebrospinalis gefüllt; Meningozelen enthalten darüber hinaus oft Fettgewebe, welches aus der Subcutis bis in den Spinalkanal reicht (Lipomeningozele).

Die neurologische Symptomatik hängt von der Höhe und Ausdehnung des spinalen Defektes ab. Meist liegen schlaffe Lähmungen unterhalb der Schädigung vor, die auch asymmetrisch ausgeprägt sein können. Resultierend ist die betroffene Muskulatur hypotroph. Nicht selten liegen Kontrakturen der Hüft- und Kniebeuger vor. An der Wirbelsäule kommt es häufig zu Skoliose und Gibbusbildung.

Sensible Störungen bestehen vor allem in einer Beeinträchtigung der Tiefen- und Oberflächensensibilität.

Fast immer bestehen auch autonome Störungen, die sich insbesondere als Blasen- und Mastdarmstörungen manifestieren (neurogene Blasenentleerungsstörungen, fehlender Analreflex, klaffender Anus, Obstipationsneigung).

Die operative Deckung des Defektes wird in der Regel in den ersten Lebenstagen vorgenommen und dient vor allem der Vermeidung einer Infektion; eine Verbesserung der neurologischen Funktion ist hierdurch jedoch nicht zu erwarten. Der natürliche Verlauf ist in der Regel progredient; einmal vorhandene neurologische Defizite sind irreversibel.

### 3.2.1.1.1 Arnold-Chiari-Malformation und Hydrozephalus

Bei 80–90 % der Patienten mit MMC besteht eine Arnold-Chiari-Malformation, die in einer Kaudalverlagerung der Kleinhirntonsillen und der Medulla oblongate durch das Foramen occipitale besteht mit fakultativem Kinking des oberen Zervikalmarks. Die fakultativen Symptome des Arnold-Chiari-Syndroms betreffen vor allem die basalen Hirnnerven, das Atemzentrum und das Kleinhirn.

Zudem ist die Arnold-Chiari-Malformation als Hauptursache für den progredienten, meist shuntpflichtigen Hydrozephalus anzusehen, der sich bei ebenfalls ca. 80 % der MMC-Patienten entwickelt.

Die Spätfolgen der Myelo- und Meningozelen erfordern eine interdisziplinäre Zusammenarbeit zwischen Neurologen, Orthopäden und Urologen. Neurologen sollten vor allem auf sekundäre neurologische Verschlechterungen achten, da Syringomyelien, Tethered Cord-Syndrome, Arachnoidale Zysten und Arnold-Chiari Malformationen oft erst im Erwachsenenalter klinisch manifest und interventionsbedürftig werden. Des Weiteren stellt das Management des Hydrozephalus und der oft begleitenden symptomatischen Epilepsie in den unterschiedlichen Lebensaltern der Patienten eine große therapeutische Herausforderung dar.

### 3.2.1.2 Spina bifida occulta (Okkulter Spinaler Dysraphismus, OSD)

Im Gegensatz zu den oben beschriebenen offenen Formen der Spina bifida sind die Schließungsdefekte bei der Spina bifida occulta von Haut überzogen und daher nicht so offensichtlich erkennbar. Abnorme Behaarung, Hämangiome, Einziehungen der Haut sowie andere Hautveränderungen in der Mittellinie des Rückens können auf eine okkulte dysraphische Störung hinweisen. Neurologische Symptome können milde sein oder fehlen.

Die häufigste Manifestation des OSD im Jugend- und Erwachsenenalter ist die Skoliose, gefolgt vom Tethered Cord-Syndrom. Liegen Hinweise für einen OSD in der klinischen Untersuchung vor, ist eine MRT-Untersuchung der gesamten Neuroachse angezeigt, um frühzeitig eine operative Behandlung anzustreben.

### 3.2.1.3 Dermalsinus

Als Dermalsinus wird eine spaltförmige Verbindung zwischen Hautoberfläche und Spinalkanal bezeichnet, die in der Mittellinie gelegen und von außen beispielsweise als Porus, oder kutane Einziehung erkennbar ist, teilweise mit vermehrter Behaarung oder anderen Hautveränderungen. Aufgrund der offenen Verbindung besteht die Gefahr einer spinalen Infektion, weshalb ein operativer Verschluss stets indiziert ist. Primär bestehen in der Regel keine neurologischen Symptome; bei Fixierung des Rückenmarks können sie sich jedoch als Folge eines Tethered Cord-Syndroms entwickeln. Ein solches kann auch sekundär postoperativ durch narbige Adhäsionen auftreten.

### 3.2.1.4 Diastematomyelie

Als Diastematomyelie werden Doppelungen des Rückenmarks bezeichnet. Es handelt sich hierbei um seltene Fehlbildungen, die in zwei unterschiedlichen Varianten auftreten:

*Diastematomyelie*: Das Rückenmark ist doppelt angelegt, mit jeweils eigenem Duraschlauch, Zentralkanal und Pia mater. Die beiden Hälften sind oft durch ein Septum getrennt, das aus Knorpel- oder Knochenlamellen besteht. Symptomatisch wird die Diastematoyelie durch das konsekutive Tethered Cord-Syndrom.

*Diplomyelie*: Das Rückenmark ist doppelt angelegt, jedoch in einem Duraschlauch. Häufig in Kombination mit einer Spina bifida occulta (▶ Abb. 13 a–c).

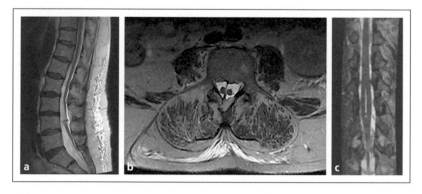

**Abb. 13 a–c:** Diplomyelie mit konsekutivem Tethered Cord-Syndrom. Das kaudale Myelon ist auf Höhe LWK 4 durch einen Knochensporn gespalten mit Doppelung über eine Länge von ca. 4 cm. Konsekutiv besteht ein Tethered Cord-Syndrom. Hierbei liegt lediglich ein Durasack vor, worin sich dieser Fall einer Diplomyelie von der Diastematomyelie unterscheidet. **a)** Sag. T2-gew. TSE-Sequenz; **b)** Transv. T2-gew. TSE-Sequenz; **c)** gekurvte parakoronare Reformatierung einer 3D-CISS-Sequenz.

### 3.2.1.5 Tethered Cord-Syndrom (TCS)

Das Tethered Cord-Syndrom kann bei allen dysraphischen Störungen auftreten; bei der MMC besteht in bis zu 90 % ein primäres Tethering (▶ **Abb. 13** d–e), welches im Lauf des Wirbelsäulenwachstums durch Dehnung des Rückenmarks zu progredienten neurologischen Symptomen führt. Nach der Operation kann es auch sekundär zu einem TCS kommen. Symptome, die an ein TCS denken lassen müssen, sind insbesondere:

- Progrediente Skoliose
- Entwicklung einer Spastik
- Progredienz motorischer und sensibler Ausfälle
- Progredienz von Bein- und Fußfehlstellungen
- Progredienz von Blasen- und Mastdarmstörungen
- Zunehmende Rücken- und Beinschmerzen

Der klinische Verdacht auf ein TCS lässt sich bildgebend mit der MRT sichern (▶ **Abb. 13** a–e). In der Regel ist die operative Myelolyse (Detethering) indiziert, da der Verlauf meist progredient ist. Bei Erwachsenen besteht die operative Therapie in der Entfernung des Lipoms oder in der Durchtrennung des Filum terminale, das einfach durch die begleitende Arterie von den Nerven der umliegenden Cauda equina unterschieden werden kann.

Bei Kindern sind häufig mehrere operative Freilegungen in den unterschiedlichen Wachstumsschüben erforderlich.

Vor der Operation progrediente Symptome sind durch die Operation oft rückbildungsfähig. Dies gilt insbesondere für Schmerzen, die fast immer regredient sind. Die Inzidenz von postoperativen Liqourfisteln wird in der Literatur mit 15 % angegeben.

## 3.2.2 Fehlbildungen des Kraniozervikalen Übergangs

*K. Papke, D. Klassen*

### 3.2.2.1 Arnold-Chiari-Malformationen

Die Arnold-Chiari-Malformation ist ein Sammelbegriff für unterschiedliche Fehlbildungen der hinteren Schädelgrube und des Hirnstammes, die auch die Medulla oblongata und das zervikale Rückenmark einbeziehen können. Wichtigste Merkmale der Chiari Malformation Typ I:

- Gestörte Liqourzirkulation durch das Foramen Magnum
- Herniation der Kleinhirntonsillen ins Foramen Magnum, i. d. R. > 5 mm
- Syringomyelie begleitet die Entität in 30–70 %
- Kopfschmerzen, Hirnstammkompression und Hydrozephalus

Therapie ist die operative Erweiterung und Entlastung des Foramen Magnums. Wichtigste Merkmale der Chiari Malformation Typ II:

- Kombination mit MMC
- Hirnstammkompression mit Dysphagie und

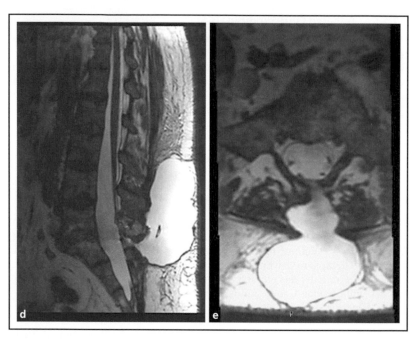

**Abb. 13 d–e:** Tethered Cord auf dem Boden einer okkulten spinalen Dysraphie auf Höhe von SWK 1. Konus und Nervenwurzeln sind dorsal kaudal fixiert mit resultierendem Tiefstand des Konus und langstreckiger Ausspannung desselben (**d**). Dorsal im subkutanen Fettgewebe zeigt sich eine Flüssigkeitsansammlung, die auf Höhe LWK 5/SWK 1 mit dem Duralraum kommuniziert (**e**).

- kaudalen Hirnnervenparesen

Die Therapie besteht in der Behandlung des Hydrozephalus, evtl. auch die Erweiterung des Foramen Magnums. Die Ergebnisse sind allerdings nicht so gut wie bei der Behandlung der Chiari I Malformation.

### 3.2.2.2 Klippel-Feil-Syndrom

Das Klippel-Feil-Syndrom besteht in einer Blockwirbelbildung mehrerer zervikaler Wirbelkörper, häufig als Zufallsbefund in der bildgebenden Diagnostik.

In ca 50 % der Fälle tritt eine syndromale Kombination mit einem niedrigen Haaransatz, einem kurzen Nacken (Brevicollis) und Limitation in der Beweglichkeit der Halswirbelsäule auf.

> **Merke**
> Bei Klippel-Feil-Syndrom ist auch an assoziierte kardiale und renale Malformationen denken.

## 3.2.3 Erkrankungen durch Duradefekte

*K. Papke*

Gemeinsames pathogenetisches Merkmal der beiden Erkrankungen, die in diesem Abschnitt vorgestellt werden, ist das Vorliegen eines Defektes der spinalen Dura mater. Bei der intrakraniellen Hypotension kommt es durch eine spinale Duraleckage (z. B. im Bereich von Wurzeltaschenzysten) zu einem Liquorunterdrucksyndrom mit charakteristischen lageabhängigen Kopfschmerzen. Bei der seltenen thorakalen Myelonherniation kommt es zum Durchtritt des Myelons durch einen ventral gelegenen Duradefekt mit einer entsprechenden Deformierung des Myelons und einem assoziierten langsam progredienten thorakalen Querschnittsyndroms.

### 3.2.3.1 Intrakranielle Hypotension durch spinale Duraleckage

#### 3.2.3.1.1 Pathogenese und Klinik

Leckagen in der spinalen Dura führen zum Austritt von Liquor aus dem Durasack. Es resultiert ein Liquorunterdruck, der klinisch durch charakteristische lageabhängige (d. h. orthostastische) Kopfschmerzen gekennzeichnet ist. Als weitere Symptome können Schwindel, Erbrechen, Gangunsicherheit, Hörminderung und Tinnitus auftreten.

Die häufigste Ursache eines Liquorunterdrucksyndroms ist der Zustand nach Liquorpunktion oder Spinalanästhesie. Der Liquorverlust ist hierbei jedoch in der Regel selbstlimitierend, so dass sich die Symptomatik meist innerhalb weniger Tage spontan zurückbildet.

Seltener kann ein chronischer Liquorverlust auftreten. Dieser kann z. B. posttraumatisch oder postoperativ bedingt sein, aber auch spontan ohne anamnestisch fassbare Ursache auftreten.

#### 3.2.3.1.2 Diagnostik

Die Diagnose der intrakraniellen Hypotension lässt sich bei gegebenem klinischen Verdacht am besten mit der MRT sichern; hier zeigt sich die klassische Trias aus diffuser Duraverdickung (mit Anreicherung nach Gadoliniumgabe), subduralen Hygromen oder Hämatomen sowie einer Kaudalverlagerung des Gehirns mit Tiefstand des Mittelhirns in Richtung Foramen occipitale magnum (»slumping midbrain«). Allerdings ist diese Trias nicht immer komplett ausgebildet, so dass auch das Fehlen eines oder mehrerer Merkmale in der MRT die Diagnose nicht ausschließt.

Befunde in der spinalen MRT sind ein Kollaps des Durasacks, durale Anreicherung und epidurale Flüssigkeitsansammlungen, die entweder diffus sind oder umschrieben direkt an der Leckagestelle lokalisiert sind. Die genaue Lokalisation des spinalen Duradefektes gelingt am besten mit der direkten MR-Myelografie; hierzu werden 0,8 ml Gd-DTPA verdünnt mit 10 ml 0,9 %iger Kochsalzlösung nach Lumbalpunktion intrathekal appliziert. Unmittelbar danach wird eine MRT der gesamten spinalen Achse mit einer T1-gewichteten Darstellung durchgeführt, um den Ort des Kontrastmittelaustritts aus dem Durasack nachzuweisen. Der Nachweis gelingt jedoch nur in einem Teil der Fälle.

Bei der direkten MR-Myelografie ist zu beachten, dass Gadolinium-DTPA nicht explizit für die intrathekale Anwendung zugelassen ist, so dass es sich um einen »Off-label-use« handelt, und einer speziellen Aufklärung des Patienten bedarf. Es wurde jedoch in mehreren Arbeiten belegt, dass die intrathekale Anwendung von Gd-DTPA sicher ist und nur geringe Risiken birgt.

### 3.2.3.1.3 Therapie

Therapie der Wahl bei der chronischen intrakraniellen Hypotension ist der Verschluss der Leckage mit dem Blutpatch-Verfahren. Hierzu wird auf der (nachgewiesenen oder vermuteten) Höhe der Leckage eine Hemilaminektomie durchgeführt, durch die zwei epidurale Drainagen jeweils 15 cm nach kaudal und 15 cm nach kranial vorgeschoben werden. Anschließend werden unter sukzessivem Zurückziehen der Drainagen ca. 25 ml patienteneigenes Blut epidural injiziert.

Die Hemilaminektomie wird auf der Höhe durchgeführt, in der die Leckage aufgrund der maximalen Ausdehnung der epiduralen Flüssigkeitsansammlung zu vermuten ist. Bei diffusen epiduralen Flüssigkeitsansammlungen wird ein Zugang in Höhe des mittleren thorakalen Wirbelkanals gewählt.

In den selteneren Fällen, in denen ein umschriebener Duradefekt bildgebend nachweisbar ist (z. B. nach Trauma oder bei Ruptur einer Wurzeltaschenzyste), wird dieser direkt operativ gedeckt.

### 3.2.3.2   Thorakale Myelonherniation

### 3.2.3.2.1 Pathogenese und Klinik

Ursache der thorakalen Myelonherniation ist ein ventraler oder lateraler Duradefekt, der meist in Höhe der Brustkyphose zwischen Th 4 und Th 7 lokalisiert. Durch diesen Defekt kommt es zur Herniation des Rückenmarks, welches konsekutiv durch Kompression und Kinking geschädigt wird. Als Pathomechanismus für die Entstehung des Duradefektes wird vor allem eine chronische mechanische Traumatisierung der Dura durch thorakale (insbesondere verkalkte) Bandscheibenvorfälle angesehen.

Klinisch ist die Erkrankung durch eine meist langsam progrediente Symptomatik gekennzeichnet. In über der Hälfte der Fälle ist hierbei ein Brown-Séquard-Syndrom zu beobachten. Seltener zeigen sich (abhängig von der Lokalisation des Duradefektes und der kompromittierten Bahnen) eine progrediente Paraparese, spinale Ataxie, Schmerzen oder spastische Monoparese. In der Mehrzahl der Fälle wird die Diagnose erst mehr als zwei Jahre nach Symptombeginn gestellt.

### 3.2.3.2.2 Diagnostik

Die Diagnose wird durch die spinale MRT gesichert. Hier zeigt sich im Vollbild der Erkrankung ein charakteristisches Kinking des thorakalen Myelons durch einen (meist nicht direkt MR-tomografisch erkennbaren) Duradefekt (▶ Abb. 14). Im frühen Stadium kann eine thorakale Myelonherniation in der MRT aufgrund der Ventralverlagerung des Myelons mit einer dorsal des Myelons gelegene Arachnoidalzyste verwechselt werden. Da die Erkrankung zudem selten und daher insgesamt wenig bekannt ist, wird die Diagnose oft nicht oder erst verspätet gestellt.

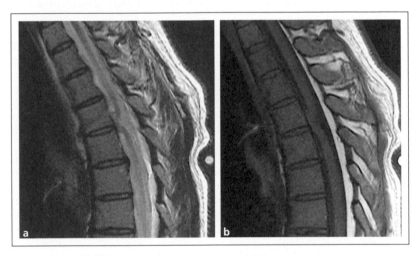

**Abb. 14:** Thorakale Myelonherniation. In der sagittalen Darstellung des thorakalen Spinalkanals zeigt sich eine Ventralverlagerung des Myelons mit Kinking, welches kurzstreckig einen unmittelbaren Kontakt zur Wirbelsäule hat. Ursächlich liegt ein Duradefekt zugrunde, durch den das Myelon nach ventral herniiert ist.

### 3.2.3.2.3 Therapie

Die Therapie erfolgt operativ durch Rückverlagerung des Rückenmarks und plastische Deckung des Duradefektes.

## 3.3 Vaskuläre Erkrankungen

*K. Papke, F. Brassel, W. Nacimiento*

### 3.3.1 Spinale Infarkte

#### 3.3.1.1 Pathogenese

Rückenmarksinfarkte sind mit einer Häufigkeit von ca. 1–3 Erkrankungen/ Jahr je 100.000 Menschen relativ seltene Erkrankungen; am Rückenmark treten ischämische Insulte wesentlich seltener auf als im Gehirn. Die Ursache hierfür liegt zum einen darin begründet, dass selbst bei fortgeschrittener generalisierter Arteriosklerose die spinalen Gefäße meist von den pathologischen Gefäßveränderungen ausgespart bleiben. Zum anderen ist dies auch eine Folge der besonderen, vielfach redundanten Gefäßversorgung des Rückenmarks (▶ Kap. 1.1.6). Aufgrund des geringen Kalibers und des nahezu rechtwinkligen Abgangs der spinal versorgenden Arterien aus der Aorta sind auch kardiogene oder arterio-arterielle Embolien in spinale Arterien sehr selten; jedoch können arteriosklerotische Wandveränderungen an der Aorta die spinale Gefäßversorgung in Mitleidenschaft ziehen. Plaques der Aortenwand können sich zum einen auf die Abgänge von Radikulararterien ausdehnen und diese mechanisch einengen, zum anderen können sie die Quelle von Cholesterolembolien in spinale Arterien sein.

Auch akute Aortendissektionen können zur Verlegung von Radikulararterien führen; eine durch spinale Ischämien verursachte Paraplegie tritt daher bei bis zu 5 % der Aortendissektionen auf und kann (selten) auch das Manifestationssymptom einer solchen sein.

Differenzialdiagnostisch ist auch das akute Leriche-Syndrom (Verschluss der distalen Aorta) in Betracht zu ziehen, welches durch die resultierende Ischämie der Beine ebenfalls zu einer hochgradigen Parese führen kann, die häufig schwer von dem gleichzeitig bestehenden Querschnittsyndrom abzugrenzen ist.

Eine seltene Ursache spinaler Infarkte ist die Dekompressionskrankheit von Tauchern (Caisson-Krankheit), bei der die Durchblutungsstörung des Rückenmarks durch Embolien mit Gasbläschen verursacht wird. Eine Sonderform der spinalen Ischämie ist die vom Bandscheibengewebe ausgehende fibrokartilaginäre Embolie, die weiter unten (▶ Kap. 3.3.1.5) ausführlicher erläutert wird

Besondere Beachtung verdienen iatrogene Ursachen spinaler Infarkte. So ist bei Operationen an der Aorta (insbesondere bei der Behandlung einer Aortenisthmusstenose sowie bei langstreckigen thorakoabdominalen Aortendissektionen und -aneurysmen) in ca. 5–30 % mit spinalen vaskulären Komplikationen zu rechnen. Wesentlich seltener treten spinale Infarkte bei der Behandlung infrarenaler Aortenaneurysmen auf, die dann vermutlich durch einen atypisch weit kaudalen Abgang der A. Adamkiewicz bedingt sind. Operationen, bei denen es zur Ausschaltung multipler Interkostalarterien kommt wie z. B. Pneumonektomien, Thorakoplastien, Sympathektomien oder Ösophagektomien bergen ebenfalls das Risiko spinaler Infarkte. Selten wurden spinale Infarkte nach Embolisationsbehandlungen vertebraler Tumoren oder bronchopulmonaler Gefäßläsionen, anderen therapeutischen und diagnostischen Angiografien (insbesondere spinal, aber auch koronar und renal), spinalen oder periduralen Anästhesien, epiduralen Infiltrationstherapien und sogar nach einer Sklerotherapie von Ösophagusvarizen beschrieben.

### 3.3.1.2    Klinik und Diagnostik

Das klinische Bild von Infarkten im Versorgungsgebiet der A. spinalis anterior ist durch meist akut oder subakut beginnende ein- oder beidseitige radikuläre Schmerzen oder Dysästhesien im betroffen Niveau gekennzeichnet. Zusätzlich entwickelt sich innerhalb von Stunden eine initial schlaffe, im Verlauf zunehmend spastische Paraparese. Begleitend tritt eine Blasen-Mastdarm-Lähmung auf.

Infarkte im Territorium der A. spinalis posterior sind wesentlich seltener. Sie sind meist bilateral ausgeprägt und äußern sich vor allem durch propriozeptive sensible Störungen mit der Folge einer spinalen Ataxie unterhalb des Läsionsniveaus.

Die vaskuläre Genese eines spinalen Syndroms ist aus der klinischen Symptomatik in der Regel nicht eindeutig abzuleiten; vielmehr sind als Differenzialdiagnosen eines spontanen Querschnittsyndroms insbesondere auch eine Myelonkompression, Myelitis, Myelopathien nicht vaskulärer Genese oder demyelinisierende Erkrankungen zu erwägen. Zur Abklärung ist daher frühzeitig eine spinale MRT indiziert. Diese dient zunächst dazu, eine unmittelbar therapierelevante Myelonkompression als Ursache des spinalen Syndroms zuverlässig ausschließen. Ein spinaler Infarkt kann in den ersten ein bis zwei Tagen der Diagnostik mit den Standardsequenzen (insbesondere T2-Wichtung) jedoch entgehen, und auch für die anderen Differenzialdiagnosen wie eine Myelitis oder eine demyelinisierende Erkrankung ist die MRT nicht immer spezifisch. Ebenso wie im Gehirn kann die MRT mit Diffusionswichtung zwar auch im Rückenmark frühe spinale Infarkte nachweisen, sie ist hier jedoch methodisch wesentlich aufwändiger und daher bisher nicht weit verbreitet. So ist bei initial unauffälliger MRT ggf. eine Wiederholung der Untersuchung nach einigen Tagen angezeigt, die dann den demarkierten spinalen Infarkt als typische, in der sagittalen T2-gewichteten Darstellung stiftförmige Signalanhebung zur Darstellung bringt (▶ **Abb. 15**). Diese betrifft beim Infarkt im Versorgungsgebiet der A. spinalis anterior ein- oder beidseitig bevorzugt die vorderen Anteile der grauen Substanz, beim wesentlich seltenen Infarkt der A. spinalis posterior die hinteren Anteile des Rückenmarksquerschnitts.

> **Merke**
> Ein klassischer Infarkt im Territorium der A. spinalis anterior oder posterior ist die Ausnahme! Abhängig von den Bedingungen der Kollateralversorgung bilden sich spinale Infarkte mit allenfalls territorialem Schwerpunkt aus.

### 3.3.1.3 Therapie

Die Therapie des resultierenden Querschnittsyndroms unterscheidet sich bei spinalen Infarkten nicht von der Behandlung bei nicht traumatischen Querschnittsyndromen anderer Genese. Im Vordergrund stehen daher allgemeine Maßnahmen wie Kreislaufüberwachung und ggf. -stabilisierung, Dekubitus- und Infektprophylaxe sowie die symptomatische Behandlung mit frühestmöglicher physikalischer und krankengymnastischer Therapie zur Mobilisation und zur Erhaltung motorischer Funktionen. Eine Thrombembolieprophylaxe wird mit niedermolekularen Heparinen durchgeführt. Eine frühzeitig

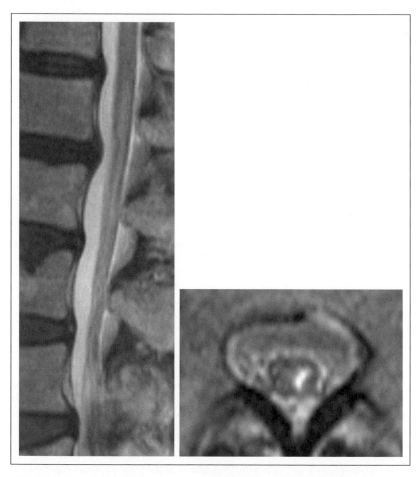

**Abb. 15:** Spinaler Infarkt. In der sagittalen T2-gewichteten Darstellung zeigt sich eine
Signalanhebung, die sich über 2–3 Segmente erstreckt (links). Diese lässt
sich in der transversalen Darstellung der grauen Substanz des Myelons zuordnen, wobei sich der Befund in diesem Fall auf die linke Hälfte des Rückenmarks
beschränkt. Die Läsion entspricht damit einem Infarkt im typischen Versorgungsgebiet einer sulcokommissuralen Arterie.

kontrollierte Blasendrainage (in der Regel über einen suprapubischen Katheter) wird empfohlen. Die drohenden pulmonalen, kardiovaskulären und
gastrointestinalen Komplikationen erfordern bei akutem Querschnittsyndrom eine intensivmedizinische Überwachung.

Wenn es nach der Phase des spinalen Schocks durch die Ausbildung einer
Spastik zu einer funktionellen Verschlechterung oder erheblichen Schmerzen kommt, ist eine medikamentöse antispastische Therapie einzuleiten. Zur

Vermeidung einer chronischen Schmerzssyndroms ist sowohl bei muskuloskelettalen als auch bei neuropathischen Schmerzen frühzeitig eine kombinierte Schmerztherapie einzusetzen.

Wegen der anfangs oft bestehenden diagnostischen Unsicherheit bezüglich der Genese eines spontan aufgetretenen Querschnittsyndroms müssen ggf. auch andere mögliche Ursachen desselben in die Differenzialtherapie einbezogen werden.

Eine spezifische Therapie der ischämischen Rückenmarksschädigung ist bisher nicht möglich. Zwar wurden diverse Behandlungskonzepte diskutiert (u.a. rheologische Therapie, Hämodilution, hochdosierte Kortisongabe, Hypothermie, Sympathektomie), jedoch konnte bisher keines dieser Verfahren einen gesicherten Nachweis der Wirksamkeit erbringen.

Auch eine gezielte Therapie zugrundeliegender Infarktursachen ist nur selten möglich. Sie kommt insbesondere bei behandelbaren Erkrankungen der Aorta wie Aortenaneurysmen oder –dissektionen in Frage. So kann eine rasche chirurgische Intervention bei einer spinalen Ischämie aufgrund einer Aortendissektion in Einzelfällen die Ausbildung einer Paraplegie verhindern.

### 3.3.1.4 Primärprophylaxe und Prävention

Aufgrund der schlechten Prognose und der eingeschränkten Therapiemöglichkeiten manifester spinaler Infarkte wären gezielte Maßnahmen zur Primärprophylaxe wünschenswert. Anders als zerebralen Durchblutungsstörungen gehen einem spinalen Infarkt jedoch nur sehr selten transitorische spinale Ischämien voraus, die Anlass für eine Ursachendiagnsostik und gezielte Primärprophylaxe geben könnten.

Ein besonderes Augenmerk liegt somit auf der Prävention spinaler Infarkte im Umfeld von operativen (offenen oder endovaskulären) Eingriffen an der Aorta. Als pathogenetische Hauptfaktoren für die Entwicklung spinaler Ischämien werden hier der Verschluss von multiplen Interkostalarterien (vor allem bei langstreckigen Überstentungen im Bereich der thorakalen Aorta) sowie Phasen perioperativer Hypotension angesehen; bei offenen Eingriffen mit Abklemmen der Aorta kommt zusätzlich der potenzielle Pathomechanismus des Reperfusionsschadens nach einer Ischämie zum Tragen. Zur Prävention und/oder Begrenzung einer Rückenmarksschädigung werden unterschiedliche Konzepte diskutiert. Zusätzlich zur Aufrechterhaltung eines ausreichenden Blutdrucks kann durch eine Liquordrainage der intrathekale Druck herabgesetzt und damit der Perfusionsdruck des Rückenmarks gesteigert werden. Eine Hypothermie des gesamten Körpers oder eine epidurale Kühlung haben zum Ziel, die Ischämietoleranz des Rückenmarksgewebes zu steigern.

Diese Maßnahmen können (einzeln oder in Kombination) entweder rein prophylaktisch angewendet werden oder basierend auf einem perioperativen Monitoring der Rückenmarksfunktion mit SSEP und MEP initiiert werden. Die Kombination von Liquordrainage und epiduraler Perfusionskühlung kann die Inzidenz spinaler Ischämien bei der Operation thorakoabdominaler Aortenaneurysmen signifikant verringern.

Zur Vermeidung eines postischämischen Reperfusionsschadens, der vor allem nach offen-chirurgischen Eingriffen mit hohem Abklemmen der Aorta auftreten kann, werden zusätzlich pharmakologische Prinzipien diskutiert, die sich jedoch überwiegend noch im (tier-)experimentellen Stadium befinden. Mit erfolgversprechenden Ergebnissen untersucht wurde bisher u.a. der Effekt von Ketamin, Nebivolol, Levosimendan und Iloprost.

### 3.3.1.5 Besondere Form der spinalen Ischämie: Fibrokartilaginäre Embolie

Ein in seiner Häufigkeit wahrscheinlich unterschätzter Pathomechanismus spinaler Infarkte ist die sogenannte fibrokartilaginäre Embolie. Durch traumatische, teilweise jedoch banale Auslöser wie Sturz auf das Gesäß, Heben schwerer Gegenstände, Husten oder Pressen, aber auch z.B. durch die Lagerung zur Operation in stark lordosierter Haltung der Wirbelsäule kann es durch Kompression der Bandscheiben zu einem Übertritt von Bandscheibenmaterial in das Knochenmark des angrenzenden Wirbelkörpers kommen und von hier aus retrograd in venöse oder arterielle spinale Gefäße mit der Folge einer spinalen Embolie (▶ Abb. 16).

**Merke**

Die Kombination eines spinalen Infarktes mit einem Wirbelkörperinfarkt spricht für eine Fibrokartilaginäre Embolie als Ursache!

Als prädisponierender Faktor können die intravertebralen Bandscheibenprotrusionen bei M. Scheuermann eine Rolle spielen.

## 3.3.2 Chronische Spinale Ischämie

### 3.3.2.1 Pathogenese

Die chronische spinale Ischämie ist im Gegensatz zum akuten spinalen Infarkt durch eine dauerhafte Minderperfusion gekennzeichnet, die einem gesteigerten metabolischen Bedarf des Rückenmarks nicht mehr gerecht wird. Die Symptomatik (insbesondere schmerzlose Paraparese, Parästhesien) ist typischerweise belastungsabhängig und wird z.B. durch längeres (Bergauf-) gehen oder Treppensteigen ausgelöst. Sie klingt nach Beendigung der körperlichen Belastung innerhalb von Minuten wieder ab. Mögliche Ursache der chronischen spinalen Ischämie sind Erkrankungen der Aorta wie z.B. eine fortgeschrittene Aortensklerose mit ostialen Stenosen multipler Radikulararterien oder eine Aortenisthmusstenose. Die meisten chronischen spinalen

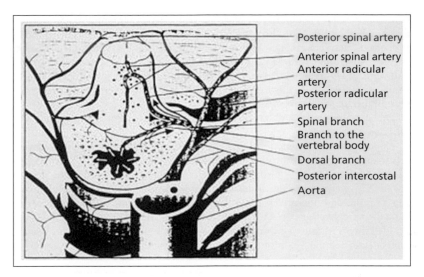

Posterior spinal artery
Anterior spinal artery
Anterior radicular artery
Posterior radicular artery
Spinal branch
Branch to the vertebral body
Dorsal branch
Posterior intercostal
Aorta

**Abb. 16:** Schematische Darstellung zur hypothetischen Pathogenese der fibrokartilaginären Embolie. Ausgehend von einem intravertebralen Bandscheibenprolaps embolisieren Bandscheibenpartikel durch Kompression des Bandscheibenfaches retrograd von den Sinsusoiden und Venolen des Knochenmarkes in spinale Venen oder Arterien.

Ischämien werden jedoch durch spinale Gefäßmalformationen hervorgerufen (s. u.).

### 3.3.2.2   Therapie

Die einzige Behandlungsmöglichkeit liegt in der Therapie der Grunderkrankung, sofern diese möglich ist.

### 3.3.3   Spinale durale AV-Fisteln

### 3.3.3.1   Pathogenese

Spinale durale arteriovenöse Fisteln werden auch als spinale vaskuläre Läsion Typ I beschrieben. Synonyme sind: Angioma racemosum, Angioma racemosum venosum, intradurale dorsale AVF, lange dorsale AVF, dorsale extrameduläre AVF. Korrekterweise sollten durale AVF jedoch nicht als Angiom bezeichnet werden, da es sich bei den Gefäßkonvoluten, die durch eine AVF entstehen, nicht um echte Gefäßneoplasien handelt.

Es handelt sich um einen arteriovenösen Kurzschluss meist im spinalen duralen Blatt der Nervenwurzeltasche bzw. andernorts in der spinalen Dura. Über Segmentarterien münden die netzförmigen Zuflussarterien der

Dura über einen Fistelpunkt ausgehend vom Truncus meningoradicularis – meist in der Nähe der Durchtrittstelle der Radikularvene durch das Durablatt – in die Radikularvene ein. Die Arterialisierung der Radikularvene führt zu einem Druckanstieg und zu einer Flussumkehr in derselben mit Abstrombehinderung und venöser Hypertension in den klappenlosen perimedullären Venen (venöse Kongestion) (▶ **Abb. 17**). In der Folge kommt es zu einer Verschlechterung der Durchblutung des Rückenmarks und der Nervenwurzeln.

Die spinale durale AVF ist mit 70 % die häufigste aller spinaler vaskulärer Läsionen.

Anders als bei kranialen duralen AVF, die sich im Rahmen der Rekanalisation einer Sinusvenenthrombose entwickeln, ist eine erhöhte Thrombogenität bei der Entstehung von spinalen duralen AVF nicht nachgewiesen. Spinale durale AVF werden im Zusammenhang mit Infektionen, Syringomyelie, spinalem Trauma und operativen Eingriffen gesehen. Letztendlich bleibt die Ätiologie der spinalen duralen AVF ungeklärt. Das mittlere Erkrankungsalter liegt bei 60 Jahren. Männer sind fünfmal häufiger als Frauen betroffen. Im Durchschnitt bestehen die Symptome 23 Monate bis die Diagnose gestellt wird.

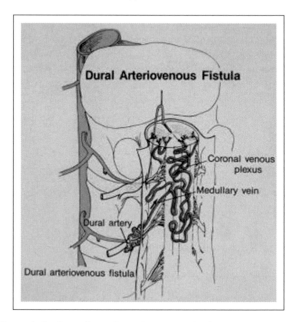

**Abb. 17:** Schematische Darstellung der Pathogenese duraler arteriovenöser AV-Fisteln Zur besseren Veranschaulichung siehe Farbteil auf Seite 192.

### 3.3.3.2   Klinik

Solange die Drainagekapazität der spinalen Venen nicht überschritten wird, bleibt die spinale durale AVF klinisch stumm. Mit Beginn der venösen Kongestion kommt es fast ebenso häufig zu schlaffen wie auch spastischen Paraparesen. Häufig bestehen auch Parästhesien sowie Sensibilitäts- und Gangstörungen. Mehr als die Hälfte der Patienten klagen über Schmerzen (mögliche radikuläre und meningeale Reizung durch arterialisierte und pulsierende Venen). Auch eine Zunahme der Symptome unter körperlicher Aktivität ist möglich (neurogene Claudicatio). Zu Beginn der Erkrankung tritt vorübergehend häufig ein Besserung der Symptome auf. Im Verlauf kommt es zu einer stufenförmigen progressiven Verschlechterung der Symptome. Vegetative Symptome wie Blasen-Mastdarmstörungen und Impotenz treten hinzu. Letztendlich entwickelt sich die Klinik entspechend der aufsteigenden kongestiven Myelopathie (Foix-Alajouanine-Erkrankung).

### 3.3.3.3 Diagnostik

Meist ist die MR-Tomografie diagnostisch richtungsweisend; sie zeigt in der T2-Wichtung typischerweise eine mehrsegmentale, zentromedulläre Signalanhebung mit fakultativer Auftreibung des Myelons, die in der Frühphase Korrelat der ödematösen Myelonkongestion ist und in späteren Stadien der Erkrankung einer progressiven, zunehmend irreversiblen gliösen Myelopathie entspricht (▸ Abb. 18).

Um die Diagnose zu sichern, ist beim klinischen Verdacht auf eine dAVF auch eine gezielte Darstellung der Gefäße erforderlich. Mit einer T2-gewichteten hochaufgelösten 3D-Sequenz lassen sich dilatierte und elongierte Gefäße vorwiegend dorsal des Myelons nachweisen (▸ Abb. 18). In der spinalen MR-Angiografie lässt sich zusätzlich oftmals auch die zuführende Segmentarterie darstellen, die die Fistel versorgt. Die spinale MRA bei hoher Feldstärke (3 Tesla) ist hierbei überlegen.

Zum sicheren Nachweis oder Ausschluss ist eine spinale DSA erforderlich. Hierbei ist eine selektive Darstellung sämtlicher Radikulararterien und der übrigen potenziellen Rückenmarkszuflüsse erforderlich, so dass diese Untersuchung sehr aufwändig ist, besondere angiografische Erfahrung erfordert und somit vorwiegend dort durchgeführt werden sollte, wo auch eine interventionell-radiologische Therapie der ggf. diagnostizierten AV-Fistel durchgeführt werden kann. Die definitive Diagnostik muss bei dem Verdacht auf eine dAVF rasch erfolgen, da es trotz initial zunächst protrahiertem Verlauf subakut oder akut zu einer Dekompensation kommen kann, wodurch sich die Erfolgsaussichten der Behandlung erheblich verschlechtern.

---

**Merke**

Die frühzeitige Diagnosestellung ist entscheidend für die Prognose der duralen AVF! Die Symptomatik kann dem Auftreten einer kongestiven Myelopathie in der MRT vorauseilen. Bei klinischem Verdacht ist daher eine spinale Gefäßdiagnostik erforderlich (MR-Angiografie und/oder DSA).

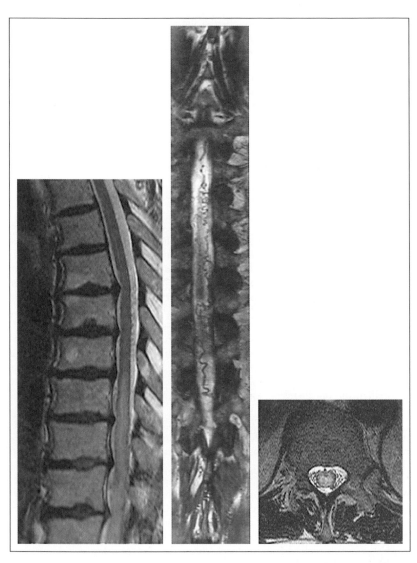

**Abb. 18:** Spinale durale AV-Fistel. In der sagittalen T2-gewichteten Darstellung zeigt sich
unscharf begrenzt über mehrere Segmente eine Signalanhebung mit leichter
Auftreibung des Myelons, die sich in der transversalen T2-Wichtung den zentralen Anteilen des Myelons zuordnen lässt. Dieser Befund ist typisch für die
kongestive Myelopathie. Zudem fallen in der sagittalen Bildgebung signalfreie
Strukturen dorsal des Myelons auf, die in dieser Konfiguration eher ektatischen
Gefäßen als Artefakten durch Liquorpulsationen entsprechen. Die hochauflösende, isotrope T2-gewichtete 3D-Darstellung (CISS-Sequenz) bestätigt diesen

#### 3.3.3.4 Therapie

Die kausale Therapie einer spinalen dAVF besteht im Verschluss der Fistel, entweder durch superselektive Embolisation oder mikrochirurgisch. Vorteil der Embolisationsbehandlung ist, dass diese in gleicher Sitzung mit der diagnostischen spinalen DSA durchgeführt werden kann, sofern aufgrund der Gefäßarchitektur der Läsion nicht die Gefahr einer Embolisatverschleppung in rückenmarksversorgende Gefäße besteht. Dies ist insbesondere dann der Fall, wenn aus der die Fistel versorgenden Radikulararterie zugleich rückenmarksversorgende Arterien hervorgehen. Ein dauerhafter Behandlungserfolg ist durch eine Embolisationstherapie nur dann zu erreichen, wenn sowohl die distalsten Anteile der zuführenden Arterie(n), die Fistelregion selbst sowie die proximalsten Anteile der venösen Drainage obliteriert werden. Dies ist meist möglich, wenn eine superselektive Katheterposition in der Arterie unmittelbar vor dem Fistelpunkt zu erreichen ist und von hieraus flüssiger Gewebekleber injiziert wird. Gelingt dies nicht oder verbleibt das Embolisat im arteriellen Schenkel der dAVF, sollte frühzeitig eine chirurgische Intervention angeschlossen werden. Diese besteht im Verschluss der Shuntvene unmittelbar distal des Fistelpunktes und ist ein relativ einfaches und sicheres Therapieverfahren.

Der Schlüssel zu einer erfolgreichen Therapie liegt in der rechtzeitigen Diagnose der Erkrankung. Durch das Ausschalten der Fistel wird nicht nur das Fortschreiten der Erkrankung verhindert, sondern es können auch bereits eingetretene neurologische Defizite partiell oder komplett reversibel sein; die Rückbildung einer bereits eingetretenen kompletten Paraplegie ist jedoch selten.

### 3.3.4 Spinale AV-Malformationen

#### 3.3.4.1 Pathogenese

Im Unterschied zu spinalen duralen AV-Fisteln handelt es sich bei spinalen arteriovenösen Malformationen um echte vaskuläre Neoplasien (Einteilung ▶ Tab. 7). Ebenso wie zerebrale AVM zeichnen sich auch die meisten spinale AVM durch einen Nidus mit einem Konvolut aus dicht gepackten Gefäßen aus, der über einen oder mehrere (radikulomedulläre oder radikulopiale) arterielle Feeder gespeist und über Rückenmarksvenen drainiert wird. Der Nidus liegt dabei meist intramedullär.

Von diesem sogenannten nidalen AVM-Typ, der auch als glomerulärer oder plexiformer Typ bezeichnet wird, lassen sich sogenannte fistulöse

---

**Abb. 18:** (Fortsetzung) Verdacht; in der gekrümmten parakoronaren Reformatierung in einer Schnittebene dorsal des Myelons zeigen sich deutlich ektatische und elongierte Gefäße, die arterialisierten Drainagevenen des Rückenmarks entsprechen.

**Tab. 7:** Einteilung der spinalen AV-Malformationen

- Intramedulläre AVM
- Perimedulläre AVM
- Bei Vergesellschaftung mit WK-Hämangiomen: metamere AVM (Kopp-Syndrom)

AVM abgrenzen. Bei diesen handelt es sich um AV-Shunts, die oberflächlich perimedullär gelegen sind und die nur selten intramedulläre Anteile aufweisen.

Bei beiden AVM-Typen liegen in der Regel arteriovenöse Kurzschlüsse vor, die zu einer venösen Kongestion und einem Steal-Phänomen im umgebenden Rückenmarksgewebe führen können. Die raumfordernde Wirkung, die vom Nidus oder einem dilatierten drainierenden Gefäßkonvolut ausgehen kann, sowie Blutungen sind weitere mögliche Auswirkungen spinaler AVM. Das Blutungsrisiko ist bei AVM wesentlich höher als bei dAVF, wobei es sowohl zu intramedullären als auch zu spinalen subarachnoidalen Blutungen (SAB) kommen kann. Letztere können sich auch nach intrakraniell ausbreiten; daher ist es wichtig, dass bei einer vermeintlich kraniellen SAB, die sich nach kaudal in den Spinalkanal fortsetzt, an eine spinale AVM als Blutungsquelle gedacht wird, insbesondere wenn die Schmerzen primär zwischen Schultern oder im Nacken begonnen haben oder spinale Symptome vorliegen.

### 3.3.4.2 Therapie

Bei symptomatischen spinalen AVM besteht die Therapie der Wahl in der Embolisation, durch die sich die Prognose deutlich verbessern lässt. Besonders dringlich ist die Therapie, wenn durch hohen Fluss verursachte Aneurysmen (sog. »flow-related aneurysms«) an den Hauptzuflussarterien vorliegen, weil das Risiko einer spinalen (Re-)SAB aus solchen Aneurysmen besonders groß ist. Abhängig von der Gefäßarchitektur kommen dabei unterschiedliche Embolisationsverfahren zur Anwendung: Bei nidalen AVM kann der Nidus mit Gewebekleber und/oder Coils verschlossen werden. Perimedulläre fistulöse AVM mit niedrigem Shuntvolumen lassen sich ebenfalls mit Gewebekleber oder Coils behandeln. Als Embolisat wird dabei neuerdings zunehmend Onyx® verwendet (für diese Indikation allerdings im »Off-label use«), weiterhin sind jedoch auch noch Acrylate im Einsatz. Das Ziel ist dabei, den proximalsten Anteil der venösen Drainage zu obliterieren, da sich nur hierdurch die Fistel sicher und dauerhaft verschließen lässt. Ein proximaler Verschluss der zuführenden Arterien ist dagegen nicht erfolgversprechend, weil es durch die Ausbildung radikulopialer Kollateralen zur Rekanalisierung der Fistel kommen könnte. Wenn sich die proximalen Anteile der venösen Drainage durch ein Embolisationsverfahren nicht erreichen lassen, sind chirurgische Therapieoptionen zu prüfen.

Fistulöse AVM mit hohem Shuntvolumen lassen sich in der Regel nach superselektiver arterieller Sondierung und Katheterplatzierung nah am Fistelpunkt durch Coils oder konzentrierten Gewebekleber ausschalten, wobei ebenfalls die proximale venöse Drainage das Ziel der Embolisation ist.

Während die beschriebenen Therapieverfahren bei symptomatischen spinalen AVM die Prognose verbessern, ist die Indikationsstellung zur Therapie bei bisher asymptomatischen spinalen AVM schwierig, da bisher keine Daten zum Spontanverlauf existieren.

## 3.3.5 Spinale Kavernome

### 3.3.5.1 Pathogenese

Bei spinalen Kavernomen handelt es sich (ebenso wie bei zerebralen Kavernomen) um benigne vaskuläre Hamartome, die aus unreifen, kavernösen Gefäßstrukturen bestehen. Die wabenartigen Binnenräume sind meist teilweise thrombosiert (▶ Abb. 19). Aufgrund der unreifen, fragilen Wandstrukturen kann es zu rezidivierenden Blutungen kommen, die sich (meist subakut verlaufend) innerhalb der Läsion abspielen, seltener raumfordernd in die Umgebung auslaufen. Entsprechend ist der klinische Verlauf meist durch eine chronisch-progrediente Myelopathie charakterisiert; seltener kann es durch ein größeres Blutungsereignis zu einer akuten spinalen Symptomatik kommen.

### 3.3.5.2 Therapie

Kavernome werden nicht direkt aus zuführenden Arterien gespeist, sondern liegen weit im parenchymatösen bzw. venösen Schenkel der Zirkulation. Die Perfusion der multiplen Kompartimente ist sehr langsam. Entsprechend sind Kavernome weder angiografisch darstellbar noch über einen endovaskulären Zugang therapierbar. Die einzige therapeutische Option ist daher die chirurgische Resektion unter der Voraussetzung, dass die Lage der Läsion im Myelon einen risikoarmen operativen Zugang ermöglicht.

## 3.3.6 Spinale Blutungen

### 3.3.6.1 Pathogenese

Spinale Blutungen sind keine eigenständigen Krankheitsentitäten, sondern eine mögliche Manifestationsform unterschiedlicher Gefäßerkrankungen des Rückenmarks oder Spinalkanals. Je nach Lokalisation der Blutung werden intramedulläre, subarachnoidale, subdurale und epidurale Blutungen unterschieden. Als grundsätzliche Ursachen spinaler Blutungen kommen Gerinnungsstörungen (insbesondere auch durch Marcumarisierung oder Heparinisierung), Traumafolgen (einschließlich Folgen iatrogener Eingriffe) und spinale Gefäßmalformationen in Betracht.

Die häufigste Manifestationsform spinaler Blutungen sind epidurale Hämatome. Sie können bei Gerinnungsstörungen, nach Traumen, iatrogen nach epiduraler Katheteranlage oder operativen Eingriffen an der Wirbelsäule auftreten, aber auch spontan oder idiopathisch sein.

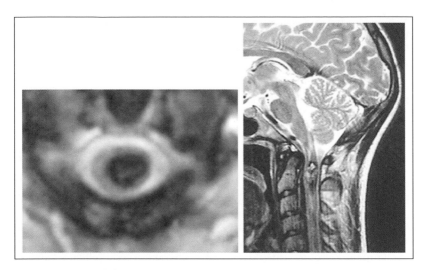

**Abb. 19:** Kavernom des zervikalen Myelons: Die sagittale T2-gewichtete Darstellung
zeigt eine intramedulläre Läsion auf Höhe C 2, die durch ein hyper- und
hypointense Anteile in einer »popcornartigen« Struktur charakterisiert ist. In
der transversalen T2-Wichtung in Gradientenechotechnik kommt eine zirkum-
ferente Hypointensität zur Darstellung, die einem Hämosiderinsaum entspricht.
Es handelt sich damit um den typischen Befund eines Kavernoms.

Nicht-traumatische intramedulläre Blutungen (Hämatomyelie) werden vor
allem durch Kavernome des Rückenmarks oder intramedullär gelegene AV-
Malformationen verursacht.

Subarachnoidale spinale Blutungen oder Hämatome können ebenfalls als
Folge einer spinalen Gefäßmalformation auftreten, darüber hinaus bei Gerinnungsstörungen, nach Lumbalpunktion oder Traumen sowie (sehr selten)
idiopathisch.

Spinale subdurale Hämatome sind selten und werden etwa gleich häufig
durch Gerinnungsstörungen oder durch spinale Punktionen verursacht. Sie
können (insbesondere bei spinalen Gefäßmalformationen) auch kombiniert
mit einer spinalen SAB auftreten. Sehr selten sind spontane subdurale Hämatome.

### 3.3.6.2    Therapie

Bei Blutungen, die durch eine Gefäßmalformation verursacht werden, richtet
sich die Therapie auf die Ausschaltung derselben zur Vermeidung einer
erneuten Blutung (z. B. operative Resektion eines intramedullären Kavernoms,
Embolisation und/oder Operation eines Aneurysmas, einer duralen AV-Fistel
oder einer AV-Malformation). Bei spontanen epi- oder subduralen Hämatomen mit spinaler Symptomatik ist in der Regel die operative Entlastung

indiziert. Bei fehlenden neurologischen Symptomen kann jedoch auch ein abwartendes Verhalten gerechtfertigt sein.

## Literatur

Chesshire WP, Santos CC, Massey EW et al. (1996) Spinal cord infarcation: etiology and outcome. Neurology 47:321–330.

Ernst RJ, Gaskill-Shipley M, Tomsick TA et al. (1997) Cervical myelopathy associated with intracranial dural arteriovenous fistula. J Neuroradiol 18:1330–1334.

Lamin S, Bhattacharya JJ (2003) Vascular anatomy of the spinal cord and cord ischaemia. Pract Neurol 3:92–95.

Robertson CE, Brown RD, Wijdicks EFM (2012) Recovery after spinal cord infarcts. Neurology 78:114–121.

Tosi L, Rigoli G, Beltramello A (1996) Fibrocartilaginous embolism of the spinal cord: a clinical and pathogenetic reconsideration. J Neurol Neurosurg Psychiatry 60:55-60

# 3.4 Entzündliche Erkrankungen

*W. Nacimiento, K. Papke*

## 3.4.1 Die akute Querschnittsmyelitis

Der Begriff akute Querschnittsmyelitis war in der Vergangenheit unpräzise, in erster Linie durch das akute Auftreten des Querschnittsyndroms definiert, was zu entsprechenden Unsicherheiten und Verwechslungen geführt, zumal auch nicht entzündliche, insbesondere vaskuläre Pathomechanismen dieser Rubrik zugeordnet wurden. Eine Expertengruppe hat vor wenigen Jahren das Krankheitsbild der akuten Querschnittsmyelitis exakt definiert und diagnostische Kriterien festgelegt, die sich in der klinischen Anwendung bewährt haben.

### 3.4.1.1 Definition

Akute Querschnittsmyelitiden sind pathogenetisch heterogene entzündliche Erkrankungen des Rückenmarks, die zu motorischen, sensiblen und autonomen neurologischen Dysfunktionen führen. Ätiologisch können autoimmunentzündliche und infektiöse Prozesse zugrunde liegen. Bei der idiopathischen akuten Querschnittsmyelitis lässt sich die Ursache labordiagnostisch nicht klären, es wird jedoch ein Autoimmunprozess angenommen.

### 3.4.1.2 Differenzialdiagnosen

In der differenzialdiagnostischen Abgrenzung steht bei akuter oder subakuter Manifestation des Querschnittsyndroms zunächst der Ausschluss oder Nachweis eines raumfordernden spinalen Prozesses im Vordergrund: Eine kern-spintomografische Untersuchung führt zur eindeutigen Abklärung und ist im Hinblick auf die Operationsindikation und die Prognose bei Tumoren dringend indiziert. Bisweilen kann es schwierig sein, eine Myelitis von einem intramedullären (rückenmarkseigenen) Tumor zu unterscheiden. Insbesondere bei klinischer und/oder kernspintomografischer Progredienz der Läsion kann im Hinblick auf die therapeutischen Konsequenzen eine Rückenmarksbiopsie erwogen werden, die prinzipiell mit der nicht unerheblichen Gefahr einer Verschlechterung der klinischen Symptomatik behaftet ist. Die Entscheidung für eine Biopsie bedarf im Einzelfall einer sorgfältigen Risiko-Nutzen-Abwägung.

Das Guillain-Barré-Syndrom (GBS) ist eine akute Polyneuroradikulitis, die mit rasch progredienten, aufsteigenden Paresen und Sensibilitätsstörungen einhergeht; Areflexie und schlaffer Muskeltonus sind weitere Symptome, die den klinischen Eindruck eines spinalen Schocks vermitteln und somit zu einer Verwechslung mit einer akuten Myelitis führen können. Auch elektroneurografische Befunde (erloschene oder rarefizierte F-Wellen, intakte sensible Nervenaktionspotenziale als Ausdruck der supraganglionären Nervenschädigung) können beiden Entitäten zugeordnet werden, ebenso unauffällige Liquorbefunde in den ersten Tagen nach Beginn der klinischen Symptome.

> **Merke**
> Blasen- und Mastdarmstörungen sind bei einer akuten und ausgeprägten Myelitis in der Frühphase regelmäßig vorhanden, während sich diese Funktionsstörungen beim GBS weitaus seltener und erst im späteren Verlauf manifestieren.

Die akute hepatische Porphyrie (AHP) kann ähnlich wie das GBS eine rasch progrediente Polyneuropathie mit schlaffen Paresen verursachen. Abdominelle Schmerzen und psychopathologische Begleitsymptome sind bei der AHP häufig vorhanden und tragen zur differenzialdiagnostischen Abgrenzung bei.

Problematischer gestaltet sich die Abgrenzung zu ischämischen Rückenmarksläsionen. Spinale Ischämien gehen oft mit Rückenschmerzen einher und entwickeln sich meist innerhalb sehr kurzer Zeit; das Maximum der klinischen Symptomatik wird im Allgemeinen in weniger als vier Stunden erreicht. Die Querschnittsmyelitis entwickelt sich in der Regel über einen längeren Zeitraum, wobei die Dynamik wesentlich von der Ursache der Entzündung abhängt.

Zur diagnostischen Erfassung der akuten Querschnittsmyelitis und Abgrenzung von anderen Myelonerkrankungen haben sich im klinischen Alltag folgende Kriterien bewährt:

- Querschnittsyndrom mit eindeutigem sensiblen Niveau und beidseitigen Ausfällen (jedoch nicht unbedingt symmetrisch ausgeprägt).
- Progression der Querschnittsymptome über einen Zeitraum von vier Stunden bis 21 Tage.
- Kernspintomografischer Ausschluss von raumfordernden Prozessen.

• Nachweis einer Entzündung des Rückenmarks durch Liquorbefunde (Pleozytose oder intrathekale IgG-Synthese) oder Gadolinium-Enhancement im MRT; bei initial negativen Befunden werden Verlaufskontrollen zwei bis sieben Tage nach Beginn der Symptomatik empfohlen.

### 3.4.1.3 Ätiologische Zuordnung der akuten Querschnittsmyelitis

Für die Unterscheidung zwischen infektiösen und autoimmunbedingten Myelitiden sind Anamnese und klinische Befunde wegweisend. Auch wenn die akuten oder subakuten Querschnittsymptome deutlich im Vordergrund stehen, gilt es zu berücksichtigen, dass die Myelitis bisweilen nur eine Komponente eines komplexen Krankheitsgeschehens ist, bei der eine eventuell subklinische multilokuläre Beteiligung des Nervensystems und anderer Organe gezielt eruiert werden muss.

**Merke**
Die idiopathische akute Querschnittsmyelitis ist immer eine Ausschlussdiagnose.

Im Folgenden werden ätiologische Entitäten mit typischen klinischen Merkmalen aufgelistet und entsprechende Zusatzuntersuchungen vorgeschlagen, die zur Ursachenabklärung beitragen können. Die spezifischen therapeutischen Konzepte für die verschiedenen infektiösen und autoimmunbedingten Myelitiden können im Rahmen dieses Buches nicht ausführlich dargestellt werden. Deshalb werden für die jeweiligen ätiologischen Rubriken kurze Empfehlungen zur weiteren Vorgehensweise tabellarisch skizziert (▶ Tab. 8, **9, 10 und 11**).

**Tab. 8:** Infektiöse Erkrankungen

| Klinische Zeichen | • Fieber<br>• Meningismus<br>• Hauteffloreszenzen<br>• Begleitende systemische Infektionen<br>• Immunschwäche<br>• Rezidivierende Genitalinfektionen<br>• Symptome der Zoster-Radikulopathie<br>• Lymphknotenvergrößerung<br>• Reiseanamnese (Länder mit endemischen Parasiteninfektionen) |
|---|---|
| **Labordiagnostik** | • *Liquor*:<br>Bakteriologie: Gram-Färbung und Bakterienkultur, ggf. Untersuchung auf säurefeste Stäbchen<br>• *PCR und/oder Serologie*:<br>HSV1/2, HHV6, VZV, CMV, EBV, Enteroviren, HIV, HTLV1, West-Nil-Virus, FSME, Mykobakterien, Borrelien, Lues, Mykoplasmen |

**Tab. 8:** Infektiöse Erkrankungen – Fortsetzung

|  | • *Erregernachweis*: Parasiten, Pilze |
|---|---|
| **Empfehlungen** | Bei positivem Erregernachweis sollte gezielt überprüft werden, ob jeweils typische Beteiligungen des Gehirns, des peripheren Nervensystems oder anderer Organe vorliegen. Bei hinreichendem Verdacht auf eine definierte Infektionserkrankung sollte die Therapie möglichst früh eingesetzt und ggf. modifiziert werden, wenn sämtliche Befunde der Zusatzdiagnostik vorliegen. |

**Tab. 9:** Systemische entzündliche Erkrankungen (Vaskulitis, Kollagenose)

| **Klinische Zeichen** | • Arthritis<br>• Erythema nodosum<br>• Sicca-Syndrom<br>• Photosensitivität<br>• Orale oder genitale Ulzerationen<br>• Serositis<br>• Renale Funktionsstörung<br>• Livedo reticularis<br>• Keratitis<br>• Konjunktivitis<br>• Anämie/Leukopenie/Thrombozytopenie<br>• Raynaud-Phänomen<br>• Arterielle oder venöse Thrombosen in der Vorgeschichte |
|---|---|
| **Labordiagnostik und andere Zusatzuntersuchungen** | • Immunologische Parameter: ACE, ANCA, ANA, DS-DNS-AK; SSA(Ro), SSB (La), SM, RNP-AK, Antiphospholipid-AK<br>• Urinanalyse mit Mikroprotein-Elektrophorese<br>• Thorax-CT<br>• Schirmer-Test |
| **Empfehlungen** | Wenn sich aufgrund der klinischen Symptome und immunologischen Laborparameter eine eindeutige Diagnose aus dem Formenkreis der systemischen entzündlichen Erkrankungen herauskristallisiert (z.B. systemischer Lupus erythematodes, Sjörgen-Syndrom, M. Boeck, M. Behcet), sollte nach anderen jeweils krankheitstypischen Organmanifestationen gefahndet und ein individuelles neurologisch-internistisches Therapiekonzept umgesetzt werden. |

**Tab. 10:** Multiple Sklerose

| | |
|---|---|
| **Klinische Hinweise** | • Anamnese mit MS-typischen Schüben in der Vorgeschichte<br>• Inkomplette Querschnittsyndrome |
| **Zusatzuntersuchungen** | • MRT: Ausdehnung der Myelonherde über maximal 1–2 Segmente und über weniger als 50 % des Myelondurchmessers<br>• Zerebrale Entmarkungsherde<br>• Oligoklonale IgG-Banden im Liquor<br>• Pathologische evozierte Potenziale |
| **Empfehlungen** | Die Therapie richtet sich nach den für die Multiple Sklerose gültigen Leitlinien. Wenn die Rückenmarksbeteiligung deutlich im Vordergrund steht, kann angesichts der Gefahr persistierender Querschnittsyndrome bei Rezidiven die Indikation zur immunmodulatorischen Medikation großzügig gestellt werden, auch wenn für diese spezielle Konstellation keine evidenzbasierten Daten vorliegen. Die akute demyelinisierende Enzephalomyelitis (ADEM) und deren Maximalvariante (hämorrhagische Leukenzephalomyelitis; Hurst) können mit schwerpunktmäßiger Beteiligung des Myelons einhergehen und müssen aufgrund des meist monophasischen Verlaufes sowie MR-tomografischer und liquordiagnostischer Kriterien von der Multiplen Sklerose abgegrenzt werden. Bei deutlich im Vordergrund stehender Myelon- und/oder Opticusbeteiligung sollte die Differenzialdiagnose Neuromyelitis optica (M. Devic) in Betracht gezogen werden. |

**Tab. 11:** Neuromyelitis optica (NMO; M. Devic)

| | |
|---|---|
| **Klinische Hinweise** | • Ausgeprägte Querschnittsyndrome<br>• Opticusneuritis (aktuell oder in der Vorgeschichte) |
| **Zusatzdiagnostik** | • MRT: Längsausdehnung der Myelonherde über mehr als zwei Segmente<br>• Unauffälliges Schädel-MRT<br>• Labor: Aquaporin-Antikörper<br>• Verzögerte visuell evozierte Potenziale |
| **Empfehlungen** | Die NMO ist eine schubförmig verlaufende Autoimmunentzündung des ZNS mit unterschiedlich akzentuierter Beteiligung des N. opticus und des Rückenmarks (Abb. 20). Ohne Behandlung ist die Prognose im Allgemeinen ungünstig; häufig führt die Erkrankung zu bleibenden Querschnittsyndromen und/oder Visusstörungen. Die diagnostische Sensitivität der Aquaporin-Antikörper liegt bei ca. 80 %. |

**Tab. 11:** Neuromyelitis optica (NMO; M. Devic) – Fortsetzung

Wenn die oben genannten typischen klinischen und kernspintomografischen Kriterien der NMO erfüllt sind, kann diese Diagnose auch bei fehlendem Nachweis von Aquaporin-Antikörpern im Serum gestellt werden. Aktuelle Studiendaten (Diener et al. 2012) mit kleinen Patientenzahlen sprechen für eine wirksame Schubprophylaxe der NMO unter einer Medikation mit Glatirameracetat, Rituximab oder Mitoxantron; aber auch Azathioprin und Kortikosteroide haben sich bei dieser Erkrankung als wirksame Immunsuppressiva bewährt.

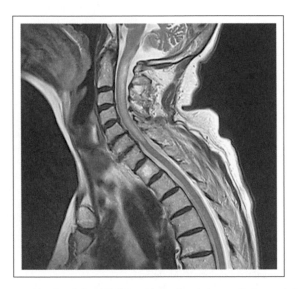

**Abb. 20:** Langstreckige konfluierende Entmarkungsherde im zervikalen und thorakalen Myelon (ohne Schrankenstörung nach i.v.-Gadoliniumgabe). Dieser bildmorphologische Befund erfüllt die Kriterien einer Neuromyelitis optica. Der Verlag dankt Herrn Prof. Hruby für die freundliche Überlassung der Aufnahme.

Die seltene *paraneoplastische Myelitis* erschließt sich aus dem klinischen Kontext mit maligner Tumorerkrankung in der Vorgeschichte oder B-Symptomen, die eine gezielte Tumorsuche sinnvoll erscheinen lassen. Bisweilen handelt es sich aber um einen okkulten Tumor, der sich eventuell nur im Ganzkörper PET-CT erfassen lässt. Bei wenigen Patienten mit paraneoplastischer Myelitis wurden Antikörper gegen Amphiphysin im Serum nachgewiesen; im Verlauf manifestierte sich in diesen Fällen neben dem Querschnittsyndrom ein Stiffperson-Syndrom mit rezidivierenden Muskelspasmen.

Die *postvakzinale Myelitis* spielte früher als schwere Komplikatiom nach Pocken- und Rabiesimpfungen eine gewisse Rolle und wurde auch nach zahlreichen anderen Impfungen beschrieben. Die Besonderheiten der Vakzine-assoziierten Poliomyelitis werden unten ausführlicher erläutert (▶ Kap. 3.4.2.4). Insgesamt ist jedoch die durch Impfung verursachte Myelitis bei den heute verfügbaren Impfstoffen ausgesprochen selten. Die Verdachtsdiagnose resultiert aus dem nahen zeitlichen Zusammenfang zwischen Impfung und Manifestation des Querschnittsyndroms.

Die *idiopathische Querschnittsmyelitis* ist, wie eingangs erwähnt, eine Ausschlussdiagnose, bei der sich keine klinischen oder zusatzdiagnostischen Hinweise auf eine über die Myelitis hinausgehende Läsion feststellen lassen. Dieser Erkrankung liegen wahrscheinlich heterogene Autoimunprozesse mit isolierter Myelonmanifestation zugrunde. Der klinische Verlauf ist sehr variabel und reicht von vollständiger Remission der Symptome bis zu schweren residuellen Querschnittsyndromen. Als Therapieversuch sollte durchaus Prednisolon hochdosiert (1.000 mg/d i. v. über drei Tage) verabreicht werden. Diese Maßnahme ist jedoch nicht evidenzbasiert und nach den vorliegenden, sehr begrenzten Literaturdaten insgesamt wenig effektiv.

### 3.4.1.4    Prognostische Faktoren

Die Prognose einer Myelitis hinsichtlich der klinischen Erholung oder Teilerholung ist im Einzelfall sehr stark abhängig von der zugrunde liegenden Ursache, den spezifischen Behandlungsmöglichkeiten und der Ausdehnung der Entzündung. Bei verfügbarer Therapie spielt aber auch die Latenz von der Manifestation der Symptomatik bis zum Beginn der Behandlung eine Rolle. Ein ausgeprägter und lange anhaltender spinaler Schock spricht für eine ungünstige Prognose mit persistierendem Querschnittsyndrom. Das Ausmaß der Myelongewebsschädigung korreliert häufig mit dem Pathomechanismus der Entzündung, lässt sich aber auch kernspintomografisch recht gut abschätzen. Demnach ist die longitudinal ausgedehnte Querschnittsmyelitis bei der NMO mit einer weitaus schlechteren Prognose behaftet als die akute partielle Querschnittsmyelitis bei der Multiplen Sklerose oder der idiopathischen Myelitis. Als laborchemische Marker mit prognostischer Aussagekraft haben sich die neuronalen Zytoskelettproteine 14-3-3 und NSE erwiesen; Hohe Konzentrationen dieser Proteine im Liquor sprechen für einen erheblichen neuronalen Schaden mit entsprechend ungünstiger Prognose.

### 3.4.2    Besondere Formen der Myelitis

Aus der Vielzahl der infektiös- und autoimmun bedingten Formen der Myelitiden sollen im folgendem einige Entitäten näher erläutert werden, die sich dadurch auszeichnen, dass sie nur durch besonders sorgfältige Berücksichtigung anamnestischer und klinischer Details erfassbar sind. Die zusammenfassende Darstellung dieser seltenen akuten, subakuten und chronischen Myelitiden soll zur frühzeitigen Identifizierung und somit zur Wahrnehmung der therapeutischen Chancen beitragen.

### 3.4.2.1 Die Varizella-Zoster-Virus-assoziierte Myelitis

Das Varizella-Zoster-Virus (VZV) gehört zur Gruppe der Herpesviren. Diese Erreger persistieren in den pseudounipolaren Neuronen der Spinalganglien; sie gelangen nach Aktivierung (häufig im zeitlichen Zusammenhang mit einer Immunschwäche) über den axonalen Transport der peripheren Nervenfasern bis zur Haut, wo sie die typischen Hauteffloreszenzen verursachen, die häufig mit neuropathischen Schmerzen einhergehen. Letztere können sich als postherpetische Neuralgien auch lange nach Abheilung der Effloreszenzen manifestieren. Parallel oder völlig unabhängig von diesen typischen Hauterscheinungen können aktivierte VZV über die Dorsalwurzelaxone der Spinalganglien in das Rückenmark gelangen und eine zunächst monosegmentale (später multisegmentale) Myelitis mit entsprechendem Querschnittsyndrom verursachen. Bei gleichzeitiger Manifestation mit den typischen Hauteffloreszenzen ist die VZV-Myelitis einfach zu diagnostizieren. Bei fehlenden Hautveränderungen muss diese Differenzialdiagnose berücksichtigt und durch gezielte Erregerdiagnostik (PCR und spezifische Antikörper im Liquor) überprüft werden. Lymphozytäre Pleozytose, mäßiggradige Eiweißerhöhung und oligoklonale IgG-Banden sind weitere unspezifische Liquorveränderungen bei dieser Form der Myelitis. Angesichts der therapeutischen Konsequenzen ist es besonders wichtig, die Differenzialdiagnose einer VZV-assoziierten Myelitis frühzeitig in Betracht zu ziehen: Unter einer intravenösen Therapie mit Aciclovir ($3 \times 10$ mg/kg KG über 14 Tage) kann der entzündliche Prozess im Rückenmark eingedämmt und die klinische Prognose maßgeblich verbessert werden. Bei Vorliegen einer VZV-assoziierten Myelitis sollte stets nach einer Immuninsuffizienz gefahndet werden (Tumorsuche und HIV-Test).

### 3.4.2.2 Die Herpes-simplex-Virus (HSV)-assoziierte dorsale Radikulomyelitis

Patienten mit rezidivierendem Herpes simplex genitalis (meist HSV Typ2) leiden an den Folgen einer Viruspersistenz in den lumbosakralen Spinalganglienzellen: Nach Aktivierung werden die Herpes simplex-Viren (HSV) über die peripheren Axone bis zur Haut im Anogenitalbereich transportiert, wo sie die typischen schmerzhaften Bläschen verursachen. In seltenen Fällen (durch Immunschwäche begünstigt) erfolgt der der HSV-Transport über die Axone der Spinalganglien in die Dorsalwurzeln und in die Hinterstränge des Myelons. Dadurch entsteht eine Radikulomyelitis, die in der Frühphase eine bisweilen massive Deafferentierung der Beine verursacht, die mit Areflexie und extrem ausgeprägter sensibler Ataxie einhergeht, die bei oberflächlicher Betrachtung eine Paraplegie vortäuschen kann. Detrusorareflexie mit Überlaufblase und schlaffer Sphinktertonus sind weitere Begleitsymptome. Deshalb imponiert das Krankheitsbild auf den ersten Blick wie ein komplettes thorakolumbales Querschnittsyndrom in der Phase des spinalen Schocks. Bei genauerer Untersuchung zeigt sich jedoch, dass die Patienten unter visueller Kontrolle die Beine bewegen können.

In unbehandelten Fällen kann sich innerhalb weniger Tage eine schwere ne-krotisierende Panmyelitis entwickeln, die sich langstreckig auf die Vorder- und Seitenstränge sowie auf die graue Substanz ausdehnt. In diesem Stadium ist die Prognose ausgesprochen ungünstig. Deshalb gilt es, die o. gen. Symptome der HSV-assoziierten dorsalen Radikulomyelitis frühzeitig zu erkennen bzw. rich-tig zu deuten und sofort eine intravenöse Medikation mit Aciclovir ($3 \times 10$ mg/ KG über 14 Tage) einzuleiten, um den entzündlichen Prozess einzudämmen und eine Progredienz zu verhindern. Die Diagnose wird durch Liquoruntersu-chungen bestätigt, wobei die HSV-PCR initial häufig positiv ist, während die spezifischen Antikörper (positiver ASI) nach einigen Tagen nachweisbar sind. Lymphozytäre Pleozytose, mäßiggradige Eiweißerhöhung und oligoklonale IgG-Banden sind weitere unspezifische Liquorveränderungen, die bei der HSV-assoziierten dorsalen Radikulomyelitis zu verzeichnen sind. Kernspintomo-grafisch kann in der Frühphase dieser Myelitis ein charakteristisches Enhan-cement in den Hintersträngen und im dorsalen Bereich der Kauda equina zur Bestätigung der Diagnose beitragen. Bei dieser Form der Myelitis sollte stets nach einer Immuninsuffizienz gefahndet werden (Tumorsuche und HIV-Test).

### 3.4.2.3 HTL-Virus-1-assoziierte Myelopathie

Die HTL-Virus-1-assoziierte Myelopathie (HAM) ist eine durch neurotrope Retroviren verursachte Rückenmarksentzündung, die sich vorzugsweise ent-lang der Pyramidenbahnen auf thorakalem Niveau manifestiert und mit gering ausgeprägten lymphozytären Infiltraten einhergeht. Dementsprechend führt die HAM zu einer spastischen Paraparese, die über viele Jahre langsam voranschreitet. Varianten dieser Erkrankung mit zusätzlicher Beteiligung an-derer Strukturen (Hinterstränge, spinale Wurzeln, Vorderhornzellen oder Hirnnnerven) sind beschrieben worden.

Die HTLV-Übertragung erfolgt über Sexualkontakte, kontaminierte Blut-transfusionen oder i. v.-Drogenkonsum. Die HAM gehört in Endemiegebieten (Karibik sowie Teilen Südamerikas und Japans) zu den häufigsten neurologi-schen Erkrankungen. In Europa wird die HAM differenzialdiagnostisch kaum in Betracht gezogen und deshalb (wahrscheinlich) gelegentlich als amyotrophi-sche Lateralsklerose (ALS) oder spastische Spinalparalyse fehldiagnostiziert. Da etwa 95 % der HTLV1-infizierten Menschen keinerlei Krankheitssymp-tome aufweisen, ist die gezielte Anamnese wegweisend: Wenn typische Symp-tome vorliegen und ein (meist asymptomatischer) Sexualpartner aus einem der o. g. Ländern eruiert werden kann, sollte eine entsprechende Erregerdia-gnostik (HTLV-PCR und -Serologie) veranlasst werden. In den letzten Jah-ren konnte gezeigt werden, dass der klinische Verlauf der HAM unter einer dauerhaften Therapie mit Interferon-beta 1b oder Interferon-alpha günstig beeinflusst und die Progredienz aufgehalten wird.

### 3.4.2.4 Poliomyelitis

Poliomyelitis ist eine übergeordnete Bezeichnung für Entzündungen in der grauen Substanz des Rückenmarks (aus dem Griechischen *polios*=grau). In erster Linie handelt es sich dabei um die Poliomyelitis acuta anterior, die durch Enteroviren (Polio Typ 1–3) verursacht wird. Die fäkal-orale Infektion verläuft meist asymptomatisch; in einem geringen Prozentsatz manifestiert sich nach einer Inkubationszeit von etwa zwei Wochen ein zweiphasiger Krankheitsverlauf mit initialem Fieber und nachfolgenden asymmetrischen schlaffen und im Verlauf atrophischen Paresen der Extremitäten und des Rumpfes. Die Histopathologie ist durch multilokuläre entzündliche Veränderungen im Vorderhorn der grauen Substanz mit konsekutivem Untergang von Motoneuronen charakterisiert.

Umfassende Impfaktionen haben in den letzten 30 bis 40 Jahren zu einer weitgehenden Eradikation der Poliomyelitis acuta anterior in den Industrieländern geführt. Da die Erkrankung in einigen Entwicklungsländern noch vorkommt, sollte sie bei nicht immunisierten Patienten mit typischen klinischen Symptomen und entsprechender Reiseanamnese in Betracht gezogen werden.

In seltenen Fällen kommt es im Zusammenhang mit der Polio-Schluckimpfung, bei der lebende Viren verwendet werden, zur Vakzine-assoziierten Poliomyelitis (VAP). In Industrieländern ist diese Form der Poliomyelitis seit dem Verbot der oralen Impfung und der Einführung der parenteralen Impfung mit abgetöteten Viren (vor etwa 14 Jahren) nicht mehr vorgekommen. Die VAP ist jedoch noch ein Problem in Entwicklungsländern; hier kommt in aktuellen Impfkampagnen die preisgünstige Schluckimpfung zum Einsatz. Die weltweite Eradikation der Poliomyelitis ist ein noch unerreichtes Ziel.

Andere Erreger, die zu einer Myelitis mit vorwiegender Beteiligung der grauen Substanz (▶ Abb. 21) und somit zum klinischen Bild der »Poliomyelitis« führen können, sind Mykoplasmen, Borrelien, FSME-Viren und Westnil-Viren (WNV). Diese seltenen Formen der Poliomyelitis sollten bei einer akuten Vorderhornerkrankung differenzialdiagnostisch in Betracht gezogen werden. Anamnestische und klinische Hinweise können zur Diagnosefindung beitragen (z. B. Zeckenbiss bei FSME und Borreliose, Reiseannamnese bei WNV, Begleitpneumonie bei Mykoplasmen). Die weitere Abklärung erfordert gezielte Erregeruntersuchungen (spezifische Antikörper und PCR) im Serum und im Liquor.

### 3.4.2.5    Hämorrhagische Leukenzephalomyelitis (Hurst)

Diese autoimmunvermittelte ZNS-Entzündung gilt als Maximalvariante der akuten disseminierten Enzephalomyelitis (ADEM) und manifestiert sich meist primär mit zerebralen Herdsymptomen. Im Verlauf dieser rasch progredienten Erkrankung können nach wenigen Tagen im Rahmen der Myelonbeteiligung variable Querschnittsyndrome auftreten. Selten kann bei initialer spinaler Manifestation der Entzündung eine primäre akute Querschnittsymptomatik im Vordergrund stehen. Kernspintomografisch finden sich langstreckige konfluierende Myelonläsionen mit einzelnen hämorrhagischen Komponenten. Zur Diagnosesicherung ist eine Biopsie erforderlich, die bei dem foudroyanten Verlauf kaum in Betracht gezogen wird. Die bisher beschriebenen Fälle

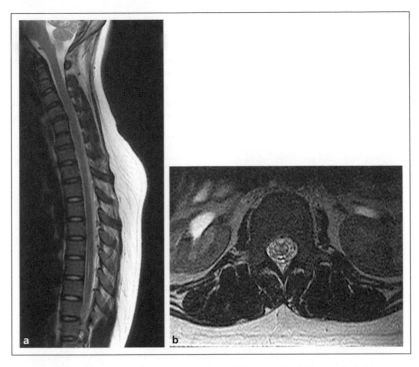

**Abb. 21:** Konusmyelitis mit überwiegender Beteiligung der Vorderhörner bei einem 10-jährigen Mädchen. Innerhalb weniger Tage war es zu einer schlaffen Paraparese sowie Blasen- und Mastdarmlähmung gekommen. Der Auslöser der Myelitis war nicht zu eruieren, so dass letzlich eine idiopathische akute Querschnittsmyelitis diagnostiziert wurde. Im Verlauf kam es zu einer Defektheilung mit persistierender Fußheberparese rechts und Harnblasenteilinkontinenz. Nebenbefundlich bestand eine angeborene teilweise Blockwirbelbildung von HWK 5 und 6.

wurden post mortem diagnostiziert; das histologische Bild ist durch perivaskuläre granulozytäre Infiltrate, Parenchymnekrosen und Mikroblutungen charakterisiert. Trotz der ausgesprochen ungünstigen Prognose der hämorrhagischen Leukenzephalomyelitis gelingt es bisweilen, den malignen Verlauf durch hoch dosierte Kortikoid-Therapie aufzuhalten; evidenzbasierte Therapieempfehlungen existieren nicht.

### 3.4.3 Rückenmarksbeteiligung bei entzündlichen Erkrankungen der Wirbelsäule (Spondylodiszitis und Spondylitis)

Die unspezifische Spondylodiszitis ist eine Entzündung des Bandscheibenfaches und der angrenzenden Wirbelkörperstrukturen. Der Infektionsweg ist meist hämatogen, wobei am häufigsten Staphylokokken als Erreger verantwortlich sind, gefolgt von gramnegativen Bakterien und Streptokokken. Der primäre Erregerstreuherd ist hierbei – abgesehen von iatrogenen Ursachen – oft nicht mehr zu eruieren. Wesentlich seltener kommt es zur exogenen Infektion des Bandscheibenfachs, zum Beispiel durch Bandscheibenoperationen oder durch wirbelsäulennahe Injektionen oder Infiltrationen.

Die Spondylitis ist das Pendant der Osteomyelitis an der Wirbelsäule mit primärer hämatogener Infektion des Wirbelkörpers. Häufiger als die primäre

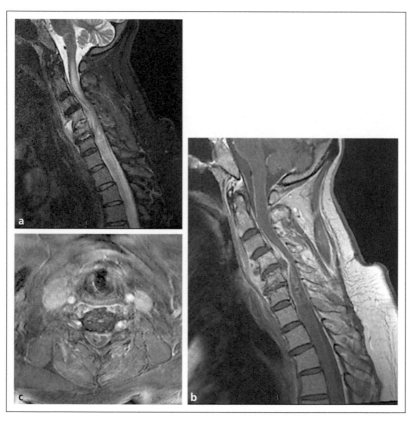

**Abb. 22 a–c:** Ausgedehnter Befund einer Spondylodiszitis ausgehend vom Segment HWK 4/5 mit prävertebralem und epiduralem Abszess, der das Myelon erheblich komprimiert.

Die langstreckige Signalanhebung des Myelons **(a)** ist in diesem Fall jedoch nicht nur durch die komprimierede Wirkung des epiduralen Abszesses bedingt, sondern auch durch eine Fortleitung der Entzündung auf das Myelon. Dies wird durch die intramedulläre Kontrastmittelanreicherung in der sagittalen **(b)** und transversalen **(c)** T1-gewichteten Darstellung nach Gd-Gabe deutlich.

Spondylodiszitis wird die Spondylitis als spezifische Infektion durch Myobacterium tuberculosis verursacht.

Da zum Zeitpunkt der Diagnosestellung oft bereits entzündliche Veränderungen sowohl im Bereich der Bandscheibe als auch in den angrenzenden Wirbelkörpern zu finden sind, lässt sich der Ausgangspunkt der Infektion häufig nicht mehr nachweisen, so dass Überlappungen zwischen den Begriffen Spondylitis und Spondylodiszitis bestehen.

Die Diagnose einer Spondylodiszitis oder Spondylitis wird oft erst verzögert gestellt, da die initiale Symptomatik (insbesondere Lumbalgie) unspezifisch sein kann und den Verdacht zunächst auf eine degenerative Wirbelsäulenerkrankung lenkt. Typisch für die Spondylodiszitis sind dabei insbesondere Klopfschmerz und Stauchungsschmerz. Insbesondere das zusätzliche Auftreten allgemeiner Krankheitssymptome sowie entzündlicher Laborparameter (typisch: Beschleunigung der BSG und CRP-Erhöhung, *nicht* obligat dagegen Leukozytose) sollte frühzeitig an eine Spondylodiszitis denken lassen und eine entsprechende Bildgebung initiieren. Methode der Wahl ist hierfür die MRT, die zum einen die größte Sensitivität für frühe morphologische Veränderungen hat, und die zum anderen am genauesten in der Lage ist, eine Ausbreitung des entzündlichen Prozesses in den paravertebralen Raum und den Spinalkanal darzustellen.

Das Myelon wird bei der Spondylodiszitis vor allem durch die raumfordernde Wirkung des entzündlichen Prozesses auf den Spinalkanal in Mitleidenschaft gezogen, insbesondere wenn sich ein epiduraler Abszess entwickelt. Darüber hinaus kann es auch durch eine Fortleitung des entzündlichen Prozesses entweder per continuitatem oder lokal vaskulär vermittelt zu einer Beteiligung des Myelons kommen (▶ Abb. 22).

Die Therapie der Wahl besteht (insbesondere im Fall spinaler Komplikationen) in der sofortigen Operation mit Ausräumung des Entzündungsherdes, Dekompression des Spinalkanals und Stabilisierung des betroffenen Wirbelsäulenabschnitts (entweder ein- oder zweizeitig). Obligat ist eine Antibiotikatherapie, die zunächst mit Clindamycin eingeleitet und nach evtl. Erregernachweis mit Resistogramm angepasst und über sechs Wochen bis drei Monate fortgeführt werden sollte.

## Literatur

Bourre B, Zéphir H, Ongagna JC et al. (2012) Long-term Follow-up of acute partial transverse Myelitis. Arch Neurol 69(3)357–362.

Diener HC, Weimar C (2012) Leitlinien für Diagnostik und Therapie in der Neurologie. Hrsg. Von der Kommission der Leitlinien der Deutschen Gesellschaft für Neurologie. Kapitel 31: Diagnose und Therapie der Multiplen Sklerose. Stuttgart. Thieme

Gajofatto A, Monaco S, Fiorini M et al. (2010) Assessment of outcome predictors in first-episode acute Myelitis. Arch Neurol 67(6).

Kerr DA, Ayetey H (2002) Immunepathogenesis of acute transverse myelitis. Curr Opin Neurol 15:339–347.

Khan IA, Vaccaro AR, Zlotolow DA (1999) Management of the vertebral diskitis and osteomyelitis. Orthopedics 22:758–765.

Palace J (2011) Acute disseminated encephalomyelitis and its place amongst other acute inflammatory demyelinating CNS disorders. J Neurol Sci 306:188–191.

Pittock SJ, Lucchinetti CF (Inflammatory transverse Myelitis: evolving concepts. Curr Opin Neurol 19:362–368.

Roos KL (2004) West Nile encephalitis and myelitis. Curr Opin Neurol 17:343–345.

## 3.5    Metabolische und toxische Erkrankungen

*W. Nacimiento, K. Papke*

### 3.5.1    Funikuläre Myelose bei Vitamin B12-Mangel

Der Vitamin $B_{12}$-Mangel entwickelt sich (meist im höheren Lebensalter) durch Resorptionsstörungen im Rahmen einer Autoimmunpathologie, die mit atrophischer Gastritis und Autoantikörpern gegen Intrinsic-Faktor und Parietalzellen einhergeht. Weitere mögliche Ursachen des Vitamin $B_{12}$-Mangels sind Magenteilresektion oder entzündliche Erkrankungen des terminalen Ileums, selten auch Bandwurminfektionen. Bisweilen wird Jahre oder Jahrzehnte nach einer Magenteilresektion die dauerhaft notwendige parenterale Vitamin $B_{12}$-Substitution vergessen oder bei punktuell unauffälligem Serumspiegel eingestellt.

Neurologische und/oder hämatologische Folgen des Vitamin $B_{12}$-Mangels entstehen allmählich, wenn die Speicherreserven in der Leber aufgebraucht sind. Die typische makrozytäre Anämie (Perniziosa) kann jedoch selbst bei ausgeprägter neurologisch-psychiatrischer klinischer Manifestation des Vitamin $B_{12}$-Mangels komplett fehlen.

Die funikuläre Myelose wird durch eine vorwiegend demyelinisierende Schädigung der Hinterstränge verursacht; die Vorderseitenstränge können in geringerem Ausmaß mit betroffen sein. Häufig kommt auch eine Polyneuropathie hinzu. Dementsprechend sind die afferente Ataxie und sensible Ausfälle (vorwiegend für Hinterstrangqualitäten) führende Symptome der funikulären Myelose. Bei fortgeschrittenen Formen sind auch zentrale und/oder periphere Paresen möglich.

Als Folge des Vitamin $B_{12}$-Mangels können in sehr variabler Ausprägung metabolisch bedingte Affektionen der Nn. optici mit entsprechenden Visusstörungen sowie kognitive Defizite, die unbehandelt eine Demenz einmünden, auftreten. Depressive Verstimmungen sind dabei häufig zu beobachten.

Der klinische manifeste Vitamin $B_{12}$-Mangel geht mit pathologischen Befunden in den elektrophysiologischen Untersuchungen (SEP, Neurografie, MEP) einher.

Die funikuläre Myelose lässt sich anhand der Anamnese, der klinischen Symptome und der elektrophysiologischen Befunde und durch den meist deutlich reduzierten Vitamin $B_{12}$-Serumspiegel (< 100 pg/ml) diagnostizieren. Diagnostisch hilfreich und geradezu pathognomonisch für die funikuläre Myelose ist der kernspintomografische Nachweis einer langstreckigen Signalhyperintensität der Hinterstränge in der T2-Wichtung (► Abb. 23).

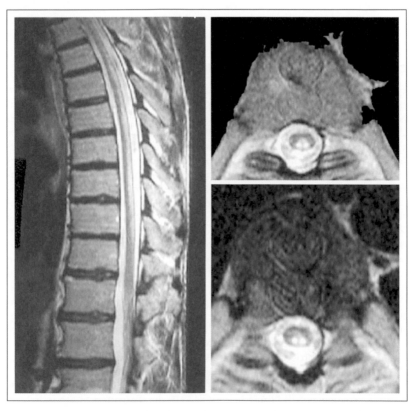

**Abb. 23:** Funikuläre Myelose. Die sagittale Darstellung des Myelons in der T2-Wichtung zeigt eine langstreckige, dorsal im Rückenmark liegende Signalanhebung. Diese läßt sich in der transversalen Schichtführung den Hintersträngen zuordnen. Dieser Befund ist pathognomonisch für die funikuläre Myelose.

Durch konsequente parenterale Vitamin $B_{12}$-Substitution (1 mg/d über sechs Tage; anschließend 1mal wöchentlich über einen Monat, danach dauerhaft alle vier bis sechs Wochen) kann in noch nicht fortgeschrittenen Stadien eine eindrucksvolle Remission der klinischen Symptomatik erzielt werden. Entscheidend ist die lebenslange parenterale Substitution.

Selten werden die klinischen Symptome und kernspintomografischen Merkmale der funikulären Myelose bei normalem Vitamin $B_{12}$-Serumspiegel beobachtet. Dabei kann es sich um einen intrazellulären Vitamin $B_{12}$-Mangel, der durch eine Funktionsstörung des transmembranösen Cobalamin-Transportes bedingt und mit pathologischen Homocystein- und Methylmalon-Serumpiegeln assoziiert ist. Hochdosierte Gaben von Vitamin $B_{12}$ (parenteral) und Kortikoiden können in solchen Fällen zu einer klinischen Besserung beitragen.

Krankheitsbilder, die der funikulären Myelose ähneln, können auch bei Folsäuremangel auftreten und bedürfen einer konsequenten Substitution.

### 3.5.2 Myelopathie bei Kupferstoffwechselstörung

Eine bisher wenig bekannte Differenzialdiagnose zur funikulären Myelose ist die Kupfermangel-assoziierte Myelopathie. Kupfer kommt als essenzielles Spurenelement in allen Geweben vor und erfüllt in der Struktur und Funktion des zentralen Nervensystems eine besondere Bedeutung, u. a. als wichtiger Co-Faktor der mitochondrialen Atmungskette und der Dopamin-Beta-Hydroxylase. Sowohl Kupfermangel als auch positive Kupferbilanz (z. B. M. Wilson) sind für die Menschen schädlich; in beiden Fällen kommt es zu oxidativen intrazellulären Schädigungen. Der Kupfermangel führt u. a. zu einer Poesestörung aller drei Blutzellreihen; dabei steht die Anämie im Vordergrund. Häufige Ursachen des Kupfermangels sind mangelnde Kupferresorptionen bei Zustand nach Magen- und/oder Darmoperation oder ein Malabsorptionssyndrom ohne ersichtlichen Grund. Bisweilen führt eine übermäßige therapeutische Zinkeinnahme zu einem Kupferdefizit, da die Kupfer- und Zinkresektion kompetitiv erfolgt. In seltenen Fällen ist der Kupfermangel auf Malnutrition zurückzuführen.

Leitsymptome der Myelopathie bei Kupferstoffwechselstörung sind Ataxie und Symptome des ersten Motoneurons. Die mittlere Dauer dieser seltenen Erkrankung bis zur Diagnosestellung beträgt ca. zwei Jahre. Die in der Literatur beschriebenen Fälle einer Myelopathie durch Kupfermangel beginnen mit einer progredienten Gangstörung, die durch sensible Ataxie bedingt ist. Im weiteren Verlauf manifestiert sich eine Para- oder Tetraparese. Selbst bei ausgeprägter neurologischer Symptomatik zeigt sich meist ein unauffälliges spinales MRT; nur bei etwa 38 % der Patienten findet sich MR-tomografisch eine Signalhyperintensität der Hinterstränge in der T2-Wichtung. Bei etwa der Hälfte der mit Kupfermangel assoziierten Myelopathien entwickelt sich auch eine vorwiegend axonal betonte Polyneuropathie mit entsprechenden pathologischen Veränderungen in der Elektroneuro- und -myografie.

Labordiagnostisch wegweisend sind in begründeten Verdachtsfällen die erniedrige Kupfer- und Coeruloplasminkonzentration im Serum, die verminderte Kupferausscheidung im 24-Stunden-Urin und die erhöhte Zinkkonzentration im Serum.

Die Behandlung besteht in einer oralen Kupfersubstitution (2 mg/d). Die regelmäßige Kontrolle von Kupfer und Coeruloplasmin im Serum sowie die Kontrolle des Blutbildes und auch des klinischen Verlaufes sind dabei obligat. Durch diese Therapie kann eine weitere klinische Verschlechterung verhindert werden. Signalanhebungen der Hinterstränge in der T2-gewichteten MRT, sofern vorhanden, können sich wieder komplett zurückbilden. Der Rückgang der neurologischen Symptome ist in den beschriebenen Fällen jedoch variabel. Die begleitenden Blutbildveränderungen (Anämie und Leukopenie) sind unter der Kupfersubstitution meist vollständig reversibel.

Insgesamt erscheint die durch Kupfermangel bedingte Myelopathie bisher weitgehend unterdiagnostiziert zu sein. Sie ist eine wichtige Differenzialdiagnose der durch Vitamin $B_{12}$-Mangel bedingten funikulären Myelosen, insbesondere wenn anamnestisch Malabsorptions-Syndrome oder Magen-/Dünndarmteilresektionen bekannt sind. Da die Substitution einfach ist und ein später Behandlungsbeginn mit irreversiblen Schäden einher gehen kann, ist die frühzeitige Feststellung eines Kupfermangels von essenzieller Bedeutung.

### 3.5.3    Hepatische Myelopathie

Bei fortgeschrittener Leberzirrhose wurden metabolische Myelopathien mit subakuten Para- oder Tetraparesen beschrieben. Meist dominiert in solchen Fällen die hepatische Enzephalopathie, so dass die spinale Symptomatik zumindest teilweise maskiert wird. In der Pathophysiologie der hepatischen Enzephalomyelopathie spielt die Aktivierung von Benzodiazepinrezeptoren durch toxische Metaboliten eine wichtige Rolle; deshalb lassen sich die Symptome durch Flumazenil für kurze Zeit partiell antagonisieren. Dieser medikamentöse Test kann in Zweifelsfällen zur Diagnosesicherung herangezogen werden.

### 3.5.4    Adrenoleukomyeloneuropathie

Die X-chromosomal vererbte Adrenoleukodystrophie (ALD) ist eine lysosomale Speicherkrankheit, bei der überlangkettige Fettsäuren enzymatisch nicht abgebaut werden und intrazellulär vorwiegend im Nervengewebe und in den Nebennieren akkumulieren. Die zerebrale Variante manifestiert sich als Leukodystrophie in der frühen Kindheit mit kognitiven Defiziten, motorischen Störungen und zerebralen Anfällen; im späteren Verlauf kommen Symptome der Nebenniereninsuffizienz hinzu.

Die Adrenoleukomyeloneuropathie ist die seltenere Variante der ALD, die sich im Erwachsenenalter manifestiert. Histopathologisch ist diese spinale Form der ALD durch Entzündungsprozesse und Degeneration der langen Bahnen charakterisiert; die für die zerebrale ALD-typischen Demyelinisierungen fehlen. Klinisch steht eine über Jahre langsam progrediente spastische Paraparese mit Blasen- und Mastdarmstörungen im Vordergrund. Zusätzlich entwickeln sich Symptome der Nebenniereninsuffizienz (insbesondere Elektrolytstörungen und Pigmentierungen), die teilweise mit Übelkeit und Erbrechen einhergehen. Sensible Ausfälle für Hinterstrangqualitäten und polyneuropathische Symptome können im Verlauf hinzukommen. Bei etwa 50 % der Patienten mit dieser spinalen Variante der ALD kommt es nach mehreren Jahren zu zerebralen Symptomen. Die weiblichen Konduktorinnen dieser Erkrankung entwickeln blande klinische Symptome, die aufgrund kernspintomografischer und elektrophysiologischer Befunde bisweilen als spinale Manifestation einer Enzephalomyelitis disseminata fehlgedeutet werden. Diagnostisch wegweisend ist der Nachweis überlangkettiger Fettsäuren im Serum. Die Behandlung konzentriert sich auf symptomatische Maßnahmen (Physiotherapie, antispastische Medikation), Substitution der Nebennierensuffizienz und diätetische Anpassungen.

### 3.5.5   Toxische Myelopathien

Toxische Myelopathien können bei massivem Alkoholabusus auftreten, gehen aber meist mit Enzephalopathien und/oder Polyneuropathien einher und sind deshalb klinisch schwer abgrenzbar.

Lathyrismus und Konzo sind toxische Myelopathien, die vorwiegend in tropischen Ländern nach Verzehr von pflanzlichen Extrakten beschrieben wurden und mit Symptomen des ersten und zweiten Motoneurons einhergehen.

### Literatur

Turner MR, Talbot K (2009) Functional vitamin B12 deficiency. Pract Neurol 9:37–41.

## 3.6   Neurodegenerative Erkrankungen

*W. Nacimiento*

### 3.6.1   Amyotrophische Lateralsklerose

Die amyotrophische Lateralsklerose (ALS) gehört mit einer Inzidenz von 5/100.000 Einwohner zu den relativ häufigen neurodegenerativen Erkrankungen. Die histopathologischen Veränderungen sind durch selektive Degeneration kortikaler und spinaler Motoneurone (erstes und zweites Motoneuron) charakterisiert. Eine einheitliche Ätiopathogenese konnte nicht nachgewiesen werden; autoimmunologische, infektiöse, toxische und paraneoplastische Mechanismen wurden in den vergangenen Jahrzehnten kontrovers diskutiert. Bei wenigen ALS-Patienten spielt eine genetische Prädisposition eine Rolle. Ein Teil dieser hereditären ALS-Formen wird durch eine autosomal dominant vererbte Mutation des Kupfer/Zink-Superoxiddismutase-Gens (SOD1) im Chromosom 21 verursacht.

#### 3.6.1.1   Pathogenese und Symptomatik

Die klinische Symptomatik variiert in Abhängigkeit von der jeweiligen Beteiligung des ersten und zweiten Motoneurons: Der Untergang spinaler

Motoneurone führt zu atrophischen Paresen, die mit Faszikulationen einhergehen und in der initialen Phase der Erkrankung häufig asymmetrisch und distal betont an den Extremitäten auftreten, während die Rumpfmuskulatur meist in späteren Stadien betroffen ist. Durch die Beteiligung kranialer Motoneurone kommt es u. a. zu progredienten Schluck- und Sprechstörungen; klinisch imponiert eine atrophische Zungenparese mit Faszikulationen. Die voranschreitende Lähmung der Atemmuskulatur führt zum Tode der Patienten. Von der Degeneration ausgespart bleiben die Motoneurone der Augenmuskelnerven und die in sakralen Segmenten lokalisierten motorischen Nervenzellen, die die quergestreiften Mm. sphincter urethrae et ani innervieren. Okulomotorikstörungen und Inkontinenz sind deshalb auch bei fortgeschrittener ALS nicht zu verzeichnen.

Die Degeneration des ersten Motoneurons manifestiert sich klinisch in erster Linie durch lebhafte Reflexe, die in der Kombination mit den atrophischen Paresen einen auffälligen Kontrast bilden. Pyramidenbahnzeichen und spastische Muskeltonuserhöhung sind bei der ALS eher selten, denn diese Phänomene werden durch die Degeneration der spinalen Motoneurone »ausgelöscht«.

Die Degeneration kortikonukleärer Projektionen zu den kranialen Motoneuronen im Hirnstamm verursacht die charakteristische pseudobulbäre Komponente, die zur Entstehung der Dysarthrie und Dysphagie beiträgt.

Die Beteiligung des ersten und zweiten Motoneurons kann im Verlauf der Erkrankung unterschiedlich akzentuiert in Erscheinung treten, ebenso variabel sind spinale, bulbäre und pseudobulbäre Manifestationen der ALS. Allerdings sind in der terminalen Phase der ALS die Symptome des ersten Motoneurons häufig aufgrund der fortgeschrittenen Degeneration der spinalen Motoneurone klinisch nicht mehr identifizierbar. Nur sehr selten kristallisiert sich bei (fast) ausschließlicher Beteiligung des ersten Motoneurons das klinische Bild der primären Lateralsklerose heraus. Kognitive Störungen können – entgegen früherer Auffassung – im Verlauf der Erkrankung hinzukommen und selten das Ausmaß einer fronto-temporalen Demenz erreichen.

Die elektromyografischen Untersuchungen zeigen floride Denervierungsaktivität und chronisch neurogene Veränderungen, die sich im Verlauf an den Extremitäten und am Rumpf ubiquitär ausbreiten.

### 3.6.1.2 Differenzialdiagnosen

Die spondylogene zervikale Myelopathie kann bei atrophischen Paresen der oberen Extremitäten und Paraspastik mit der ALS verwechselt werden. Insbesondere wenn bulbäre Symptome fehlen, sollte eine Kernspintomografie der HWS zum Ausschluss einer Myelonläsion durchgeführt werden. Bei der Kombination aus zervikaler und lumbaler Spinalkanalstenose entsteht durch Kompression des Halsmarkes und der Cauda equina ein Syndrom, das klinisch und elektromyografisch sehr leicht mit einer ALS verwechselt werden kann, vor allem wenn die zentralen und peripheren motorischen Ausfälle im Vordergrund stehen.

Ein ALS-ähnliches Syndrom kann auch durch die HTLV1-assoziierte Myelopathie (HAM) hervorgerufen werden; die Frage nach einer möglichen Infektionsquelle (▶Kap. 3.4.2.3) sollte vor allem bei jüngeren Patienten mit Verdacht auf ALS (Amyotrophische Lateralsklerose) in der Anamneseerhebung berücksichtigt werden. Bei entsprechenden Hinweisen auf eine mögliche HAM ist eine Erregerdiagnostik (HTLV1-PCR und ASI) indiziert.

Motorische Polyneuropathien vom vorwiegend axonalen Schädigungstyp können klinisch und elektrophysiologisch eine ALS mit schwerpunktmäßiger Beteiligung des zweiten Motoneurons vortäuschen, zumal bei fehlender oder geringer Demyelinisierung der peripheren Nervenfasern die Muskeleigenreflexe recht gut erhalten bleiben und mit atrophischen Paresen kontrastieren. Im Verlauf kommt es jedoch bei schweren Polyneuropathien meist zu einer sekundären Entmarkung mit entsprechender Verlangsamung der Nervenleitgeschwindigkeiten und auch zur Beteiligung sensibler Nervenfasern.

### 3.6.1.3 Prognose

Die durchschnittliche Überlebenszeit beträgt bei der ALS ca. drei bis vier Jahre. Angesichts der infausten Prognose sind die Fortschritte in der palliativen Behandlung der ALS, die zu einer erheblichen Verbesserung der Lebensqualität betroffener Patienten geführt haben, besonders hervorzuheben. Unter einer medikamentösen Therapie mit Riluzol wird die Überlebenszeit geringfügig verlängert.

## 3.6.2    Hereditäre spastische Spinalparalyse

Die hereditäre spastische Spinalparalyse (HSS) umfasst in genetischer Hinsicht heterogene Gruppen vorwiegend autosomal dominant, teilweise aber auch rezessiv oder X-chromsomal vererbter Erkrankungen, deren zugrunde liegende Gendefekte in den letzten Jahren zunehmend definiert werden konnten; inzwischen sind zahlreiche Gendefekte bekannt, die mit der HSS assoziiert sind. Histopathologisch stehen degenerative Veränderungen der Pyramidenbahn im thorakalen und lumbalen Myelon im Vordergrund. Die klinische Erstmanifestation der HSS ist prinzipiell in jedem Lebensalter möglich. Typisch ist eine über viele Jahre langsam progrediente Paraspastik mit entsprechender Gangstörung. Dabei kontrastiert im Verlauf der Erkrankung die erhebliche spastische Muskeltonuserhöhung mit nur gering ausgeprägten oder auch fehlenden Paresen, so dass die Gehfähigkeit lange erhalten bleibt. Eine Spastik der oberen Extremitäten, Hinterstrangataxien und Urge-Blasenbeschwerden können bei der HSS hinzukommen. Bei passender klinischer Symptomatik und positiver Familienanamnese kann nach entsprechender Beratung eine gezielte molekulargenetische Diagnostik in einem spezialisierten Neurogenetischen Zentrum veranlasst werden.

Wichtige Differenzialdiagnosen zur HSS sind die amyotrophische Lateralsklerose (ALS) und die HTLV1-assoziierte Myelopathie (HAM). Die Behandlung der HSS ist auf symptomatische Maßnahmen begrenzt; Physiotherapie und antispastische Medikation stehen dabei im Vordergrund.

### 3.6.3 Friedreich-Ataxie

Die Friedreich-Ataxie (FA) ist eine autosomal rezessiv vererbte spinozerebelläre Erkrankung, die histopathologisch durch unterschiedlich ausgeprägte Degeneration mehrerer neuronaler Systeme (Hinterstränge, spinozerebelläre Bahnen, Pyramidenbahn, Purkinje-Zellen, periphere Nerven, Vorderwurzeln) charakterisiert ist. Der zugrunde liegende Gendefekt konnte auf dem Chromosom 9 identifiziert werden; das pathologische Genprodukt führt zu mitochondrialen Funktionsstörungen und konsekutiven zellulären Schädigungen im zentralen und peripheren Nervengewebe.

Die Erkrankung manifestiert sich meist im Kindesalter, in der Jugend oder im jungen Erwachsenenalter bis zum dritten Lebensjahrzehnt. Typische klinische Symptome sind Gang-, Stand- und Extremitätenataxie (mit vorwiegender Beteiligung der Beine), zentrale und periphere Paresen, Dysarthrie, sensible Ausfälle. Kardiomyopathien und Diabetes mellitus können im späteren Verlauf hinzukommen und zu letalen Komplikationen führen. Die meisten Patienten mit FA sind nach zehnjährigem Krankheitsverlauf an den Rollstuhl gebunden; die durchschnittliche Lebenserwartung beträgt ca. 15 Jahre.

Die Diagnose kann nach eingehender Beratung in einem spezialisierten Neurogenetischen Zentrum durch molekulargenetische Analysen gesichert werden.

Die Therapie ist auf symptomatische und palliative Maßnahmen fokussiert. Regelmäßige internistische Untersuchungen sind indiziert, um kardiale und diabetische Manifestationen der Erkrankung frühzeitig zu erkennen und zu behandeln.

### Literatur

Ludolph AC, Brettschneider J, Weishaupt JH (2012) Amyotrophic lateral sclerosis. Curr Opin Neurol 25:530–535.

## 3.7 Tumoren des Rückenmarks und der umgebenden Strukturen

*K. Papke*

### 3.7.1 Einleitung

In diesem Abschnitt werden die tumorösen Erkrankungen des Spinalkanals besprochen. Hierzu gehören zum einen rückenmarkseigene Tumoren, Tumoren der meningealen Rückenmarkshüllen sowie Tumoren der Wirbelsäule, die durch Einengung des Spinalkanals zu einer Kompression des Myelons führen können.

Primäre Tumoren mit Manifestation im Spinalkanal sind insgesamt selten; Tumoren der Rückenmarkshüllen sind dabei wesentlich häufiger als rückenmarkseigene Tumoren. Wesentlich häufiger sind das Rückenmark und seine Hüllen von sekundären Manifestationen anderweitig lokalisierter Primärtumoren betroffen. Am häufigsten sind hierbei ossäre Metastasen der Wirbelsäule mit konsekutiver Einengung von Spinalkanal und Rückenmark. Etwas seltener kommt es zur meningealen Aussaat solider oder lymphogener Tumoren in Form einer Meningeosis carcinomatosa oder leucaemica. Metastasen im Rückenmark selbst sind dagegen Raritäten.

### 3.7.1.1   Symptome und Klinische Befunde

Da der Spinalkanal durch seine starre knöcherne und ligamentäre Begrenzung kaum dehnbar ist, führt jede Volumenzunahme innerhalb des Spinalkanals oder im Bereich seiner Begrenzungen zur Rückenmarkskompression. Die Symptomatik spinaler Tumoren besteht daher in einem inkompletten oder kompletten Querschnittsyndrom, dessen Ausprägung vom Niveau der Läsion und der Lage in Bezug auf den Querschnitt des Spinalkanals bestimmt wird.

Wie rasch es zur Ausbildung von Symptomen kommt, hängt in besonderem Maße von der Wachstumsgeschwindigkeit des Tumors ab; so können sehr langsam verdrängend wachsende Tumoren zu einer erheblichen Kompression des Rückenmarks führen, bevor es zu einer Querschnittsymptomatik kommt, da die Einengung des Myelons anfangs noch kompensiert werden kann. Demgegenüber können rasch wachsende Tumoren bereits bei einer relativ geringen Einengung des Rückenmarks symptomatisch werden. Eine genaue Anamneseerhebung und eine vollständige klinisch-neurologische Untersuchung sind unverzichtbare Voraussetzungen für eine gezielte neuroradiologische Abklärung.

### 3.7.1.2   Bildgebung

Im Schnitt vergehen bei spinalen Tumoren sechs bis neun Monate vom Auftreten der ersten Symptome bis zur Diagnosestellung. Besteht aufgrund anamnestischer und klinischer Befunde der Verdacht auf eine Tumorerkrankung des Rückenmarks, ist die Bildgebung mittels MR-Tomografie nächster und wichtigster Schritt der weiteren Diagnostik. Bestätigt diese den Verdacht auf einen Tumor, ist zunächst die Lage der Läsion in Bezug auf den Querschnitt des Spinalkanals zu definieren; unterschieden wird hierbei zwischen Läsionen mit extraduraler Lage, intradural extramedullärer Lage und intramedullärer Lage. Diese Unterscheidung ist nicht immer einfach, da sich Tumoren im Verlauf ihres Wachstums nicht immer an die Grenzen der Kompartimente halten und Übergangsformen vorkommen; sie liefert jedoch bereits wichtige Anhaltspunkte zur Differenzialdiagnose (▶ Tab. 12).

Weitere Aufgabe der Bildgebung ist die Bestimmung der Höhenlokalisation und der Nachweis oder Ausschluss eines Befalls in mehreren Segmenthöhen. Da sowohl sekundäre als auch primäre Tumorerkrankungen multisegmental

**Tab. 12:** Einteilung der spinalen Tumoren nach der Lage im Querschnitt des Spinalkanals

| Art des Tumors | Häufigkeit |
|---|---|
| *Extradurale Tumoren* | 45 % |
| Wirbelsäulenmetastasen (ca. 90 %) | |
| Primäre Tumoren und tumorähnliche Läsionen der Wirbelsäule (ca. 10 %) | |
| *Intradural extramedulläre Tumoren* | 40 % |
| *Intramedulläre Tumoren* | 15 % |

auftreten können, ist zur Therapieplanung regelhaft die gesamte spinale Achse bildgebend darzustellen.

---

**Merke**

Tumoren des Spinalkanals werden anhand ihrer Lage unterteilt in:

- Extradurale Tumoren
- Intradural extramedulläre Tumoren
- Intramedulläre Tumoren

Diese Einordnung trägt wesentlich zur Differenzialdiagnose bei und ist wichtige Aufgabe der Bildgebung.

---

Die verschiedenen Tumormanifestationen am Rückenmark werden daher in den folgenden Abschnitten, eingeteilt nach ihrer Lage in Bezug auf den Wirbelsäulenquerschnitt, beschrieben.

Zu berücksichtigen ist bei der Interpretation der Bildgebung, dass spinale Raumforderungen durch vaskuläre Kompression zu sekundären Myelonläsionen führen können, die über die tumorbedingte Affektion hinausgehen. Daher ist in der Praxis bei Patienten mit spinalen Tumoren die Abgrenzung zwischen kompressionsbedingten Myelonläsionen mit Begleitödem und ischämisch verursachten Rückenmarksläsionen durch Kompression von spinalen Arterien oder Venen oft schwierig.

### 3.7.1.3 Grundlagen der Therapie

#### 3.7.1.3.1 Operation

Wenn es durch eine tumorbedingte Kompression des Rückenmarks zu einem drohenden oder manifesten Querschnittsyndrom kommt, ist notfallmäßig eine operative Dekompression des Spinalkanals indiziert. Insbesondere bei spinalen Metastasen mit ausgeprägter Rückenmarkskompression und Begleitödem ist die präoperative Behandlung mit Dexamethason (initial 30 mg i. v. als Bolus) sinnvoll. Die Dringlichkeit der Operation ergibt sich daraus, dass bei einer länger als 24 Stunden bestehenden kompletten Querschnittslähmung nicht mehr mit einer Besserung durch operative Entlastung zu rechnen ist. Überhaupt wird das Outcome nach operativer Behandlung von spinalen Tumoren wesentlich vom präoperativen Neurostatus determiniert; die Dekompression durch Eröffnung des Spinalkanals und die Resektion des Tumors sollten daher zeitnah nach Diagnosestellung erfolgen.

Der operative Zugang zum Spinalkanal erfolgt üblicherweise von dorsal über eine osteoplastische Laminotomie. Die Eröffnung der Dura wird für den Zugang zu intraduralen Tumoren ebenfalls in der dorsalen Medianlinie durchgeführt.

Der Zugang zu intramedullären Tumoren erfolgt über eine dorsale Myelotomie, die ebenfalls in der Mittellinie durchgeführt wird.

Insbesondere aufgrund der von vorne interkommissural eintretenden Gefäßversorgung ist bei der intramedullären Tumorresektion zu beachten, dass die dorsale Hälfte des Myelonquerschnitts nicht überschritten wird. Hieraus ergibt sich, dass die vollständige Resektion von Tumoren zunehmend schwierig bis unmöglich wird, je weiter ventral diese im Rückenmarksquerschnitt liegen.

Intraoperatives Neuromonitoring, welches nicht nur mit somatosensiblen, sondern auch mit motorischen evozierten Potenzialen durchgeführt werden kann, ist insbesondere sinnvoll, um bei unübersichtlichen Verhältnissen den Eintrittspunkt der dorsalen Myelotomie genau zu bestimmen, wenn die Mittellinie nicht erkennbar ist.

Die Resektion spinaler Tumoren kann zur Behandlung von radikulären Schmerzzuständen um die operative Durchtrennung der betroffenen dorsalen Nervenwurzeln (Rhizotomie) ergänzt werden.

### 3.7.1.3.2 Bestrahlung

Während die Operation die führende Therapieoption bei primären spinalen Tumoren und monosegmentalen spinalen Mestastasen ist, spielt die Bestrahlung vor allem eine Rolle bei multilokulären Metastasen, die sich an der Wirbelsäule oder im Myelon manifestieren. Bei spinaler Metastasierung von Lymphomen mit konsekutiver Rückenmarkskompression ist die notfallmäßige Bestrahlung indiziert; sie führt meist zu einer raschen Verkleinerung der Tumormasse und dementsprechend auch zu einer eindrucksvollen klinischen Besserung. Bei Metastasen der Wirbelsäule dient die Bestrahlung nicht nur der Reduktion des spinal stenosierenden Tumorvolumens, sondern hat auch einen schmerzstillenden Effekt.

Ergänzt wird die Bestrahlung in der Regel durch Biphosphonattherapie, die dem stabilisierenden Knochenaufbau nach der Behandlung dient.

### 3.7.1.3.3 Chemotherapie

Die Indikation zur Chemotherapie wird interdisziplinär gemeinsam mit Onkologen erörtert, sie richtet sich nach dem histologischen Befund, dem Ergebnis des Tumorstaging und der daraus resultierenden Prognose. Die Berücksichtigung der Lebensqualität steht angesichts der medikamentösen Nebenwirkungen bei dieser Therapieentscheidung im Vordergrund.

## 3.7.2 Extradurale Tumoren

Extradurale spinale Tumoren gehen in der Regel von der Wirbelsäule aus. Sie sind insgesamt die häufigste Ursache tumorbedingter Rückenmarksschädigungen.

Die mit Abstand häufigsten malignen Tumoren der Wirbelsäule sind Metastasen, gefolgt vom Plasmozytom und Lymphomen. Der häufigste gutartige Tumor der Wirbelsäule ist das Hämangiom. Dieses führt allerdings nur selten zu spinalen Komplikationen, sondern ist meist ein harmloser Zufallsbefund in der Bildgebung der Wirbelsäule.

Andere Tumoren und tumorähnliche Läsionen der Wirbelsäule sind insgesamt seltener. Die Wahrscheinlichkeit, dass ein Tumor der Wirbelsäule zu einer spinalen Kompression führt, variiert in Abhängigkeit von seiner typischen Lokalisation im Wirbel und seinem Wachstumspotenzial.

Ein wichtiges differenzialdiagnostisches Kriterium zur Unterscheidung von unterschiedlichen Wirbelsäulentumoren ist das Alter des Patienten. Bei Patienten unter 30 Jahren sind Tumoren der Wirbelsäule sehr selten und meist benigne (Ausnahme: Ewing-Sarkom und Osteosarkom). Im Patientenalter über dreißig Jahre sind die meisten Wirbelsäulentumoren maligne (v. a. Metastasen), mit Ausnahme der noch häufigeren Hämangiome.

Neben der klinischen Konstellation tragen verschiedene Merkmale in der Bildgebung zur Differenzialdiagnose bei wie z. B. die Lokalisation im Wirbel (Wirbelkörper vs. Wirbelbogen und hintere Wirbelanteile), die Begrenzung des Tumors (einschließlich des Übergriffs auf Nachbarsegmente), Matrixverkalkungen (Unterscheidung von Tumoren chondrogenen und osteogenen Ursprungs) sowie Spiegel zwischen unterschiedlichen Flüssigkeiten innerhalb des Tumors (typisch bei aneurysmatischen Knochenzysten).

### 3.7.2.1 Wirbelsäulenmetastasen

Wirbelsäulenmetastasen sind die häufigsten spinalen Tumoren, wobei osteloytische Metastasen häufiger auftreten als osteoplastische Läsionen. Meist werden dabei die Wirbelkörper befallen, insbesondere an der Bogenwurzel; in abnehmender Häufigkeit betrifft das Tumorwachstum die paravertebralen, epiduralen und intraduralen Strukturen. Metastasen der Wirbelsäule führen häufig zu spinalen und/oder radikulären Symptomen; diese können verursacht sein durch Tumorausbruch durch die Kortikalis, epidurales Tumorwachstum oder Sinterungen.

Osteolytische Metastasen werden am häufigsten durch Primärtumoren in Lunge, Brust, Schilddrüse, Niere und Kolon verursacht. Osteoplastische Metastasen gehen beim Mann meist auf das Prostata-Ca., bei der Frau meist auf das Mamma-Ca. zurück. Da Wirbelsäulenmetastasen meist multipel sind, ist zur kompletten Diagnostik die Darstellung der gesamten spinalen Achse erforderlich (▶ Abb. 24). Dies gilt insbesondere vor der Therapie einer tumorbedingten spinalen Enge durch Operation oder Bestrahlung, um weiter kranial gelegene zusätzliche Manifestationen auszuschließen oder ggf. ebenfalls zu behandeln.

Bei einem Querschnittsyndrom, welches durch einen metastatischen Befall der Wirbelsäule hervorgerufen wird, ist interdisziplinär über die bestmögliche Therapie zu entscheiden. Therapieverfahren der ersten Wahl ist die notfallmäßige operative Entlastung durch Laminektomie der betroffenen Segmente. Diese sollte möglichst in gleicher Sitzung durch ein stabilisierendes Verfahren ergänzt werden (in der Regel dorsale Spondylodese, vorzugsweise mit minial invasivem perkutanen Zugang).

Falls eine Operation nicht möglich ist, sollte als Alternative die notfallmäßige Strahlentherapie erwogen werden.

Monosegmentale Metastasen von Tumoren, die wenig chemo- und strahlensensibel sind, können auch durch eine transpedikuläre Wirbelkörperresektion behandelt werden. Bei hypervaskularisierten Metastasen (insbesondere beim Nierenzellkarzinom oder Schilddrüsenkarzinom) kann eine präoperative Tumorembolisation zur Minderung des intraoperativen Blutungsrisikos sinnvoll sein.

### 3.7.2.2    Primäre Tumoren der Wirbelsäule

Primäre Tumoren und tumorähnliche Läsionen der Wirbelsäule sind nicht nur wesentlich seltener als Metastasen, sondern führen auch seltener als diese zu einer Affektion des Rückenmarks. Primäre Wirbelsäulentumoren werden daher nur selten als Ursache eines tumorbedingten Querschnittsyndroms diagnostiziert, sondern meist aufgrund von anderen Symptomen wie z. B. Rückenschmerzen oder auch zufallsbefundlich bildgebend diagnostiziert.

Diagnostische Kriterien zur Unterscheidung der verschiedenen Tumorentitäten sind dabei unter anderem die Lokalisation der Läsion (Lage im Wirbel sowie Höhenlokalisation in der Wirbelsäule), das Patientenalter, Charakteristika der Binnenstruktur (z. B. chondrogene oder osteogene Matrixverkalkungen) und die randliche Begrenzung. Oft gelingt dadurch bereits eine eindeutige Diagnose; anderenfalls kann, falls für die weitere Therapieplanung erforderlich, eine Biopsie zur Klärung der Diagnose führen.

Die Therapie besteht meist in der Entfernung des Tumors, wobei Ablationsverfahren wie Thermokoagulation (v. a. bei Osteoidosteomen), transarterielle Embolisation (z. B. bei symptomatischen Hämangiomen), Kürettage oder die komplette operative Resektion in Betracht kommen. Ein hierdurch eingetretener Stabilitätsverlust der Wirbelsäule ist durch ein geeignetes stabilisierendes Operationsverfahren zu beseitigen.

Grundsätzlich ist bei Wirbelsäulentumoren unklarer Dignität, die einer präoperativen diagnostischen Biopsie zuzuführen sind, zu beachten, dass eine Punktion über den erkrankten Pedikel erfolgt. Dies ist relevant, um den gesunden Pedikel als möglichen Ort für eine Schraubenplatzierung zur Stabilisierung zu erhalten.

Maligne Primärtumoren der Wirbelsäule werden ergänzend durch Strahlen- und/oder Chemotherapie behandelt.

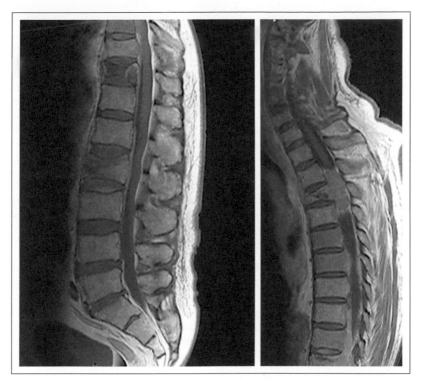

**Abb. 24:** Multisegmentaler metastatischer Tumorbefall der Wirbelsäule. Der Fall verdeutlicht, wie wichtig die Darstellung der gesamten Neuroachse beim metastatischen Tumorbefall der Wirbelsäule ist. Bei diesem Patienten war zunächst eine
Darstellung der LWS und unteren BWS erfolgt. Diese wurde später durch die
Untersuchung des übrigen Spinalkanals komplettiert, wobei die noch ausge-
präger spinal stenosierenden Metastasen am zervikothorakalen Übergang zur
Darstellung kamen.

### 3.7.2.2.1 Hämangiome

Hämangiome sind häufige Zufallsbefunde in der Schnittbildgebung der
Wirbelsäule. Sie lassen sich bei etwa jedem zehnten Menschen nachweisen, sind aber nur in weniger als 1 % der Fälle symptomatisch. Meist
überschreiten Hämangiome nicht die physiologischen Konturen der betroffenen Wirbel; Symptome können jedoch auftreten, wenn es bei großen
Läsionen zur Sinterung des mechanisch kompromittierten Wirbelkörpers
kommt. Zudem können spinale oder radikuläre Kompressionen auftreten,
wenn die Läsionen die Konturen der Wirbel überschreiten. Dies trifft insbesondere auf Hämangiome zu, die sich in die Bogenwurzeln oder Laminae ausdehnen, und zwar bevorzugt in thorakalen Segmenten, weil hier

der größte Teil des Spinalkanalquerschnitts vom Rückenmark eingenommen wird.

Hämangiome sind in der Computertomografie durch strähnig verdickte und rarefizierte Spongiosazüge gekennzeichnet; in der MRT sind sie durch den Nachweis von intraläsionalem Fett charakterisiert (hyperintens in der T1- und T2-Wichtung, hypointens in der STIR-Sequenz und anderen fettgesättigten Sequenzen). Atypische, »aktive« Hämangiome können jedoch in der MRT auch hypointens zur Darstellung kommen.

Neben der Myelonschädigung durch spinale Kompression können stark vaskularisierte Hämangiome auch ohne spinale Enge zu Funktionsstörungen des Myelons führen, wofür Störungen des spinalen Blutflusses verantwortlich gemacht werden.

Zur Therapie symptomatischer stark vaskularisierter Hämangiome ist die transarterielle Embolisation geeignet. Stark raumfordernde Hämangiome mit Myelonkompression sollten operativ behandelt werden, wobei eine vorherige Embolisation das intraoperative Blutungsrisiko mindern kann.

### 3.7.2.2.2 Osteoidosteome

Osteoidosteome sind an der Wirbelsäule typischeweise an den hinteren Wirbelstrukturen lokalisiert.

Die Symptomatik von Osteoidosteomen ist typischerweise durch nächtliche Schmerzen gekennzeichnet, die gut auf die Gabe von ASS ansprechen. Eine spinale Kompression tritt bei den meist kleinen Tumoren in der Regel nicht auf. Die Therapie der Wahl besteht in der operativen Entfernung oder einer CT-gesteuerten Thermoablation.

### 3.7.2.2.3 Osteoblastome

Das Osteoblastom lässt sich als »großer Bruder« des Osteoidosteom auffassen. Es ist ebenso wie dieses an den Wirbelbögen und anderen posterioren Elementen der Wirbel lokalisiert und wächst hier expansiv-lytisch. Aufgrund seiner Größe kann es häufiger zu kompressionsbedingten neurologischen Ausfällen kommen. Die Behandlung erfolgt durch Kürettage und Spongiosaauffüllung des Defektes.

### 3.7.2.2.4 Riesenzelltumor

Riesenzelltumoren treten im Bereich des Achsenskeletts bevorzugt sakral auf und können hier zu einer Kaudakompression führen. Es handelt sich um reich vaskularisierte, lytisch wachsende expansive Tumoren. Betroffen sind meist Patienten im Alter zwischen 20 und 40 Jahren.

### 3.7.2.2.5 Osteochondrom

Das Osteochondrom ist der häufigste gutartige Skeletttumor, tritt jedoch nur selten an der Wirbelsäule auf. Hier manifestiert er sich an Dorn- und

Querfortsätzen, weshalb eine Rückenmarkskompression nur selten auftritt. Betroffen sind vor allem junge Patienten unter 30 Jahren.

### 3.7.2.2.6 Aneurysmatische Knochenzyste

Die aneurysmatische Knochenzyste (AKZ) ist eine tumorähnliche Läsion, die auch an der Wirbelsäule auftreten kann und sich hier vorwiegend zervikal und thorakal an den posterioren Elementen der Wirbel manifestiert. Das Erkrankungsalter liegt meist unter zwanzig Jahren. Dem Namen der Läsion entsprechend ist das Wachstum expansiv, so dass es auch zur spinalen und/oder radikulären Kompression kommen kann.

Die Behandlung der AKZ erfolgt durch Kürettage, Auffüllung des Defektes und ggf. Anwendung eines stabilisierende Operationsverfahrens.

### 3.7.2.2.7 Osteosarkom

Das Osteosarkom ist der häufigste maligne primäre Knochentumor. Es manifestieren sich jedoch nur ca. 4 % der Tumoren an der Wirbelsäule. Hier wachsen sie häufig mit intraspinaler Ausdehnung. Die spinale Primärmanifestation tritt bevorzugt in der vierten Lebensdekade auf und hat damit einen späteren Altersgipfel als die Manifestation am peripheren Skelett. Die Behandlung erfolgt stadienabhängig mit Operation, Bestrahlung und Chemotherapie. Die Prognose ist insgesamt schlecht.

### 3.7.2.2.8 Chordom

Chordome gehen histopathologisch von der Chorda dorsalis aus und manifestieren sich dementsprechend in der Mittellinie dorsal an den Wirbelkörpern. Sie sind typischerweise am kranialen oder kaudalen Enden der Wirbelsäule gelegen, wobei die sakral-coccygeale Lage häufiger ist als die spheno-okzipitale. Manifestationen in anderen Wirbelsäulenabschnitten sind sehr selten. Ein wichtiges bildgebendes Charakteristikum ist die meist hohe Signalintensität in der T2-gewichteten MRT (▶ Abb. 25).

Die Dignität ist fraglich, meist wachsen die Tumoren langsam lokal invasiv, können jedoch selten auch metastasieren. Die Therapie besteht, falls möglich, in der kompletten Resektion, ggf. ergänzt durch Bestrahlung.

### 3.7.2.2.9 Ewing-Sarkom

Auch das Ewing-Sarkom tritt, ebenso wie das Osteosarkom, an der Wirbelsäule seltener auf als am peripheren Skelettsystem. Der Altersgipfel spinaler Ewing-Sarkome liegt mit ca. 50 Jahren ebenfalls höher als bei den anderen Manifestationsorten. Spinale Ewing-Sarkome sind zentral im Wirbelkörper lokalisiert und weisen oft extraossäre Weichteilanteile auf.

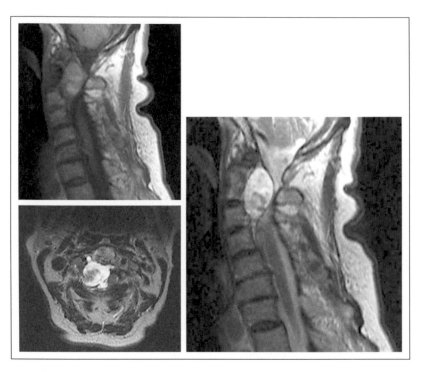

**Abb. 25:** Zervikales Chordom. In der sagittalen Darstellung kommt ein
mittelliniennah gelegener Tumor auf Höhe C 2 bis C 3 zur Darstellung,
der in unmittelbarem Kontakt zur Wirbelsäule steht und von extradural
her zu einer Verlagerung und Kompression des Spinalkanals führt.
Typisches Merkmal des Chordoms ist die hohe Signalintensität in der
T2-Wichtung.

### 3.7.3 Intradural-extramedulläre Tumoren

Die häufigsten primären intradural-extramedullär gelegenen Tumoren sind
Tumoren der Nervenscheiden (Schwannome und Neurofibrome) sowie
Meningeome (Unterscheidungskriterien ▶ Tab. 13). Spinale Nervenscheidentumoren und Meningeome treten etwa gleich häufig auf und machen jeweils 40–45 % der intradural-extramedullären Tumoren aus. Beide Tumoren wachsen langsam und können daher lange klinisch inapparent bleiben
oder oligosymptomatisch beginnen. Hierbei kann es zu ausgeprägten
Kompressionen des Myelons kommen, bevor spezifische Symptome auftreten und Anlass zur spinalen Bildgebung geben. Dabei sind radikuläre
Symptome bei Meningeomen deutlich seltener als bei Nervenscheidentumoren.

### 3.7.3.1 Nervenscheidentumoren

Zu den Nervenscheidentumoren zählen die Neurinome (Schwannome), die von den Schwann-Zellen ausgehen, und die (plexiformen) Neurofibrome, die aus Schwann-Zellen, Fibroblasten, Perineuralzellen und Kollagenmatrix bestehen. Die intradural-extramedulläre Lage ist mit 60 % die häufigste Manifestationsform der Nervenscheidentumoren; seltener werden extradurale (ca. 25 %) oder kombinierte intra-extradurale Manifestationen (15 %) beobachtet. Neurinome sind meist solitäre Tumoren. Dagegen treten Neurofibrome in der Regel multipel als typische Manifestationen einer Neurofibromatose Typ 1 (M. Recklinghausen) auf. Neurinome sind spinal wesentlich häufiger zu finden als Neurofibrome. Maligne Entartungen sind bei beiden Tumorformen möglich, sie treten bei der Neurofibromatose häufiger und früher auf als bei solitären Neurinomen.

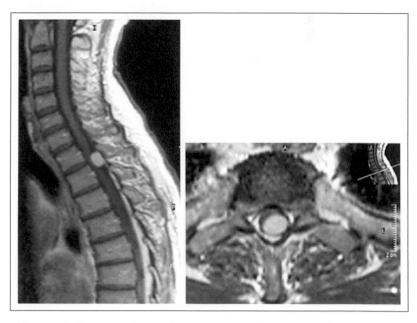

**Abb. 26:** a (li.), b (re.) Spinales intradurales Neurinom auf Höhe Th 1/2. T1-gewichtete MRT nach Kontrastmittelgabe sagittal **(a)** und transversal **(b)**. Charakteristisch ist die kräftige, leicht randlich betonte Anreicherung Zum Zeitpunkt der Diagnosestellung besteht bei langsam wachsenden Tumoren wie auch in diesem Fall oft schon eine erhebliche Kompression des Rückenmarks.

Die Tumoren der Nervenscheiden wachsen in der Regel langsam und lokal komprimierend. Das gelegentlich beobachtete transforaminäre Wachstum kann zu einer bereits im nativen Röntgenbild erkennbaren Aufweitung der betroffenen Neuroforamina führen. Auch eine druckbedingte Imprimierung der Wirbelkörperhinterkanten (Scalloping) kann bereits im Röntgenbild erkennbar sein. In der MRT stellen sich Tumoren der Nervenscheiden in der T1-Wichtung meist iso- bis leicht hyperintens zum Myelon dar, in der T2-Wichtung findet sich meist ein ebenfalls hyperintenses Signal. Nach Kontrastmittelgabe kommt es zu einer kräftigen Anreicherung (▶ **Abb. 26**). Beim Wachstum durch ein Neuroforamen ergibt sich oft die typische Sanduhrform des Tumors mit je einem größeren intraspinalen und extraforaminären Tumoranteil, die durch einen schmaleren transforaminären Tumoranteil miteinander verbunden sind.

### 3.7.3.2  Meningeome

Meningeome sind die zweithäufigste Tumorentität intradural-extramedullärer Tumoren. Ihr Häufigkeitsgipfel liegt in der fünften und sechsten Lebensdekade, die bevorzugte Lokalisation ist der thorakale Spinalkanal (ca. 80 %). Auch Meningeome wachsen in der Regel langsam lokal verdrängend unter zunehmender Kompression des Rückenmarks. Das Signalverhalten in der T1-Wichtung ist eher iso-hypointens zum Myelon. Verkalkungen können vorkommen. Ebenso wie die Tumoren der Nervenscheiden zeigen Meningeome eine kräftige Kontrastmittelanreicherung. Häufig findet sich dabei eine anreichernde Ausziehung vom Tumor in die Anheftungsstelle an der Dura (sog. dural tail) (▶ **Abb. 27**).

### 3.7.3.3  Intradural-extramedulläre Metastasen

Sekundäre Tumormanifestationen finden sich im intradural-extramedullären Kompartiment vor allem als *Abtropfmetastasen*, die von malignen Astrozytomen, Medulloblastomen, Ependymomen, Keimzelltumoren, Pinealistumoren und malignen Tumoren der choroidalen Plexus herrühren können. Auch auf hämatogenem Weg ist ein meningealer Tumorbefall möglich, entweder als *Meningeosis carcinomatosa* (v. a. bei Mamma-Ca., Bronchial-Ca. oder beim Malignen Melanom) oder als *Meningeosis leucaemica* oder *lymphomatosa* bei Leukämien bzw. Lymphomen. Seltener können die spinalen Meningen auch per continuitatem von Tumoren aus der Umgebung infiltriert werden.

Klinisch ist die leptomeningeale Meningeose vor allem durch Kopf-, Rücken-und radikuläre Schmerzen charakterisiert. Zudem treten häufig Gangstörungen und Blasen-Mastdarmstörungen auf.

Die Diagnose wird durch die Lumbalpunktion gesichert, die allerdings nur in etwa der Hälfte der Fälle bereits bei der ersten Liquorentnahme den Nachweis von Tumorzellen erbringt. Zudem kann die Unterscheidung entzündlich-reaktiver Lymphozyten von malignen Lymphozyten schwierig sein. Die Sensitivität lässt sich durch wiederholte Liquorentnahmen steigern, nach 3 Punktionen ist der Tumornachweis in ca. 85 % der Fälle positiv.

In der MRT ist neben einer Anreicherung von Meningen, Nervenwurzeln und Myelonoberfläche der Nachweis von Auftreibungen und knotigen Verdickungen an Meningen und Nervenwurzeln typisch. Da die Tumorzellen in ihrer Ausbreitung der Schwerkraft unterworfen sind, finden sich

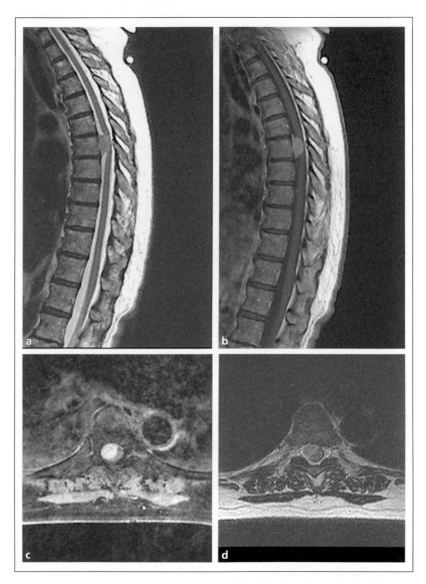

**Abb. 27 a–d:** Thorakales Meningeom. Zur Darstellung kommt ein extradural gelegener Tumor, der von ventrolateral mit einer breitbasigen duralen Anheftung (sog. »dural tail«) zu einer erheblichen Stenose des Spinalkanals mit Kompression und Verlagerung des Rückenmarks führt: **a)** Sagittale T2-Wichtung; **b)** Sagittale T1-Wichtung mit Kontrastmittel; **c)** Transversale T2-Wichtung; **d)** Transversale T1-Wichtung mit Kontrastmittel.

**Tab. 13:**  Neurinome und Meningiome: Unterscheidungskriterien

| | Neurinom | Meningiom |
|---|---|---|
| *Kraniokaudale Lokalisationshäufigkeit* | | Zervikal: Neurinom = Meningiom<br>Thorakal: Meningiom > Neurinom<br>Lumbal: Neurinom >> Meningiom |
| *Lage im Spinalkanal* | Unterschiedlich | Thorakolumbal dorsal im Spinalkanal; zervikal häufig Ventral |
| *Signalverhalten in T 2* | Typisch: inhomogen hyperintens | Meist isointens zum Myelon; selten hyperintens oder hypointens (durch Verkalkungen) |
| *Anreicherungsverhalten* | Kräftig, inhomogen, randlich betont | Mäßig, homogen |
| *»Dural tail«* | Untypisch | Typisch |

die Veränderungen oft lumbosakral betont. Der Nachweis größerer, raumfordernder Tumormanifestationen ist in der Bildgebung insofern von Bedeutung, als bei diesen eine Strahlentherapie zur Volumenreduktion sinnvoll sein kann. Ansonsten wird die Meningeosis carcinomatosa vor allem durch intrathekale Chemotherapie behandelt, die mit Methotrexat in der Dosierung von 10 mg zweimal wöchentlich durchgeführt wird. Bei der Meningeosis leucaemica oder lymphomatosa kann alternativ Cytosin-Arabinosid in der Dosis von 30 mg/d an drei aufeinanderfolgenden Tagen appliziert werden.

Die Prognose ist insgesamt dennoch schlecht, da eine leptomeningeale Tumoraussaat meist erst im Endstadium einer Tumorerkrankung auftritt. Zwar lässt sich durch die Behandlung bei etwa der Hälfte der Patienten der neurologische Befund passager stabilisieren oder leicht verbessern, die Überlebenszeit beträgt jedoch selten mehr als sechs Monate.

### 3.7.4    Intramedulläre Tumoren

Intramedulläre Tumoren sind im Vergleich zu zerebralen Tumoren sehr selten; lediglich etwa 2 % der Tumoren des ZNS sind im Rückenmark lokalisiert. Ependymome, primäre gliale Tumoren und Hämangioblastome machen zusammen fast 90 % der intramedullären Tumoren aus.

#### 3.7.4.1    Ependymome

Ependymome machen ca. 45 % der intramedullären Tumoren aus. In der MRT sind Ependymome meist zentral im Rückenmark lokalisiert und scharf begrenzt. Sie gehen von den Ependymzellen aus und treten bevorzugt lumbosakral sowie im Filum terminale auf. Die räumliche Beziehung zum Zentralkanal des Rückenmarks kann erklären, warum es sekundär häufig zu einer Syringohydromyelie kommt. Dies ist bei bis zu 2/3 der Epenendymome der Fall, insbesondere bei zervikalen Tumoren.

In der MRT sind die Tumoren meist scharf begrenzt. Das Signalverhalten kann durch Kalzifikationen und Hämorrhagien inhomogen sein. Meist findet sich eine kräftige Kontrastmittelaufnahme. Wichtigste Differenzialdiagnose ist das intramedulläre Astrozytom (s. u.). Unterscheidungskriterien finden sich in Tabelle 14; allerdings ist eine sichere Unterscheidung bildgebend nicht immer möglich.

Aufgrund des langsamen, von innen nach außen verdrängenden Wachstums und der scharfen Begrenzung ist oft eine kurative operative Behandlung möglich. Allerdings können Rezidive (auch spät im Krankheitsverlauf) auftreten, was vor allem für Ependymome vom Grad 2 und mehr gilt, die vom Tumorverhalten eher maligne sind. Daher sollten langfristige bildgebende Kontrollen erfolgen. Als Basis dient hierfür eine früh postoperativ durchgeführte Untersuchung.

**Tab. 14:** Ependymome und Astrozytome: Unterscheidungskriterien

|  | **Ependymom** | **Astrozytom** |
| --- | --- | --- |
| *Altersgipfel* | Erwachsenenalter | Kindesalter |
| *Lage* | Zentral | Exzentrisch oder zentral |
| *Wachstum* | Langsam, umschrieben, von innen nach außen verdrängend | Diffus infiltrierend (bis zum Befall des gesamten RM-Querschnitts) |
| *Begrenzung* | Scharf | Oft unscharf |
| *Signalverhalten* | Hyperintens in T 2 (oft schwer von umgebendem Ödem zu unterscheiden) Manchmal inhomogen (Hämorrhagien, Kalzifikationen) | Typisch: homogen hyperintens in der T 2-W, jedoch auch Zysten möglich |
| *KM-Anreiche-rung* | Intensiv, meist homogen, glatt begrenzt | Eher fleckig, inhomogen (unabhängig vom Grading!); Tumorgrenzen überschreiten oft den Bereich der Anreicherung |

## 3.7.4.2 Astrozytome

Astrozytome sind insgesamt geringfügig seltener als Ependymome, stellen jedoch im pädiatrischen Krankengut die häufigste intramedulläre Tumorentität dar. Die meisten intramedullären Astrozytome sind Low-Grade-Gliome (pilozytisches Astrozytom: WHO-Grad 1, diffuses Astrozytom: WHO-Grad 2). Das Wachstum ist in der Regel langsam, jedoch diffus infiltrierend und oft multisegmental. Zervikale Läsionen sind häufiger als thorakale, lumbale oder sakrale Befunde.

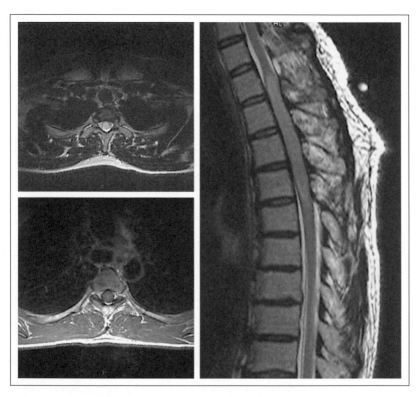

**Abb. 28:** Intramedulläres Astrozytom. Zur Darstellung kommt ein relativ unscharf begrenzter, intramedullär liegender Tumor, der zu einer deutlichen Auftreibung des Myelons führt. Hierbei ist nur eine geringe Kontrastmittelanreicherung nachweisbar.

In der MRT (▶ **Abb. 28**) zeigen Astrozytome im Gegensatz zu Ependymomen oft eine exzentrische Lage. Aufgrund des infiltrierenden Wachstums sind sie oft weniger scharf begrenzt als Ependymome. Unabhängig vom Grading (also auch bei niedriggradigen intramedullären Astrozytomen) findet sich meist eine starke Kontrastmittelanreicherung. Das Tumorgewebe geht jedoch oft über den anreichernden Bezirk hinaus; dies macht in Verbindung mit dem diffus infiltrierenden Wachstum eine komplette Resektion manchmal unmöglich; dennoch kann die Operation den klinischen Gesamtverlauf oft verbessern. Die Prognose ist (abhängig vom histopathologischen Grading) meist schlechter als beim Ependymom.

### 3.7.4.3 Hämangioblastome

Hämangioblastome sind mit weniger als 5% der intramedullären Tumoren vergleichsweise selten. Sie treten häufig als Manifestation im Rahmen eines Von-Hippel-Lindau-Syndroms auf und sind meist zerviko-thorakal lokalisiert.

Der MRT-Befund ist recht charakteristisch; am Rand einer zystischen Läsion mit oft großem perifokalen Ödem findet sich ein kleiner, kräftig Kontrastmittel anreichernder Tumorknoten. Die Kontrastmittelaufnahme ist bereits in der arteriellen Phase so kräftig, dass eine vaskuläre Läsion imitiert werden kann.

Therapie der Wahl ist die operative Entfernung mit Resektion des Tumornidus und Entlastung der Zyste; aufgrund der typischerweise starken Hypervaskularisation sollte eine präoperative Embolisation erwogen werden. Die Prognose ist nach vollständiger Entfernung günstig.

### 3.7.4.4 Weitere intramedulläre Tumoren

Wesentlich seltener als Astrozytome manifestieren sich *Oligodendrogliome* intramedullär. Auch *Dermoide* und *Epidermoide*, die häufiger intradural extramedullär auftreten (siehe dort) können ausnahmsweise intramedullär lokalisiert sein, dann insbesondere im Conus medullaris.

*Intramedulläre Metastasen* solider Tumoren sind sehr selten. Sie kommen beim Bronchialkarzinom, Mammakarzinom, Melanom sowie beim Kolonkarzinom und Nierenzellkarzinom vor. Auch Lymphome können intramedullär metastasieren, hier ist jedoch die Meningeosis lymphomatosa oder leucaemica (=intradural extramedulläre Lage) deutlich häufiger. Die klinische Symptomatik ist meist rasch progredient mit Schmerzen, radikulären Symptomen sowie Blasen-Mastdarm-Störungen, Spastik, Parästhesien und Paresen.

In der MRT zeigen sich spinale Metastasen in der T2-Wichtung hyper-, in der T1-Wichtung hypointens (Ausnahmen: Melanommetastasen und eingeblutete Metastasen, die durch den Melanin- bzw. Methämoglobingehalt in der T1-Wichtung hyperintens sein können). Sie sind daher schwer gegen das meist vorhandene perifokale Myelonödem abzugrenzen; hier hilft die Kontrastmittelgabe, die bei intramedullären Metastasen meist ein kräftiges Enhancement zeigt.

## Literatur

Graber JJ, Nolan CP (2010) Myelopathies in patients with cancer. Arch Neurol 67(3).
Jenis LG, Dunn EJ, An HS (1999) Metastatic disease of the cervical spine. A review. Clin Orthop 89–103.

## 3.8    Syringomyelie und Hydromyelie

*W. Nacimiento, K. Papke*

Eine Syringomyelie ist eine zystische Höhlenbildung innerhalb des Rückenmarks. In der komplexen Pathogenese der Syringomyelie spielt eine gestörte Liquorzirkulation im Bereich des Foramen magnum oder entlang des Wirbelkanals eine wesentliche Rolle. Als Ursache hierfür können Anomalien am kranio-zervikalen Übergang, spinale Tumoren oder postentzündliche bzw. posttraumatische spinale Arachnopathien zugrunde liegen.

**Klinische Symptomatik**
Typisch für die Syringomyelie ist das oben beschriebene zentromedulläre Syndrom mit der multisegmentalen dissoziierten Sensibilitätsstörung (aufgehobene oder abgeschwächte Temperatur- und Schmerzwahrnehmung bei erhaltener Berührungswahrnehmung). Initial stehen multisegmentale, häufig bilaterale Schmerzsymptome im Vordergrund. Im weiteren Verlauf kommt es durch die Hypalgesie und Thermhypästhesie zu unbemerkten Verletzungen und Verbrennungen in den betroffenen Dermatomen, insbesondere wenn das untere zervikale Rückenmark und somit die Hände betroffen sind. Bei Liquorzirkulationsstörungen am kranio-zervikalen Übergang manifestieren sich wechselnd ausgeprägte Kopfschmerzen, die insbesondere durch Valsalva-Manöver akzentuiert werden. Mit zunehmender axialer Expansion der Syringomyelie entwickelt sich eine Kompression der motorischen Kerne in den Vorderhörnern mit entsprechenden atrophischen Paresen und eine Verdrängung der langen Bahnen mit konsekutiven spastischen Paresen und querschnittförmig angeordneten Sensibilitätsstörungen unterhalb der Läsion.

Bei Erstdiagnose einer Syringomyelie ist eine Kernspintomografie der gesamten Neuro-Achse erforderlich (▶ Abb. 29), um kranio-zervikale Fehlbildungen, tumoröse Erkrankungen und Arachnopathien auszuschließen oder nachzuweisen.

Bei klinisch manifesten Syringomyelien ist eine operative Behandlung indiziert, die primär darauf abzielt, zugrunde liegende Liquorzirkulationsstörungen (z. B. durch Erweiterung des Foramen magnum bei Anomalien des kranio-zervikalen Übergangs) zu beheben. Mit solchen Maßnahmen gelingt es häufig, eine partielle Rückbildung der Syrinx herbeizuführen. In Einzelfällen muss bei expansiver Ausdehnung der Syrinx eine Syringostomie bzw. eine Fensterung in den Subarachnoidalraum erwogen werden. Bei posttraumatischer oder postentzündlicher Syringomyelie müssen Narbenstränge im Rahmen der Arachnopathie operativ gelöst werden, um die Liquorzirkulation zu verbessern.

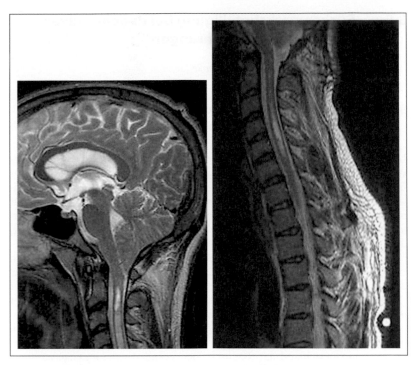

**Abb. 29:** Sagittale T2-gewichtete Darstellung einer Arnold-Chiari-Malformation mit assoziierter Syringomyelie. Die Kleinhirntonsillen sind durch das Foramen occipitale magnum nach kaudal prolabiert und führen zur Einengung desselben mit Ventralverlagerung der Medulla oblongata. Das Halsmark weist im Bereich von C 2 bis C 6 eine zentrale Höhlenbildung (Syrinx) auf

## Literatur

Schurch B (2001a) Posttraumatische Syringomyelie. In: Dietz V (Hrsg.) Klinik der Rückenmarkschädigung. Diagnose – Therapie – Rehabilitation. Stuttgart: Kohlhammer. S. 248.

# 3.9 Rückenmarksbeteiligung bei degenerativen Wirbelsäulenveränderungen

*D. Klassen, W. Nacimiento, K. Papke*

## 3.9.1 Ätiologie und Epidemiologie degenerativer Wirbelsäulenveränderungen

Degenerative Erkrankungen der Wirbelsäule stellen ein verbreitetes gesundheitliches Problem dar. Zirka 40 % der Bevölkerung westlicher Industrienationen haben mindestens einmal im Leben relevante Rückenschmerzen. Während ein lumbaler Bandscheibenvorfall nur in ca. 5 % für isolierte Rückenschmerzen verantwortlich ist, stellt er die mit Abstand häufigste Ursache für radikuläre Schmerzausstrahlung dar. Es wird geschätzt, dass 5 % aller Männer und 2,5 % aller Frauen mindestens einmal im Leben davon betroffen sind. Am häufigsten sind die Segmente LWK 4/5 und LWK 5/SWK 1 betroffen, weniger häufig die darüberliegenden Segmente der Lendenwirbelsäule.

Das Krankheitsbild tritt mit einem Maximum im mittleren Lebensalter (46–55 Jahre) auf und zeigt ein leichtes Überwiegen für die männliche Bevölkerung. Nach epidemiologischen Untersuchungen stellen Rückenleiden im weiteren Sinne 17 % der Begründungen für Rentenanträge wegen Erwerbsunfähigkeit in Deutschland dar, Bandscheibenveränderungen im engeren Sinne werden in 6 % genannt. 15 % der Arbeitsunfähigkeitstage entfallen auf Rückenleiden mit 1,4 % Bandscheibenveränderungen im engeren Sinne, wobei für beide Nennungen ein überproportionales Ansteigen in den letzten Jahren zu verzeichnen ist.

Degenerative Veränderungen der Wirbelsäule können durch unterschiedliche Pathomechanismen zu einer Einengung des Spinalkanals und/oder der Neuroforamina führen: Neben Bandscheibenvorfällen und Spondylarthrosen sind auch knöcherne Randanbauten isoliert oder in Kombination als Ursachen dieser Stenosen wirksam.

Während degenerative Veränderungen an den zervikalen und thorakalen Abschnitten der Wirbelsäule sowohl eine Myelonkompression als auch radikuläre Engen zur Folge haben können, führen spinale Engen unterhalb der Konusspitze nur zu peripheren neurologischen Ausfällen.

Aufgrund der hier größeren segmentalen Beweglichkeit treten degenerative Veränderungen der Wirbelsäule in den zervikalen und lumbalen Abschnitten in der Regel früher und ausgeprägter auf.

Mehr als die Hälfte der erwachsenen Bevölkerung erleidet zumindest einmal im Leben eine Zerviko-Brachialgie. Die Zunahme der ungünstigen Kombination von kyphotischer Zwangshaltung der HWS (Computer/Bildschirm) und Verspannung der Nackenmuskulatur (erhöhter intradiskaler Druck) lässt in Zukunft eine noch höhere Inzidenz dieses Krankheitsbildes erwarten.

Altersbedingte degenerative Veränderungen der zervikalen Bandscheiben, Gelenkfacetten und Wirbelkörper sind unaufhaltsam. Das röntgenologische Korrelat ist in 85 % der Bevölkerung im siebten Lebensjahrzehnt nachweisbar. In den meisten Fällen sind diese Befunde jedoch asymptomatisch.

Treten allerdings Beschwerden auf, ist nur in 34 % der Patienten eine Beschwerdefreiheit zu erreichen. Bei berufstätigen Patienten mit rezidivierenden Zerviko-Brachialgien können trotz umfangreicher Behandlung 23 % nicht mehr ihre Tätigkeit aufnehmen.

## 3.9.2 Spondylogene zervikale Myelopathie und Radikulopathie

Unter dem Begriff spondylogene zervikale Myelopathie versteht man eine Schädigung des zervikalen Myelons durch eine Enge des Spinalkanals, die durch degenerative Wirbelsäulenveränderungen hervorgerufen wird. Da die raumfordernden degenerativen Veränderungen nicht nur den Spinalkanal, sondern auch die Foramina betreffen können, ist die zervikale Myelopathie oft mit zervikalen Radikulopathien vergesellschaftet. Ursächlich für die mechanische Kompression von Myelon und/oder zervikalen Nervenwurzeln beim Austritt aus dem Foramen intervertebrale ist entweder der Austritt von Anteilen des Nucleus pulposus über degenerativ entstandene Risse im Anulus fibrosus (weicher Vorfall) oder die knöcherne Einengung von Spinalkanal und Foramina durch spondylophytäre Anbauten an Grund- bzw. Deckenplatten der Wirbelkörper (dorsolaterale Spondylose, harter Vorfall, Unkovertebralarthrose) oder den Facettgelenken (Facettgelenksarthrose).

Pathophysiologisch ist für die zervikale Myelopathie nicht nur die direkte mechanische Kompression des Myelons bedeutsam, sondern auch ein kompromittierter arterieller Zufluss durch Einengung spinaler Arterien und/oder eine Einschränkung des venösen Abflusses.

Begünstigende Faktoren für die Entstehung einer zervikalen Myelopathie können eine konstitutionelle spinale Enge, aber auch Traumafolgen sein.

### 3.9.2.1 Symptomatik und Verlauf

Die Symptomatik der zervikalen spinalen Enge lässt sich unterteilen in die Folgen der Myelonkompression (Myelopathie) und die oft assoziierten radikulären Symptome.

Die zervikale Myelopathie ist insbesondere charakterisiert durch eine langsam progrediente, spastische Gangstörung. Entsprechend sind die Muskeleigenreflexe an der unteren Extremität meist symmetrisch gesteigert mit teilweise unerschöpflichen Kloni, das Babinski-Zeichen ist positiv. Durch die Kompression der langen dorsalen Bahnen können zusätzlich Symptome einer spinalen Ataxie vorliegen; entsprechend können das Vibrationsempfinden sowie Tiefensensibilität und Berührungssensibilität herabgesetzt sein, während das Schmerz- und Temperaturempfinden meist nicht beeinträchtigt ist. An den unteren Extremitäten können Parästhesien auftreten (v. a. an Fußsohlen und in der Knöchelregion). Das Lhermitte'sche Zeichen (Auslösung von einschießenden Parästhesien durch passive Inklination des Kopfes) ist oft positiv. In fortgeschrittenen Stadien kommen meist Blasen- und Mastdarmstörungen hinzu.

Zusätzlich manifestieren sich in wechselnder Ausprägung zervikale Wurzelreiz- und –ausfallsymptome mit entsprechenden atrophischen Paresen und/oder Sensibilitätsstörungen, die den betroffenen Dermatomen an den oberen Extremitäten zugeordnet werden können. Die Kombination von Symptomen des zweiten Motoneurons an den oberen und des ersten Motoneurons an den unteren Extremitäten ist häufig bei der spondylogenen zervikalen Myelopathie anzutreffen; mitunter kann diese klinische Konstellation – insbesondere bei fehlenden sensiblen Ausfällen – zur Fehldiagnose einer amyotrophischen Lateralsklerose führen.

Nacken- und Schulterschmerzen, die als Zervikozephalgien auch gelegentlich in den Kopf ausstrahlen können, werden durch bestimmte Bewegungen und Stellungen der HWS ausgelöst oder verschlimmert. Infolge Herabsetzung des Muskeltonus und Ausschalten der Willkürmotorik können die Beschwerden nachts zunehmen, im Allgemeinen findet sich jedoch eine bewegungs- und belastungsabhängige Zunahme der Schmerzen. Charakteristisch sind eine Steifhaltung des Halses (z. B. hochgezogene Schultern) und eine Verspannung der Schulter-Nacken-Muskulatur mit tastbaren Myogelosen. Die Beweglichkeit der HWS ist eingeschränkt.

Durch die Kompression der Nervenwurzeln kommt es zu ausstrahlenden Schmerzen in den Arm, die durch bestimmte HWS-Bewegungen (z. B. Extension) exazerbiert und durch Ruhigstellung gelindert werden. Am häufigsten sind die Brachialgien der Wurzeln C 6 und C 7, gefolgt von C 8 und C 5.

Mit zunehmender Schwere der Wurzelkompression kommt es zu Parästhesien, Reflexausfällen, Sensibilitätsstörungen (Hypalgesie, Hypästhesie) und schließlich zu Lähmungserscheinungen.

Der Verlauf gestaltet sich oft chronisch progredient, die Symptomatik kann jedoch auch akut einsetzen oder exazerbieren. Dies weist besonders bei jüngeren Patienten auf einen zervikalen Bandscheibenvorfall hin.

Im höheren Alter, vor allem bei intermittierend-chronischem Verlauf der Symptomatik, ist eher eine knöcherne Einengung des Spinal- oder Wurzelkanals als Ursache zu vermuten.

### 3.9.2.2   Diagnostik

### 3.9.2.2.1 Klinische Untersuchung

Neben der Anamneseerfragung muss ein vollständiger klinisch-neurologischer Befund erhoben werden. Zusätzlich sollte die HWS-Beweglichkeit im Detail geprüft werden. Eine Druck- oder Klopfschmerzhaftigkeit sollte dokumentiert werden. Gegebenenfalls können Provokations- oder Entlastungstests durchgeführt werden:

- Beim Provokationstest nach Spurling führt die Extension und Kompression sowie Seitneigung der HWS zur betroffenen Seite zu verstärkten Schmerzen.

- Beim Entlastungstest wird entweder die Hand des Patienten der betroffenen Seite auf den Kopf (Schulterabduktion) geführt oder
- eine Extension der HWS durch den Untersucher durchgeführt, der sich mit beiden Ellenbogen auf den Schultern des Patienten abstützt und mit den flachen Händen den Kopf nach oben drückt.

Eine Erhebung des Reflexstatus gehört ebenso zur Untersuchung wie auch die detaillierte Einzelmuskelprüfung.

### 3.9.2.2.2 Laboruntersuchungen

Mit Hilfe einer Basislaboruntersuchung können im Rahmen der Differenzialdiagnose entzündlich oder metabolisch bedingte Krankheitsbilder bereits relativ sicher ausgeschlossen werden oder zumindest Hinweise auf andere Ursachen gefunden werden (CRP und BSG bei entzündlich-spinalen Erkrankungen, Blutzucker und HbA1c bei diabetisch bedingten Neuropathien). Die Indikation zu speziellen immunologischen Untersuchungen (z. B. Borrelienantikörper) oder einer Liquordiagnostik ergibt sich aus den differenzialdiagnostischen Überlegungen.

### 3.9.2.2.3 Bildgebende Diagnostik

Die Auswahl der Diagnostik wird durch den bisherigen Krankheitsverlauf und den aktuellen klinischen Befund bestimmt. Sowohl ein frisch aufgetretener radikulärer Befund mit Ausfallserscheinungen als auch ein therapieresistentes Schmerzsyndrom sollten durch eine *Magnetresonanztomografie (MRT)* abgeklärt werden. Erst recht gilt dies natürlich für eine neu aufgetretene oder akut exazerbierte Paraparese. Der Vorteil der MRT liegt in einer exzellenten Darstellung des Rückenmarks und der Nervenwurzelabgänge. Sie ist daher obligat zur Abklärung von Symptomen, die auf eine Rückenmarksläsion hinweisen. Ein Nachteil der MRT liegt in der manchmal schwierigen Unterscheidung von Bandscheibengewebe und Spondylophyten. Falls hier zur Operationsplanung eine Unterscheidung erforderlich ist, kann eine *Computertomografie* ergänzend erforderlich sein. Auch in Fällen, in denen die Ätiologie durch die MRT nicht zu klären ist, kann ergänzend eine CT-Untersuchung zur besseren Darstellung der knöchernen Situation im Abgangsbereich der Nervenwurzeln (Spondylophyten, Uncovertebralarthrose) sinnvoll sein. Für diagnostisch adäquate Nachverarbeitungen in sagittaler und ggf. koronarer Orientierung ist dabei eine ausreichend dünne Schichtdicke zu fordern (1 bis max. 2 mm); diese Schicktdicke ist bei der inzwischen schon weit verbreiteten Multislice-CT heute Standard. Nachteilig ist die Strahlenbelastung.

*Myelografie mit ggf. Postmyelo-CT*: Die Myelografie des zervikalen Spinalkanals ist angezeigt, wenn eine MRT nicht möglich ist (Herz-Schrittmacher, Metallimplantate) oder wenn eine MRT/CT keine ausreichend verwertbaren Ergebnisse liefert (z. B. Skoliose, Spinalkanalstenose, multisegmentale Vorfälle, Artefakte). Es sollte dann eine postmyelografische CT angeschlossen werden, die eine gute Darstellung der Kompression des Rückenmarks und/ oder Nervenwurzeln ermöglicht.

*Natives Röntgen* in 4 Ebenen, ggf. mit Funktionsaufnahmen in Flexion und Extension:

Der Wert der Röntgennativdiagnostik hat mit der zunehmenden Qualitätsverbesserung von Schnittbildverfahren (CT, MRT) an Bedeutung verloren. Nachteilig ist die nur mangelhafte Darstellung von Weichteilen und die projektionsbedingte Verzerrung bzw. Überlagerung von anatomischen Strukturen. Zum Ausschluss von Frakturen, zur Quantifizierung einer eventuellen Spondylolisthesis, zur Erkennung von Wirbelanomalien besitzt die Röntgendiagnostik jedoch weiterhin ihren Stellenwert. Eine Einengung der Foramina intervertebralia durch degenerativ bedingte, knöcherne Anbauten (Spondylosen) lässt sich am besten in den Schrägaufnahmen erkennen. Bei der klinischen Einordnung ist jedoch zu beachten, dass auch ausgeprägte degenerative Veränderungen nicht in jedem Fall eine Symptomatik zur Folge haben.

Die Funktionsaufnahmen (in Inklination und Reklination) dienen zum Erkennen einer segmentalen Blockade der Beweglichkeit (Hinweis auf evtl. Bandscheibenvorfall) oder einer Hypermobilität, die auch an der Halswirbelsäule im Rahmen degenerativer Veränderungen vorkommt. Die native Röntgendiagnostik ergibt in vielen Fällen Hinweise auf die Differenzialdiagnosen, z. B. rheumatologische, infektiöse oder neoplastische Erkrankungen.

**Elektrophysiologische Untersuchungen**

Die Elektromyografie wird bei zervikalen Wurzelkompressionen im Allgemeinen zur Bestätigung der segmentalen Zuordnung eingesetzt; die Ergebnisse sind jedoch erst 14 Tage nach Beginn der Symptomatik aussagekräftig. Elektroneuro- und -myografische Analysen eignen sich insbesondere zur differenzialdiagnostischen Abgrenzung einer Plexusläsion (z. B. Thoracic-outlet-Syndrom) und zum Ausschluss oder Nachweis peripherer Nervenkompressionssyndrome (z. B. Karpaltunnelsyndrom, Sulcus-ulnaris-Syndrom).

Durch motorisch- und somato-sensibel-evozierte Potenziale (MEP und SEP) kann die Funktion der langen Rückenmarksbahnen überprüft werden. Erfahrungsgemäß sind bei den älteren Patienten mit spondylogener zervikaler Myelopathie die SEP wenig aussagekräftig, wenn zusätzlich eine Polyneuropathie vorliegt. Die MEP können bei mäßig ausgeprägter zervikaler Myelopathie noch unauffällig sein, auch wenn an den unteren Extremitäten eindeutige klinische Symptome der Spastik vorhanden sind. Deshalb sollte die Relevanz der evozierten Potenziale nicht überbewertet werden, wenn es darum geht, das Ausmaß der Myelopathie zu beurteilen.

### 3.9.2.2.4 Differenzialdiagnosen

Die Differenzialdiagnosen des zervikalen Wurzelkompressionssyndroms sind in Tabelle 15 aufgelistet. Die vertebragenen Differenzialdiagnosen lassen sich im Allgemeinen durch die bildgebende Diagnostik der Wirbelsäule erkennen. Insbesondere bei den Schnittbildverfahren sollte aber darauf geachtet werden, dass ein ausreichender Wirbelsäulenabschnitt untersucht wird. Im Falle einer negativen bildgebenden Diagnostik sollte bei persistierenden Beschwer-

**Tab. 15:** Differenzialdiagnosen des zervikalen Wurzelkompressionssyndroms

- Arteriovenöse Malformationen, z.B. spinale durale AV-Fistel
- Wirbelsäulenfrakturen (traumatisch, osteoporotisch)
- Stenosen der zervikalen Wirbelsäule mit Myelopathie
- Spinale Tumoren
- Syringomyelie
- Intraspinale Blutungen
- Entzündungen (Spondylodiszitis, epiduraler Abszess, Borreliose)
- Spondylitis ankylosans (M. Bechterew)
- Plexusaffektionen
- Tendopathien
- Periphere arterielle Verschlusskrankheit
- Dissektion der A. vertebralis
- Kompartmentsyndrom
- Periphere Nervenkompressionssyndrome
- Metabolische Neuropathien
- Myopathien

den auch eine extravertebrale Ursache in Betracht gezogen und eine entsprechende darauf abgezielte Abklärung veranlasst werden.

### 3.9.2.3 Therapie

Eine symptomatische Myelonkompression stellt eine absolute OP-Indikation dar. Die Therapie des zervikalen Wurzelkompressionssyndroms kann operativ oder konservativ sein. Akute, signifikante oder progrediente Paresen (KG 3/5 oder schlechter) stellen eine dringliche Operationsindikation dar, auch wenn es derzeit keine Studien gibt, die diese Aussage stützen oder widerlegen. Bei massiven radikulären Schmerzen, die kurzfristig nicht durch Analgetika beeinflussbar sind, und einem adäquaten Befund in der Bildgebung ist ebenfalls ein frühes operatives Vorgehen gerechtfertigt.

### 3.9.2.3.1 Konservative Therapie

Patienten, bei denen ein akuter Bandscheibenvorfall eine rasch progrediente Lähmung verursacht, sind eher selten, sodass in den meisten Fällen primär eine konservative Therapie begonnen wird. Deren Aufgabe besteht darin, den akuten oder chronischen Schmerzzustand und dessen Folgeerscheinungen zu lindern.

Aufgrund der vielfältigen konservativen Therapieanwendungen kann kein »Goldstandard« benannt werden. Grundsätzlich sollte zuerst eine Schmerzlinderung erfolgen und dann eine Normalisierung der Funktion der Nacken-Schultermuskulatur angeschlossen werden.

Die *Schmerzlinderung* kann durch eine Kombination folgender Maßnahmen erzielt werden:

- *initiale kurzfristige Ruhigstellung der HWS* in Neutral- oder leicht anteflektierter Stellung (Erweiterung der Foramina intervertebralia) mittels weicher Halskrause (Tag und Nacht) über maximal vier bis fünf Tage; die längerfristige Anwendung einer solchen Halskrause ist kontraproduktiv, sie verursacht eine Inaktivitätsatrophie der Nackenmuskulatur und dadurch mittelfristig eine Zunahme der Schmerzen. Bei exzessiven Schmerzen können 48 Stunden Bettruhe (Entlastung der HWS von dem Gewicht des Kopfes) erforderlich sein.
- *Wärme* (Fango-, Moorpackungen, Wärmflasche, Rotlicht) bewirkt eine lokale Hyperämie und eine Lockerung der verspannten Schulter-Nacken-Muskulatur.
- *Medikamente*: Nichtsteroidale Antiphlogistika und Analgetika zur Schmerzlinderung. Muskelrelaxanzien führen oft zu einer besseren Schlafqualität (nächtliche Exazerbation der Zervikobrachialgie!).
- CT-gesteuerte *Infiltrationen* der zervikalen Gelenkfacetten und/oder Nervenwurzelblockade (periradikuläre Therapie, PRT). Bei dieser Intervention wird eine Mischung von Lokalanästhetikum und kristallinem Steroidpräparat gezielt injiziert. Die Risiken (Punktion der Arteria vertebralis, intrathekale Punktion mit Verletzung des Myelons, paravertebraler Abszess) dieser Therapieoption sind nicht zu vernachlässigen; die Indikation sollte daher sehr sorgfältig und kritisch geprüft werden.

*Funktionelle Normalisierung* der Nacken-Schulter-Muskulatur

- Zur aktiven Mitarbeit ist es vorteilhaft, wenn der Patient weitgehend schmerzfrei und motiviert ist.
- *Passive Anwendungen*: Massagen (Streich- und Knetmassagen). Bindegewebsmassagen bei chronisch rezidivierendem Zervikalsyndrom.
- *Aktive Maßnahmen*: Isometrische Spannungsübungen, um die Belastbarkeit der Nackenmuskulatur zu verbessern.

### 3.9.2.3.2 Operative Therapie

In Bezug auf die Kompression des Myelons besteht Konsens darüber, dass bei eindeutigen klinischen Symptomen der zervikalen Myelopathie und kernspintomografischem Nachweis eines myelopathischen Herdes die operative Dekompression indiziert ist. Bei zervikalen Spinalkanalstenosen mit beginnender Verdrängung des Rückenmarks und noch fehlendem Nachweis eines myelopathischen Herdes wird die Operationsindikation allerdings kontrovers diskutiert. Dabei ist zu berücksichtigen, dass der geringgradige Parenchymschaden bei beginnender Kompression des Myelons mit der konventionellen Kernspintomgrafie nicht erfasst werden kann. Neuere Untersuchungen weisen darauf hin, dass durch MR-Spektroskopie oder Diffusion Tensor Imaging-MRT (DTI-MR) subtile Gewebsschädigungen bei leichter Kompression bzw. Verdrängung des Myelons detektiert werden können, auch wenn die klinischen Symptome noch sehr diskret oder noch gar nicht vorhanden sind. Der klinische Langzeitverlauf kann recht günstig sein, so dass viele Neurochirurgen in dieser Konstellation von einer operativen Dekompresion abraten. Allerdings muss berücksichtigt werden, dass eine blande Verletzung (z. B. Sturz oder Schleudertrauma) bei einer vorbestehenden zervikalen Spinalkanalstenose zu einem akuten Kompressionstrauma des Rückenmarks und damit zu einem gravierenden Querschnittsyndrom führen kann. Wir empfehlen deshalb die »prophylaktische« operative Dekompression bei beginnender Myelonkompression, auch wenn noch keine oder sehr geringe klinische Symptome vorhanden sind und eine myelopathische Läsion im MRT (noch) nicht nachgewiesen werden kann. Allerdings muss bei der Aufklärung die relative Operationsindikation ausführlich erläutert werden.

Die operative Behandlung der zervikalen Wurzelkompression kann über die bereits erwähnten Notfallindikationen hinaus bei eindeutiger Korrelation zwischen klinischem Befund und Bildgebung in folgenden Fällen empfohlen werden:

- Therapieresistente radikuläre Schmerzen trotz intensiver konservativer Maßnahmen über mehr als zwei Wochen
- Progrediente segmentale Paresen, die der komprimierten Wurzel zugeordnet werden können
- Persistierende neurologische Ausfälle mit radikulären Schmerzen

**Folgende operative Verfahren kommen gegenwärtig zum Einsatz:**
*Offene Diskektomie mit interkorporaler Spondylodese in mikrochirurgischer Technik über anterolateralen Zugang*: Diese etablierte Technik gewährleistet eine übersichtliche ventrale Dekompression der komprimierten Nervenwurzel, sowohl im Falle eines frischen Bandscheibenvorfalles als auch bei einer spondylogenen Kompression.

Die interkorporale Spondylodese erfolgt mit einem zylindrischen (Cloward) oder mit einem hufeisenförmigen Dübel (Robinson-Smith), der aus dem Beckenkamm entnommen wird. Dieses bedingt in etwa 15–20 % der Patienten Nebenwirkungen (anhaltende postoperative lokale Schmerzen, Missempfindungen) oder Komplikationen (Fraktur des Spina iliaca anterior superior, Abszess, Hämatom).

Als Ersatzmaterial werden Polymethylmetacrylat und im Laufe der letzten 5 Jahre Dübel aus Titan oder Kunststoff eingesetzt. Bei äquivalenten klinischen Ergebnissen wird hierdurch die Morbidität der Spanentnahme vermieden und somit eine schnellere Mobilisierung des Patienten ermöglicht. Eine zusätzliche Plattenosteosynthese ist. u. U. im Falle einer segmentalen Instabilität oder zur Wiederherstellung der Lordose indiziert. Einige Operateure stabilisieren grundsätzlich den fusionierten Bereich.

Unter bestimmten Voraussetzungen kann die Diskektomie auch ohne Spondylodese durchgeführt werden. In 70 % der Fälle erfolgt danach eine Spontanfusion. Eine segmentale Fusion, insbesonders bei jüngeren Patienten, bewirkt jedoch eine mechanische Überlastung der benachbarten Bandscheiben. Über ein Jahrzehnt führt dies bei 25 % der Patienten zur Notwendigkeit eines zweiten Eingriffes. Um diesem Phänomen entgegenzusteuern, sind vor wenigen Jahren alternative Operationsverfahren entwickelt worden, die die

Beweglichkeit des operierten Segmentes erhalten. Langzeitergebnisse stehen dabei jedoch noch aus.

*Anteriore zervikale Foraminotomie*: Über einen anterolateralen Zugang wird in mikrochirurgischer Technik lediglich das laterale Viertel der zervikalen Bandscheibe entfernt, der Wurzelkanal aufgefräst und die Nervenwurzel dekomprimiert. Einschränkend muss angemerkt werden, dass die mit dieser Methode operierte und veröffentlichte Patientenzahl mit weniger als 100 Fällen noch gering ist und daher keine endgültige Bewertung erfolgen kann.

*Perkutane Nukleotomie bei nichtsequestrierten Vorfällen*: In endoskopischer Technik werden Anteile des Gallertkernes entfernt. Dies bewirkt eine innere Entlastung der Bandscheibe.

*Bandscheibenprothese (non-fusion-technology)*: Nach mikrochirurgischer Diskektomie wird anstatt eines Dübels ein künstliches Gelenk implantiert; Langzeitergebnisse stehen noch aus. Insbesondere die Häufigkeit von Zweiteingriffen (wegen Implantatbruch oder -lockerung) lässt sich derzeit nicht abschätzen.

*Dorsale Foraminotomie (nach Frykholm)*: Befinden sich der weiche Bandscheibenvorfall oder der knöcherne Sporn lateral des Duralsackes, empfiehlt sich die Dekompression der Nervenwurzel über einen dorsalen Zugang.

### 3.9.2.4   Behandlungsergebnisse

Eine Metaanalyse mit dem Vergleich operativer und konservativer Behandlungskonzepte kam aufgrund der geringen Fallzahl zu keiner verlässlichen evidenzbasierten Aussage. Für das zervikale Wurzelkompressionssyndrom liegt nur eine randomisierte und kontrollierte Studie mit 81 Patienten vor. Drei Monate nach Behandlung wiesen die operierten Patienten ein besseres Ergebnis auf, jedoch war ein Jahr nach Behandlung kein Unterschied mehr zu erkennen.

### 3.9.2.5   Nachsorge

Nach erfolgreicher konservativer oder operativer Therapie ist meistens eine Kräftigung der Schulter-Nacken-Muskulatur indiziert, insbesondere, wenn zuvor eine Halskrause getragen wurde. Isometrische Spannungsübungen werden unter krankengymnastischer Anleitung erlernt und anschließend von den Patienten täglich selbstständig durchgeführt. Die Effektivität des isometrischen Muskeltrainings ist belegt.

### 3.9.3   Degenerativ bedingte thorakale spinale Enge

Aufgrund der geringen Beweglichkeit der einzelnen Bewegungssegmente ist die thorakale Wirbelsäule weitaus weniger von Verschleißerscheinungen betroffen als die zervikale und lumbale Wirbelsäule. Dennoch kann es auch an der BWS zu einer Kompression des Myelons durch spinal stenosierende Veränderungen kommen, insbesondere durch Bandscheibenvorfälle. Dabei ist zu berücksichtigen, dass das thorakale Myelon an den starren Ligamenta denticulata beidseits lateral im Wirbelkanal fixiert ist. Weil das Rückenmark hierdurch nicht nach dorsal ausweichen kann, können relativ umschriebene thorakale Bandscheibenvorfälle zu einer klinisch relevanten Myelonkompression führen, obwohl dorsal des Rückenmarks noch genügend Liquorraum vorhanden ist. Bei entsprechender klinischer Symptomatik muss deshalb in der Kernspintomografie sowohl in den sagittalen als auch in den axialen Darstellungen sorgfältig überprüft werden, ob und in welchem Umfang eine ventrale Impression des Myelons liegt, auch wenn der Wirbelkanal ausreichend weit erscheint (▶Abb. 30). Derartige klinisch-relevante Bandscheibenvorfälle sollten operativ behandelt werden; hierfür ist heute die endoskopische Technik Verfahren der Wahl.

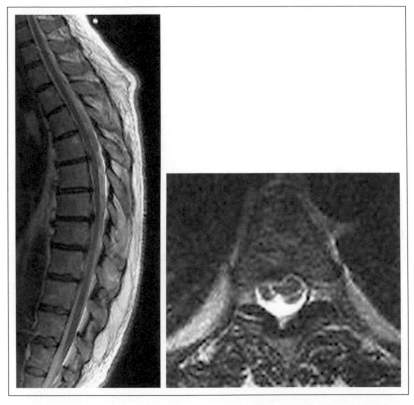

**Abb. 30:** Sagittale und axiale Darstellung eines thorakalen Bandscheibenvorfalls. Obwohl noch genügend Liquorraum an der Dorsalseite vorhanden ist, kann das Rückenmark aufgrund der Fixierung an den Ligamenta denticulata nicht nach hinten ausweichen; konsekutiv kommt es zu einer Impression des Myelons.

## 3.9.4    Degenerative Veränderungen der LWS

Die degenerativen Veränderungen der LWS umfassen eine Vielzahl von Prozessen, die einzeln oder in Kombination zu einer Stenosierung des Spinalkanals und/oder der Neuroforamina führen können. Hierzu gehören:

- Vorwölbungen der Bandscheiben durch strukturelle Schwäche des Anulus fibrosus (Bandscheibenprotrusion)
- Vorfälle von Bandscheibenmaterial aus dem Nucleus pulposus durch Risse im Anulus fibrosus (Bandscheibenprolaps)
- Ossäre Abstützungsreaktionen an den Grund- und Deckplatten der Wirbelkörper (sog. Spondylophyten)
- Ligamentäre Verdickungen (insbesondere Hypertrophie der Ligamenta flava, die den Spinalkanal dorsolateral begrenzen)
- Verschleißerscheinungen an den Facettgelenken (sog. Spondylarthrose) mit hypertrophischen ossären Anbauten
- Zystische degenerative Veränderungen der Facettgelenke, die als Synovialzysten zu einer Einengung des Spinalkanals von dorsolateral führen können

Die resultierende spinale Enge kann mehr zentral oder mehr lateral sein. Bei der zentralen Stenose kommt es zu einer Einengung der Cauda equina, bei der lateralen Stenose zu einer Einengung des knöchernen Rezessus oder des Neuroforamens mit konsekutiver Wurzelkompression. Große laterale Bandscheibenvorfälle können auch außerhalb des Neuroforamens zu einer (lateralen) radikulären Kompression führen.

Begünstigend für das degenerativ bedingte Auftreten einer klinisch relevanten lumbalen Stenose ist eine vorbestehende konstitutionelle Enge des lumbalen Spinalkanals.

### 3.9.4.1    Lumbale Spinalkanalstenose

Unter Spinalkanalstenose wird die umschriebene knöcherne und/oder ligamentäre Einengung des Spinakanals verstanden, die mit einem klinischen Beschwerdekomplex aus lumbalen Rückenschmerzen und belastungsabhängigen Schmerzen in den Beinen vergesellschaftet ist, wobei häufig eine pseudoradikuläre Schmerzausstrahlung zu verzeichnen ist. Dieses Beschwerdebild wird als Claudicatio spinalis bezeichnet; pathophysiologisch spielt neben der mechanischen Kompression auch eine belastungsabhängige relative Minderperfusion der Cauda equina eine Rolle.

Neben den bereits genannten stenosierenden Mechanismen der degenerativen Wirbelsäulenveränderungen hat die Spondylolisthesis eine besondere Bedeutung in der Entstehung der lumbalen Stenose. Wichtig ist hierbei jedoch die Unterscheidung zwischen der (sog. Pseudo-)Sondylolisthesis, die durch Verschleiß der Facettgelenke entsteht, und der »echten« Spondylolisthesis, die durch eine Spondylolyse in den Interartikularportionen der Wirbel hervorgerufen wird. Eine Stenosierung des Spinalkanals tritt nur bei der durch Degeneration der Facettgelenke verursachten Spondylolisthese auf.

> **Merke**
> »Echte« Spondylolisthese durch Spondylolyse: *Weiter* Spinalkanal (jedoch foraminäre Engen durch Bandscheibenprotrusionen möglich).
> (Pseudo-)Spondylolisthesis durch Facettgelenksarthrose: *Enger* Spinalkanal.

Die Symptomatik der lumbalen Spinalkanalstenose besteht aus Lumbago und typischerweise einer belastungsabhängigen pseudoradikulären oder radikulären Schmerzausstrahlung (Claudicatio spinalis). Mit zunehmender Einengung des Spinalkanals kann es auch zu Paresen und Sensibilitätsstörungen kommen, die im fortgeschrittenen Stadium permanent werden können. Die Gehstrecke der Patienten ist stark eingeschränkt. Charakteristischerweise bilden sich die Beschwerden beim Stehen mit vornübergebeugtem Oberkörper oder beim Sitzen zurück. Da erst im fortgeschrittenen Stadium neurologische Ausfälle auftreten, ist die klinische Untersuchung der Patienten in Ruhe größtenteils unauffällig. Eventuell besteht ein Reklinationsschmerz.

Die Inzidenz wird mit ca. 5/100.000 Einwohner angegeben. Etwa ein Drittel der Patienten, die einen Spezialisten wegen Rückenschmerzen aufsuchen, haben eine Spinalkanalstenose.

### 3.9.4.2 Lumbaler Bandscheibenvorfall

Degenerative Vorgänge im Anulus fibrosus ermöglichen den Austritt von Nucleus pulposus-Gewebe. Dieses kann in den Spinalkanal, in das Neuroforamen oder in den Wirbelkörper eindringen.

Bei einem lumbalen Bandscheibenvorfall treten in der Regel sowohl lokale als auch radikuläre Symptome auf.

Das Lokalsyndrom, auch Lumbago genannt, besteht aus Rückenschmerzen. Es findet sich häufig auch ein Muskelhartspann der Rückenmuskulatur mit begleitender Druck- und Klopfschmerzhaftigkeit. Die Lendenwirbelsäule ist in ihrer Beweglichkeit eingeschränkt. Das Lokalsyndrom tritt vor allem bei großen, medial gelegenen Bandscheibenvorfällen auf und wird in erster Linie duch die Irritation des hinteren Längsbandes hervorgerufen. Auch bei fehlenden radikulären Symptomen können die bewegungs- und belastungsabhängigen Schmerzen sehr heftig sein.

Bei weit lateral gelegenen Bandscheibenvorfällen kann die Lumbago gänzlich fehlen und der radikuläre Schmerz im Vordergrund stehen.

Das radikuläre Schmerzsyndrom (Ischialgie) tritt klassischerweise mit einschießenden Schmerzen, begleitet mit Kribbelparästhesien im entsprechenden Dermatom auf. Typischerweise ist ein Nervendehnungsschmerz (Lasègue, Bragard, Femoralisdehungsschmerz) auslösbar.

Bei andauernder Kompression neuraler Strukturen kommt es zu Ausfallerscheinungen. Diese können als Sensibilitätsstörungen, Reflexausfälle und letztlich Lähmungserscheinungen auftreten.

Beim Kaudasyndrom (Kompression der gesamten Cauda equina durch einen medianen Massenvorfall) treten Blasen- und Mastdarmstörungen sowie Sensibilitätsstörungen im Anogenitalbereich und auf der Innenseite der Oberschenkel (Reithose) auf. Ferner kann es zu Störungen der Sexualfunktion kommen.

Eine Besonderheit ist der drohende »Nervenwurzeltod« mit rascher Abnahme der Ischialgien und gleichzeitigem hochgradigen oder kompletten Ausfall der motorischen und sensiblen Nervenwurzelfunktionen. Diese Besonderheit muss bei der Durchführung von konservativen Maßnahmen bedacht werden, da bei Besserung der Schmerzen hochgradige und vor allem irreversible Lähmungserscheinungen übersehen werden können.

Der lumbale Bandscheibenvorfall geht gelegentlich mit einer Spondylolisthesis und/oder einer Lumbalkanalstenose einher. Die sorgfältige klinisch-neurologische Untersuchung und entsprechende Schnittbilddiagnostik (s. o.) erlauben in der Regel, diese auszuschließen oder nachzuweisen.

### 3.9.4.3 Diagnostik

### 3.9.4.3.1 Klinische Untersuchung

Neben der Anamneseerfragung gehört die komplette klinisch-neurologische Untersuchung zur Standarderhebung. Hier müssen Gang- und Standprüfungen, Beweglichkeitsprüfungen der Wirbelsäule und Suche nach Nervendehnungsschmerz durchgeführt werden. Die Prüfung der Muskeleigenreflexe und dermatombezogene Sensibilitätsprüfung vervollständigen die klinische Untersuchung.

Bei Vorliegen eines Kaudasyndroms sollte die Blasenfunktionsstörung zumindest durch Messung des Restharns (Katheter, Sonografie) objektiviert werden; außerdem muss der Sphinktertonus geprüft werden. In Tabelle 16 sind die häufigsten Leitsymptome zusammengefasst.

**Tab. 16:** Leitsymptome bei lumbalen Wurzelsyndromen

| Segment | Peripheres Schmerz- und Hypästhesiefeld | Motorische Störung (Kennmuskel) | Reflexab-schwächung | Nervendeh-nungsschmerz |
|---------|------------------------------------------|----------------------------------|---------------------|------------------------|
| L 1 bzw. L 2 | Leistengegend | Iliopsoas | | Femoralis-Dehnungsschmerz |
| L 3 | Vorderaußenseite Oberschenkel | Iliopsoas, Quadrizeps | Patellarsehnenreflex | Femoralis-Dehnungsschmerz |
| L 4 | Vorderaußenseite Oberschenkel, Innenseite Unterschenkel und Fuß | Quadrizeps | Patellarsehnenreflex | Positives Lasègue-Zeichen, Femoralis-Dehnungsschmerz |

**Tab. 16:** Leitsymptome bei lumbalen Wurzelsyndromen

| Segment | Peripheres Schmerz- und Hypästhesiefeld | Motorische Störung (Kennmuskel) | Reflexab-schwächung | Nervendeh-nungsschmerz |
|---------|------------------------------------------|----------------------------------|---------------------|------------------------|
| L 5 | Außenseite Unterschenkel, medialer Fußrücken, Groß-zehe | Extensor hallucis longus | Tibialis-posterior-Reflex | Positives Lasè-gue-Zeichen |
| S 1 | Hinterseite Unter-schenkel, Ferse, Fußaußenrand, 3.–5. Zehe | Trizeps surae | Achillesseh-nenreflex | Positives Lasè-gue-Zeichen |

### 3.9.4.3.2 Bildgebende Diagnostik

Sowohl die chronischen lumbalen Schmerzsyndrome als auch frisch aufgetre-tene radikuläre Befunde mit Ausfallerscheinungen sollten durch ein Schnitt-bildverfahren (vorzugsweise MRT) abgeklärt werden.

*MRT*: Sie ist das führende Untersuchungsverfahren in der Abklärung de-generativer Wirbelsäulenveränderungen und ihrer neurologischen Folgen. Sie bietet den Vorteil, dass nicht nur die Strukturen der Wirbelsäule, son-dern auch der Konus und die Wurzelfasern mit hoher Auflösung und hohem Weichteilkontrast dargestellt werden können. Auch entzündliche Erkrankun-gen der Wirbelsäule (Spondylitis oder Spondylodiszitis) und nicht vertebrale Ursachen einer Lumbago wie z. B. ein Psoashämatom oder -Abszess lassen sich hierdurch zuverlässig nachweisen.

Einschränkungen ergeben sich postoperativ bei Vorliegen metallischer Im-plantate.

Die *CT* der LWS wird heute aufgrund des technologischen Fortschrit-tes der letzten Jahre in der Regel als Multislice-CT durchgeführt mit der Möglichkeit, aus den dünnschichtigen Quellbildern sagittale Rekonstruk-tion in adäquater Qualität zu erstellen. Falls aufgrund einer typischen, akut aufgetretenen mono- oder oligoradikulären Symptomatik der Ver-dacht auf einen akuten Bandscheibenvorfall besteht, kann die CT zur Si-cherung der Diagnose und zur Indikationsstellung und Planung der Ope-ration ausreichen. Bei Diskrepanzen zwischen einem negativen oder zweifelhaften CT-Befund und deutlichen klinischen Symptomen einer Wur-zel- oder Kaudaläsion sollte immer einer MRT-Untersuchung durchge-führt werden und differenzialdiagnostisch eine entzündliche Genese erwo-gen werden.

Im Vergleich zur MRT bietet die CT eine bessere Darstellung der knöcher-nen Strukturen; so ist eine Beurteilung der Festigkeit des Knochens (z. B. in Bezug auf den Halt von einzubringenden Schrauben vor einer operative Sta-bilisierung) nur mit der CT möglich.

Die *Myelografie* bietet den ergänzenden Vorteil gegenüber der Schnittbilddiagnostik, dass diese Untersuchung in Funktionsstellungen durchgeführt werden kann. Wenn eine Operation indiziert ist, kann sie in Kombination mit einer postmyelografischen Computertomografie eine wichtige Rolle in der exakten Planung des chirurgischen Eingriffes spielen.

Als invasives Verfahren kommt die Myelografie sonst lediglich dann zur Anwendung, wenn eine MRT-Untersuchung nicht möglich ist (z. B. Herzschrittmacher, Metallimplantate) oder keine verwertbaren Ergebnisse in den vorherigen Verfahren zustande kommen. Für spezielle Fragestellungen ist die Funktionsmyelografie sinnvoll.

*Natives Röntgen*: Durch die zunehmende Verbesserung der Schnittbildverfahren hat das Nativröntgen an Bedeutung verloren. Es ist weiter sinnvoll zum Ausschluss von Frakturen oder zur Prüfung der Hypermobilität eines Segmentes.

---

**Merke**

Insbesondere bei älteren Patienten zeigen sich bildgebend häufig auch asymptomatische Bandscheibenvorfälle. Die korrekte Zuordnung klinischer Befunde zu morphologischen Veränderungen ist daher besonders wichtig für die adäquate Indikationsstellung insbesondere zu operativen Eingriffen. Hierbei sind Segmentierungsanomalien (4- oder 6-gliedrige LWS) besonders zu beachten.

Das Ausmaß bildgebend fassbarer degenerativer Veränderungen korreliert nicht mit dem der Schwere von Symptomen!

---

### 3.9.4.3.3 Elektrophysiologie

Der Stellenwert der Elektrophysiologie liegt vor allem in der Objektivierung der angegebenen motorischen Symptome, in der genauen segmentalen Zuordnung sowie in der Unterscheidung chronischer und akuter neurogener Wurzelschädigungen; bisweilen werden auch subklinische Läsionen detektiert. Vor allem ist sie wichtig zum Ausschluss oder Nachweis einer Myopathie oder Polyneuropathie.

### 3.9.4.4    Differenzialdiagnosen

Bei der Differenzialdiagnostik von degenerativ bedingten spinalen Erkrankungen ist zu berücksichtigen, dass Spinalkanalstenosen und foraminale Engen sowie akute Bandscheibenvorfälle kombiniert auftreten können; die klinischen Symptome können sich dementsprechend überlappen.

Zum anderen ist aufgrund der oft vieldeutigen Symptomatik, mit denen sich degenerative Wirbelsäulenveränderungen und ihre neurologischen Folgen präsentieren können, eine Vielzahl von Differenzialdiagnosen in Betracht zu ziehen. Diese sind in Tabelle 17 aufgeführt.

**Tab. 17:** Differenzialdiagnosen des lumbalen Bandscheibenvorfalls

- Lumbale Spinalkanalstenose
- Spondylolisthese
- Wirbelsäulenfrakturen (traumatisch, osteoporotisch)
- Stenosen der zervikalen und thorakalen Wirbelsäule mit Myelopathie
- Spinale Tumoren
- Syringomyelie
- Arteriovenöse Malformationen, spinale durale AV-Fisteln
- Intraspinale Blutungen
- Spondylitis ankylosans (M. Bechterew)
- Entzündungen (Spondylodiszitis, epiduraler Abszess, Borreliose)
- Affektionen des Plexus lumbosacralis
- Arthrose des Iliosakalgelenkes
- Hüftarthrose
- Tendopathien
- Periphere arterielle Verschlusskrankheit
- Bauchaortenaneurysma
- Kompartmentsyndrom
- Mechanische und metabolische Neuropathien (z. B. Peronaeusparese, Polyneuropathie)
- Myopathien

### 3.9.4.5 Therapie

#### 3.9.4.5.1 Lumbale Spinalkanalstenose

*Konservative Therapie*: Die symptomatische Behandlung mit oralen Analgetika wirkt meist nur zeitlich begrenzt. In die gleiche Richtung zielt die CT-gesteuerte Infiltration mit Lokalanästhetika und Kortikoiden, die an die verdickten kleinen Wirbelgelenke (Facetteninfiltration), epidural oder periradikulär appliziert werden. Zusätzlich soll die Gabe von nichtsteroidalen Antiphlogistika eine partielle Rückbildung der Gewebsveränderungen bewirken. Als weitere Maßnahmen kommen Akupunktur, das Tragen eines Stützkorsetts, die manuelle oder pysikalische Therapie sowie die periphere Stimulation von Nerven, Muskeln oder Haut (sog. TENS-Geräte) zur Anwendung.

*Operative Behandlung*: Üblicherweise werden Patienten im fortgeschrittenen Stadium ihrer Erkrankung operativ behandelt, möglichst vor dem Auftreten irreversibler neurologischer Ausfälle, da die natürliche Entwicklung der Spinalkanalstenose progredient ist. Ziel der operativen Behandlung ist eine suffiziente Dekompression der neuralen Strukturen. Diese kann in aller Regel mit Anwendung moderner minimalinvasiver Verfahren erreicht werden. Die unilaterale interlaminäre Fensterung mit bilateraler Dekompression (Undercutting) hat sich als das gängigste Verfahren etabliert und reicht meist aus, um einen klinischen Erfolg zu sichern.

Die Instrumentation der Wirbelsäule nach ausgiebigen Dekompressionen des Spinalkanals bleibt dagegen Rezidiveingriffen oder Spondylolisthesen vorbehalten. Der zu frühzeitige Einsatz aufwändiger instrumentierter Eingriffe ist abzulehnen, da es hierbei in vielen Fällen zu chronischen irreversibeln Schmerzsyndromen kommt.

Ein neuartiges operatives Behandlungsverfahren besteht in der Implantation eines interspinösen Distraktionssystemes. Durch die Aufweitung des interspinösen Abstandes soll eine Straffung der Ligamenta flava erfolgen und somit mehr Platz im Spinalkanal entstehen. Die langfristigen Ergebnisse dieses Verfahrens, das oft auch mit einer unilateralen Dekompression kombiniert wird, stehen noch aus.

### 3.9.4.5.2 Lumbaler Bandscheibenvorfall

Etwa 80 % der symptomatischen Bandscheibenvorfälle können durch konservative Therapie kontrolliert werden.

- *Bettruhe*: Kann in der Akutphase Linderung bringen, vor allem in Stufenbettlagerung zur Entlordosierung der Wirbelsäule.
- *Wärmeanwendung*: In Form von Fango- und Moorpackungen, Wärmflasche und Rotlicht bewirkt eine Lockerung der verspannten Muskulatur.
- *Medikamentöse Therapie*: Mit Analgetika, kombiniert mit steroidalen und nichtsteroidalen Antiphlogistika. Myotonolytika können bei vorliegendem Muskelhartspann hilfreich sein.
- *Funktionelle Normalisierung der Rückenmuskulatur*: Sowohl passive Anwendung mit Massagen und aktive Anwendung mit Entspannungsübungen, Bewegungstherapie im warmen Wasser, Physiotherapie mit besonderer Betonung auf isometrische Übungen; diese Maßnahmen dürfen jedoch keine zusätzlichen Schmerzen verursachen und müssen deshalb besonders behutsam eingeleitet werden.
- *Facettenblockade*: Mit der bildgebend gesteuerten (Durchleuchtung oder CT) Applikation von Steroiden und Lokalanästhetika lässt sich der lokale Rückenschmerz lindern.
- *Periradikuläre Therapie (PRT)*: Ziel der PRT ist die Applikation schmerzstillender und antiphlogistischer Medikamente im direkten Umfeld der betroffenen Wurzel. Sie ist besonders geeignet bei Bandscheibenvorfällen mit führender sensibler Reizsymptomatik ohne motorische Ausfälle. Dies kann zur Unterstützung der konventionellen Verfahren hilfreich sein, um den Circulus vitiosus aus lokaler Gewebeschwellung, radikulärer Drucksymptomatik, Schmerzen, Muskelverspannungen mit hieraus ebenfalls resultierenden Schmerzen zu durchbrechen. Durch das CT-gesteuerte Verfahren lassen sich die Wirksubstanzen gezielt an der betroffenen Wurzel applizieren. Hieraus lässt sich in Fällen mit unklarer Segmentzuordnung der Reizsymptome auch ein diagnostischer Nutzen ziehen: Die probatorische Applikation eines Lokalanästhetikums an

einer Wurzel kann dann zeigen, ob diese mit für die Symptomatik verantwortlich ist.

Ungezielte Infiltrationsverfahren sind nicht zu empfehlen; ihre Wirksamkeit
beim lumbalen Bandscheibenvorfall ist nicht belegt, und sie sind mit nicht unerheblichen Nebenwirkungen behaftet.

*Operative Behandlung*: Indikationen zur operativen Behandlung bestehen
bei einem Kaudasyndrom (Notfall-Operation) und bei signifikanten und progredienten Paresen (KG 3/5 oder schlechter; dringliche Operationsindikation).
Bei radikulären Schmerzen (ohne Paresen), die trotz konsequenter konservativer Therapie nach 10–14 Tagen nicht befriedigend beeinflussbar sind, ist
ebenfalls ein operatives Vorgehen gerechtfertigt. Eine unkritische Prolongie-
rung der konservativen Therapiemaßnahmen birgt die Gefahr der Chronifi-
zierung von Schmerzsyndromen.

Das operative Standardverfahren ist der dorsale interlaminäre Zugang
unter Schonung der Rückenmuskulatur unter mikrochirurgischen Bedingungen. Hier wird der Bandscheibenvorfall dargestellt und unter Schonung
der Nervenstrukturen entfernt. In der Regel wird anschließend das gelo-
ckerte Gewebe des Zwischenwirbelraumes ebenfalls ausgeräumt (Teilnukleo-
tomie).

Bei weit intra- und extraforaminalen Bandscheibenvorfällen kann auch ein
dorsolateraler transmuskulärer Zugang gerechtfertigt sein.

In den letzten Jahren ist in zunehmendem Maße auch die vollendoskopische
Sequesterotomie zur Anwendung gekommen, insbesondere für die lateralen
Vorfälle. Die übrigen minimalinvasiven Verfahren wie Chemonukleolyse und
Thermokoagulation/-ablation haben sich nicht durchsetzen können.

Rezidivherniationen von Bandscheibengewebe treten in 5–11 % der
Fälle auf und bedürfen oft einer erneuten chirurgischen Behandlung. Gelegentlich spielt in diesen Fällen eine Instabilität des Segmentes eine zusätzliche
Rolle, so dass eine zeitgleiche Fusionsoperation in Erwägung gezogen werden muss.

### 3.9.5 Kombinierte zervikale und lumbale Enge

Differenzialdiagnostisch bedeutsam ist die nicht selten kombiniert auftre-
tende zervikale und lumbale spinale Enge, die zum einen Symptome der langen Bahnen, zum anderen unterschiedliche radikuläre Symptome aufweist.
Insbesondere bei älteren Patienten entwickeln sich nicht selten multilokuläre
Stenosen des zervikalen und lumbalen Spinalkanals mit entsprechender Kompression des Halsmarks sowie multiplen zervikalen und lumbalen Wurzellä-
sionen. Das klinische Bild mit atrophischen Paresen der oberen und unteren
Extremitäten, Faszikulationen und gesteigerten Beineigenreflexen kann eine
amyotrophische Lateralsklerose vortäuschen, zumal bei langsam progredien-
ten degenerativen Wirbelsäulenveränderungen die Schmerzen nicht immer im
Vordergrund stehen. Diese Konstellation wird durch HWS- und LWS-MR-
Untersuchungen bestätigt.

**Merke**
Multilokuläre zervikale und lumbale Wurzelaffektionen und eine Halsmarkkompression können bei kombinierter lumbaler/zervikaler Spinalkanalstenose die Symptome einer ALS vortäuschen. Im Zweifelsfall sollte immer eine HWS- und LWS-MRT-Diagnostik veranlasst werden.

# Literatur

Diener HC, Weimar C (2012) Leitlinien für Diagnostik und Therapie in der Neurologie. Hrsg. Von der Kommission der Leitlinien der Deutschen Gesellschaft für Neurologie. Kapitel 73: Zervikale spondylotische Myelopathie. Stuttgart. Thieme

Holly LT (2009) Management of cervical spondylotic myelopathy with insights from metabolic imaging of the spinal cord and brain. Curr Opin Neurol 22:575–591.

LaRocca H (1988) Cervical spondylotic myelopathy: Natural history. Spine 13: 854–855.

# 4 Primärversorgung und allgemeine Therapieprinzipien bei Rückenmarksschädigungen

Die spezifische Behandlung querschnittsgelähmter Patienten fokussiert auf die zugrunde liegenden Ursachen, die in den einzelnen Kapiteln erläutert werden. Im Folgenden werden übergeordnete Therapieprinzipien bei akuten Myelonläsionen und anschließend die Behandlung der Spastik zusammengefasst.

## 4.1 Primärversorgung bei traumatischen Myelonläsionen

*W. Nacimiento, D. Klassen*

Noch am Unfallort muss eine Ruhigstellung und Lagerung auf harter Unterlage gewährleistet werden, um eine Progredienz der Rückenmarkskompresssion bei instabilen Wirbelfrakturen zu verhindern. Der möglichst schonende Transport in ein nahe gelegenes Querschnittzentrum oder eine neurochirurgische Klink erfolgt idealerweise per Hubschrauber. Ausmaß und Lokalisation der spinalen Schädigung werden nach initialer klinischer Untersuchung durch Kernspintomografie erfasst. Bei polytraumatisierten Patienten werden meist computertomografische Untersuchungen bevorzugt, um auch Verletzungen des Gehirns und innerer Organe sowie Frakturen in kurzer Zeit diagnostizieren zu können.

Die initiale hochdosierte Medikation mit Methylprednisolon ist umstritten, wird jedoch in den meisten Querschnittzentren eingesetzt, um den entzündlich vermittelten Sekundärschaden im Rückenmarksgewebe zu begrenzen. Die Verabreichung anderer Medikamente (z. B. Barbiturate, Opiate, Ganglioside), die mit ähnlichen pathophysiologischen Überlegungen experimentell erprobt wurden, hat sich in der klinischen Anwendung nicht bewährt.

Die Indikation zur notfallmäßigen operativen Behandlung von Wirbelsäulenfrakturen und/oder Bandscheibenverletzungen ist grundsätzlich bei inkompletter oder progredienter Querschnittsymptomatik gegeben. Je rascher die operative Entlastung in solchen Fällen vorgenommen wird, desto günstiger ist die Prognose. Bei vollständigem Querschnittsyndrom mit entsprechend ausgedehnten Zerstörungen des Myelons ist eine funktionelle Erholung nicht zu erwarten; dennoch kann eine operative Versorgung sinnvoll sein, um die Stabilität der Wirbelsäule wiederherzustellen und damit eine Mobilisierung in den Sitz zu ermöglichen. In solchen Fällen sind unter Berücksichtigung der individuellen Verhältnisse auch konservative Maßnahmen (z. B. Crutchfield-Klammern und Fixateur interne) anwendbar.

Bei der Primärversorgung sind in der Phase des spinalen Schocks die o. g. vegetativen Funktionsstörungen zu berücksichtigen. Bei Detrusorareflexie mit Harnretention ist eine sofortige Katheterisierung der Harnblase erforderlich, um aufsteigenden Harnwegsinfekten bis hin zur Urosepsis vorzubeugen. Bestehende Harnwegsinfekte bedürfen einer konsequenten antibiotischen Behandlung. Wegen der reduzierten Darmperistaltik droht die Gefahr eines Ileus oder Sublieus; deshalb sollten möglichst frühzeitig entsprechende Abführmaßnahmen eingeleitet werden. Durch häufige Änderung der Körperlage, Verwendung von Airflow-Matrazen, optimale Hautpflege und intensive Physiotherapie kann der Entwicklung von Hautulzerationen mit konsekutiven Infektionen vorgebeugt werden. Bei nicht beatmeten Patienten sind Atemgymnastik und ggf. intermittierende CPAP-Maskenbeatmung hilfreich, um Pneumonien zu verhindern. Zur Thromboembolieprophylaxe ist eine Antikoagulation, initial mit gewichtsadaptierter subkutaner Gabe niedermolekularer Heparinpräparate, später mit Marcumar erforderlich. In der subakuten Phase werden diese Behandlungsprinzipien individuell angepasst im Rahmen der Rehabilitation fortgesetzt, wobei im weiteren Verlauf die Manifestation der Spastik frühzeitig erkannt und therapeutisch berücksichtigt werden muss.

## Literatur

Bracken MB, Shephard MJ, Holford TR et al. (1997) Administration of methylprednisolone for 24 or 48 hours or tirilazad mesylate for 48 hours in the treatment of acute spinal cord injury. Results of the Third National Acute Spinal Cord Injury Randomized Controlled Trial. National Acute Spinal Cord Injury Study. JAMA 277:1597–1604.
Bracken MB (2001) Methyprednisolone and acute spinal cord injury. Spine 27 (Suppl. 24):47–54.
Dietz V (1996) Querschnittlähmung. Stuttgart: Kohlhammer
Meinecke FW, Exner G (1997) Treatment of patients with spinal cord lesions in Germany 1996 – state of the art. Spinal Cord 35:411–414.
Short D (2001) Is the role of steroids in acute spinal cord injury now resolved? Curr Opin Neurol 14:769–783.

## 4.2    Diagnostik und Verlaufsbeurteilung nach akuter Rückenmarksläsion

*W. Nacimiento, D. Klassen*

### 4.2.1    Klinisch-neurologische Untersuchung

In der Akutphase des traumatisch bedingten Querschnittsyndroms muss die initiale klinisch- neurologische Untersuchung häufig mit der kontinuierlichen

Kontrolle und Sicherung der Vitalfunktionen koordiniert werden. Insbesondere bei Verdacht auf instabile Wirbelsäulenfrakturen werden im Rahmen der Bergung und Primärversorgung standardisierte Abläufe eingehalten, die darauf abzielen, eine lagerungs- oder transportbedingte Zunahme der spinalen Läsion unbedingt zu vermeiden. Trotz der erschwerten Untersuchungsbedingungen sollte soweit wie möglich ein neurologischer Ausgangsbefund eruiert und dokumentiert werden. Bei nicht-traumatischen Querschnittläsionen und kooperativen Patienten ist die exakte Anamneseerhebung, die zur ätiologischen Zuordnung maßgeblich beitragen kann, ebenso wichtig wie die detaillierte neurologische Untersuchung.

Die seit langem bewährten Dokumentationsbögen der *American Spinal Injury Association (ASIA-Score)* erleichtern die Erfassung und Verlaufsbeurteilung des klinisch-neurologischen Befundes (▶ **Abb. 31**); motorische und sensible Ausfälle werden hier übersichtlich dargestellt.

Bei inkompletten, aber auch bei kompletten Querschnittslähmungen ist der *Functional Independence Measure (FIM)-Score* ein unverzichtbares Instrument zur Bewertung der alltagsrelevanten funktionellen Defizite im Verlauf der Rehabilitationsbehandlung. Eine Erhöhung der erreichten Punktzahl beweist den Erfolg der querschnittspezifischen Erstbehandlung.

## 4.2.2 Neuroradiologische Diagnostik nach akuter Rückenmarksläsion

In der Frühphase des akuten Querschnittsyndroms ist in jedem Fall eine rasche klinische Befunderhebung wichtig, um anschließend eine gezielte bildgebende Diagnostik einleiten zu können. Besonders bei traumatisch bedingten Läsionen bedarf es im Hinblick auf mögliche multilokuläre spinale und eventuelle zusätzliche zerebrale Verletzungen einer kritischen neurologischen Beurteilung.

Die neuroradiologische Erfassung spinaler Läsionen ist schon seit mehreren Jahren eine *Domäne der Magnetresonanztomografie*. Mit dieser Methode gelingt die detaillierte Darstellung von Wirbelsäulen- und Rückenmarksverletzungen. Allerdings ist die Kernspintomografie in der akuten Phase des traumatischen Querschnittsyndroms nicht immer sofort verfügbar, und bei vital bedrohten polytraumatisierten Patienten ist diese Untersuchung aus logistischen Gründen im Rahmen der Primärversorgung häufig nicht möglich. Auch unkooperative, insbesondere unruhige Patienten lassen sich kernspintomografisch nicht untersuchen. In solchen Fällen können mit der gegenwärtig verfügbaren vielzeiligen *Spiral-CT-Diagnostik* (Multislice-CT) große Wirbelsäulenabschnitte innerhalb weniger Minuten (zusammen mit anderen Körperregionen) multidimensional erfasst und aussagekräftige Befunde erhoben werden, die für akute operative Therapieentscheidungen ausreichen. Neben Wirbelfrakturen mit konsekutiven Spinalkanaleinengungen lassen sich frische intraspinale Blutungen ebenso wie Bandscheibenvorfälle nachweisen. Die unmittelbare Darstellung der Parenchymschädigung des Rückenmarks ist jedoch computertomografisch nicht möglich. Sie sollte deshalb spätestens

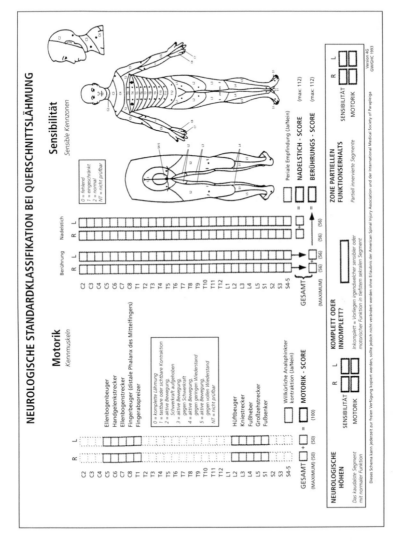

**Abb. 31:** Erhebungsbogen der ASIA (American Spinal Injury Association) für die neurologische Untersuchung bei traumatischer Querschnittslähmung

nach erfolgter Stabilisierung im weiteren Verlauf durch eine MR-Untersuchung angestrebt werden.

### 4.2.3 Prognostische Aspekte

Bei Unfallopfern mit im Vordergrund stehenden spinalen Verletzungen ist die *primäre und möglichst rasche Aufnahme in einem spezialisiertem Querschnittzentrum unbedingt anzustreben.* Umwege über andere Krankenhäuser und Sekundärverlegungen führen zu zeitlichen Verzögerungen in der Akutversorgung (z. B. hinsichtlich dringend indizierter operativer Maßnahmen), wodurch die Prognose nachteilig beeinflusst wird.

Im Anschluss an die klinisch-neurologische und radiologische Befunderhebung wird eine Entscheidung über die Operationsindikation getroffen. Durch die möglichst frühzeitige *operative Dekompression des Myelons oder der Kauda* kann bei inkompletten Läsionen die Prognose bezüglich der funktionellen Restitution erheblich verbessert werden. Aber auch bei ausgeprägteren, prognostisch ungünstigeren Verletzungen des Rückenmarks kann eine frühzeitige operative Versorgung der frakturierten Wirbelsäule zur Wiederherstellung der Stabilität sinnvoll sein. Fester Bestandteil des initialen Therapieregimes bei traumatischen Rückenmarksläsionen ist außerdem die *hochdosierte Gabe von Methylprednisolon*, die den Daten multizentrischer Studien zufolge das funktionelle outcome der Patienten verbessern kann.

Die traumatisch bedingte vollständige Durchtrennung des Rückenmarks, die als solche neuroradiologisch und intraoperativ (»leerer Spinalkanal«) zur Darstellung kommt, ist naturgemäß mit einem persistierenden kompletten Querschnittsyndrom assoziiert. Im Gegensatz dazu ist generell eine recht gute Remission möglich, wenn in den neuroradiologischen Untersuchungen die Verlegung des Spinalkanals 50 % des axialen Durchmessers nicht überschreitet und intraoperativ die Kontinuität des Mylons und der Dura weitgehend erhalten ist. Umschriebene intraspinale Blutungen und partielle Duraverletzungen wirken sich prognostisch nicht ungünstig aus, wenn sie frühzeitig operativ behoben werden. Je früher eine operative Revision und Dekompression erfolgt, um so eher kann eine (partielle) Rückbildung des Querschnittsyndroms erwartet werden.

Aus klinischen Verlaufsbeobachtungen lassen sich weitere prognostische Grundregeln ableiten: Bei inkompletter Tetraparese erholt sich die motorische Funktion der Beine meist schneller als die der Arme, wobei im Langzeitverlauf die gestörten Fingerfunktionen häufig persistieren, auch wenn der Patient wieder gehfähig wird. Prinzipiell ist der funktionelle Erholungsprozess sehr langsam; eine vorsichtige Prognose ist erst drei bis sechs Monate nach dem Ereignis möglich, nur selten sind partielle Remissionen noch nach Jahren feststellbar.

Neben den klinischen Verlaufsbeobachtungen haben sich in letzter Zeit auch die in Kapitel 2.1.3 skizzierten neurophysiologischen Parameter bei querschnittsgelähmten Patienten als prognostisch aussagekräftig erwiesen.

**Tab. 18:** Prognostisch ungünstige Faktoren beim traumatischen Querschnittsyndrom

- Kompletter Querschnitt
- Prolongierter spinaler Schock
- Verspätete operative Dekompression
- Durchtrennung oder hochgradige Mazeration des Rückenmarks
- Mehr als 50 %ige Verlegung des Spinalkanals
- Ausgedehnte Verletzung der Dura
- Fehlende SEP und MEP

## Literatur

Curt A (1998b) Klinische und elektrophysiologische Untersuchungsbefunde zur Prognose traumatischer Rückenmarkläsionen. Orthopädie-Technik 4:270–276.

Curt A, Dietz V (1999) Electrophysiological recordings in patients with spinal cord injury: significance for predicting outcome. Spinal Cord 37:157–165.

De Vivo MJ, Black KJ, Stover SL (1993) Causes of death during the first 12 years after spinal cord injury. Arch Phys Med Rehabil 74:248–254.

El Masry WS, Tsubo M, Katoh S et al. (1996) Validation of the American Spinal Injury Association (ASIA) motor score and the National Acute Spinal Cord Injury Study (NASCIS) motor score. Spine 21:614–619.

## 4.3    Allgemeine Behandlungsmaßnahmen und Rehabilitation bei Querschnittsyndrom

*R. Kämmerling, W. Nacimiento*

### 4.3.1    Historische Entwicklung

Die heute noch gültigen Grundlagen der Rehabilitation querschnittsgelähmter Patienten wurden von *Ludwig Guttmann* (1899–1980) entwickelt, der als Sohn eines jüdischen Kaufmannes in Oberschlesien geboren wurde und nach seinem Medizinstudium in Breslau eine umfassende neurologische und neurochirurgische Ausbildung bei Otfrid Foerster genoss. Im Jahre 1939 wurde Guttmann von den Nazis vertrieben; er wanderte mit seiner Familie nach England aus, wo er sich zunächst mit experimentellen Forschungsarbeiten zur Pathophysiologie peripherer Nervenläsionen beschäftigte. Vier Jahre später erteilte die britische Regierung – im Rahmen der militärischen Vorbereitungen auf die bevorstehende Invasion in der Normandie (D-Day) – Guttmann den Auftrag, ein Behandlungszentrum für querschnittsgelähmte Soldaten aufzubauen, welches im Februar 1944 in Stoke Mandeville von ihm eröffnet wurde.

Mit unbeirrbarem Optimismus widmete sich der erfahrene und begeisterte Kliniker dieser Aufgabe, die damals in Fachkreisen als ausgesprochen undankbar angesehen wurde. Denn zu dieser Zeit war die Prognose eines traumatischen Querschnittsyndroms infaust: Die meisten Patienten verstarben bereits nach wenigen Wochen oder Monaten an den unbeherrschbaren Komplikationen (insbesondere Infektionen), denen die Ärzte resigniert und mit therapeutischen Nihilismus begegneten. Vor diesem Hintergrund entwickelte Guttmann gemeinsam mit seinem Team *integrierte Behandlungskonzepte* für querschnittsgelähmte Patienten, deren Erfolg auf einer sorgfältigen und flexiblen Abstimmung medizinischer, physiotherapeutischer, pflegerischer, sozialer und psychologischer Aspekte basierte. Von dieser Pionierarbeit, die mit unermüdlicher Energie vorangetrieben wurde, profitierten nicht nur Kriegsverletzte. Stoke Mandeville entwickelte sich in der Nachkriegszeit zu einer vorbildhaften Institution, die zahlreichen Querschnittsgelähmten ein Überleben mit hoher Lebensqualität und oft auch die familiäre und berufliche Reintegration ermöglichte. Neben vielen Publikationen über seine klinische Arbeit veröffentlichte Guttmann 1973 als alleiniger Autor ein umfassendes Lehrbuch mit dem Titel »spinal cord injuries, comprehensive management and research«, das zum Standardwerk der klinischen Paraplegiologie wurde. Ein weiteres Verdienst Guttmanns, das sein Bestreben nach sozialer Reintegration der Patienten verdeutlicht, war die Organisation und Durchführung der ersten »Paralympics«, die als internationale Sportwettkämpfe für Behinderte in den 50er Jahren zunächst in Stoke Mandeville stattfanden und bis heute noch im Anschluss an die Olympischen Spiele in den jeweiligen Ausrichtungsstädten abgehalten werden. Auf der Grundlage der soliden Therapiekonzepte, die Ludwig Guttmann etabliert hatte, kam es nach und nach weltweit zur Errichtung von spezialisierten Zentren zur Akut- und Rehabilitationsbehandlung querschnittsgelähmter Patienten. Diese interdisziplinären Institutionen haben sich über die Jahrzehnte mit neuen Erkenntnissen in der Neurologie, Chirurgie, Urologie, Physiotherapie und Pflege fortentwickelt; sie sind heute unverzichtbarer Bestandteil der medizinischen Versorgung. In Deutschland haben V. Paeslack und F. W. Meinecke nach ihrer Ausbildung bei Guttmann vor über fünfzig Jahren den Anfang der interdisziplinären kompetenten Rehabilitation Querschnittgelähmter organisiert und die Fortschritte auf diesem Gebiet über Jahrzehnte mitgeprägt.

## 4.3.2 Allgemeine Behandlungsmaßnahmen

Der Behandlungserfolg spezialisierter Querschnittzentren beruht ganz wesentlich auf einer Verzahnung ärztlicher, pflegerischer, physio- und ergotherapeutischer sowie psychologischer Maßnahmen. Die *berufgruppenübergreifende Teamarbeit* ist unentbehrlich und muss durch regelmäßigen Informationsaustausch optimiert werden. Im Folgenden sollen zunächst einige grundlegende Therapieabläufe zusammengefasst werden; anschließend erfolgt eine Darstellung spezifischer Behandlungskonzepte.

Die Gefahr tiefer Bein- und Beckenvenenthrombosen und konsekutiver Lungenembolien ist insbesondere bei traumatisch bedingten Querschnittläsionen außerordentlich hoch. Deshalb ist grundsätzlich eine *medikamentöse Thromboseprophylaxe* anzustreben, sofern keine eindeutigen Kontraindikationen vorliegen. Initial wird mit einem niedermolekularen Heparinpräparat in gewichtsadaptierter Dosisierung behandelt, wobei in der Akutphase (aufgrund von Begleitverletzungen und/oder unmittelbar postoperativ) lediglich eine *low-dose* Applikation möglich ist. Später kann eine Umstellung auf Marcumar erfolgen; die INR-Werte sollten um 2,5–3,5 liegen. Diese Medikation wird im Allgemeinen vier bis sechs Wochen über die vollständige Rollstuhlmobilisierung hinaus fortgesetzt. Einige Zentren beenden anschließend die Antikoagulation, andere favorisieren – insbesondere bei persistierender kompletter Querschnittslähmung – eine lebenslange Anwendung dieser Medikation. Kompressionsstrümpfe und eine konsequente Physiotherapie, die möglichst frühzeitig begonnen werden sollte, sind in jedem Fall unverzichtbare Komponenten der Thromboseprophylaxe.

*Lagerungsmaßnahmen* müssen zur Vermeidung von Dekubitalulzera und heterotopen Ossifikationen als fester Bestandteil der Physiotherapie in enger Abstimmung von behandelnden Ärzten, Physiotherapeuten und Pflegekräften geplant, koordiniert und im Verlauf der Behandlung modifiziert werden.

Die Notwendigkeit einer *analgetischen Medikation* muss im Einzelfall frühzeitig erkannt werden. Neben der im Vordergrund stehenden Entlastung des Patienten ermöglicht die gezielte medikamentöse Schmerzbehandlung in vielen Fällen erst eine wirksame Physio- und Ergotherapie. Über die unmittelbar verletzungsbedingten Schmerzen hinaus sind periphere und zentrale neuropathische Schmerzsyndrome zu berücksichtigen, die sich mit Gabapentin, Amitryptilin oder Carbamazepin (eventuell in Kombination) erfolgreich behandeln lassen.

Die *Harnableitung* erfolgt zunächst über einen transurethralen Katheter, der möglichst bald durch eine suprapubische Fistel ersetzt wird, wenn absehbar ist, dass eine dauerhafte neurogene Blasenstörung vorliegt. Aufgrund der häufigen Darmatonie und der Gefahr eines paralytischen Sublieus oder Ileus sollten möglichst früh geeignete *Abführmaßnahmen* eingesetzt werden. Die Behandlung der vegetativen Funktionsstörungen wird unten genauer erläutert.

Wache und kommunikationsfähige querschnittsgelähmte Patienten bedürfen von Anfang an einer behutsamen *Aufklärung über die Tragweite der Verletzung* und einer einfühlsamen *psychologische Begleitung*, die auch in den späteren Phasen der Verarbeitung und Bewältigung im Hinblick auf die bleibende Behinderung unentbehrlich ist (s. u.).

**Merke**

Thrombose-, Dekubitus- und Osteoporoseprophylaxe, Schmerztherapie, Harnableitung sowie Abführmaßnahmen müssen bei der multidisziplinären Rehabilitationsbehandlung querschnittsgelähmter Patienten von Anfang an konsequent berücksichtigt und mit der komplexen Physio- und Ergotherapie koordiniert werden. Entscheidend für den langfristigen Erfolg der Therapiebemühungen ist die Motivation und Kooperationsbereitschaft der oft jungen Patienten. Reaktive Depressionen und soziale Probleme, die angesichts der bleibenden Behinderung häufig zu verzeichnen sind, bedürfen einer kontinuierlichen psychologischen Begleitung und Beratung.

### 4.3.3 Prinzipien der Physio- und Ergotherapie querschnittsgelähmter Patienten

Für querschnittsgelähmte Patienten steht eine Reihe von ganz unterschiedlichen physiotherapeutischen Konzepten zur Verfügung. Das häufig proklamierte Attribut »auf neurophysiologischer Basis« trifft bisher für keine dieser Methoden zu. Dieser Anspruch scheitert schon daran, dass die wissenschaftlichen Erkenntnisse über die pathogenetischen Mechansimen motorischer Störungen nach Myelonläsion noch sehr unvollständig sind. Deshalb sind allenfalls einzelne Komponenten von Übungsverfahren neurophysiologisch erklärbar. Empirisch entwickelte Behandlungstechniken können trotzdem erfolgreich sein. Der mitunter dogmatisch geführte Streit um die »richtige« Physiotherapie hilft den betroffenen Patienten wenig. Konstruktive Bemühungen sollten sich eher darauf konzentrieren, die Wirksamkeit der vorhandenen Techniken wissenschaftlich in vergleichenden klinischen Studien zu validieren. Im Folgenden werden einige Behandlungstechniken skizziert:

Die *Vojta-Methode* beruht auf der Annahme, dass komplexe Bewegungsabläufe im ZNS vorprogrammiert sind. Durch gezielte aktivierende und hemmende Mechanismen sollen beim Patienten komplexe Bewegungsformen intiiert und in funktionell relevante motorische Aufgaben eingebunden werden. Auf diese Weise sollen angeborene Bewegungsgrundmuster in Gang gesetzt werden und zur Wiedererlangung motorischer Fertigkeiten beitragen. Die Patienten müssen geeignete Auslösemechanismen erlernen, um solche Bewegungsmuster jederzeit abrufen zu können.

Bei der *Bobath-Methode* steht die Hemmung von unerwünschter Spastzität der Armflexoren und der Beinextensoren im Vordergrund. Bei Erwachsenen erfolgt eine Dauerdehnung spastischer Muskelgruppen; an den oberen Extremitäten werden die Schultern abduziert, die Ellenbogen-, Hand- und Fingergelenke gestreckt. Durch mehrfache Wiederholung dieser Dehnungsübungen kann der Muskeltonus reduziert werden. In Kombination mit zusätzlichen zentralen Bahnungen auf vorwiegend distale Muskelgruppen werden alltagsrelevante Bewegungen geübt und erleichtert.

Bei der *propriozeptiven neuromuskulären Fazilitation* werden durch externe Reize fest vorgegebene Bewegungsmuster aktiviert, die für häufige Alltagshandlungen relevant sind. Die Reize werden auf der Haut (im Bereich definierter Dermatome) sowie durch Gelenkdruck und -zug appliziert. Darüber hinaus erfolgt ein Widerstand gegen Bewegungen, die vom Patienten geplant und durchgeführt werden, wodurch über Aktivierung von Muskelspindeln und Bahnung spinaler Reflexe eine verstärkte Motoneuronfunktion erreicht werden soll. Neben einer Bahnung komplexer Bewegungsmuster soll diese Technik dazu beitragen, dass Gelenkbeweglichkeit, Muskelkraft und Koordinationsfähigkeiten verbessert werden.

*Weitere physikalische Therapiemaßnahmen,* wie Fangopackungen und lokale Wärmeapplikation, Eis- und Kälteanwendungen, Lymphdrainage, Massage und Sauna gehören ebenso zum etablierten Repertoire der spezialisierten Querschnittzentren.

Seit mehreren Jahren wird mit gutem Erfolg *das Lokomotionstraining* bei Querschnittgelähmten eingesetzt. Dabei werden die Patienten täglich über 30 bis 60 Minuten auf ein Laufband gestellt; je nach Bedarf lässt sich über einen Rumpfgurt das Körpergewicht entlasten. Nach initial sehr mühevoll geführten Beinbewegungen durch Physiotherapeuten kommt es nach mehreren Wochen zu koordinierten selbständigen Schreitbewegungen, die offenbar unabhängig von einer zerebralen Kontrolle von intrinsischen spinalen Lokomotionszentren generiert werden (s. o). Deshalb gelingt es, mit dieser Methode auch bei kompletten Querschnittslähmungen Fortbewegungsmuster zu induzieren und in einer vereinfachten Form zu trainieren. Für den Alltag wird dadurch bei vollständiger Querschnittslähmung keine wesentliche funktionell relevante Verbesserung der motorischen Fähigkeiten erreicht. Aber die Patienten profitieren im Rahmen dieses Trainings von der orthostatischen Beanspruchung und der Kreislaufaktivierung, was zum körperlichen Wohlbefinden ganz erheblich beiträgt. Bei inkompletten Querschnittsyndromen kann die gezielt eingesetzte Laufbandbehandlung die Wiedererlangung der Gehfunktion erleichtern. Der Einfluss des repetitiven Elementes und der kontinuierlichen Abfolge somatosensorischer Information, die über segmentale Afferenzen in die spinalen neuronalen Netzwerke transferiert wird, spielt eine wichtige Rolle für dieses motorische Lernen.

Bei der *funktionellen neuromuskulären Stimulation (FNS)* wird ein Mikrocomputer eingesetzt, der über ein Mehrkanalreizgerät unterhalb der spinalen Läsion in definierten Sequenzen periphere Nerven und somit bestimmte Muskelgruppen aktiviert. Durch kontrollierte programmierte Stimulationen mehrerer Muskeln können elementare Bewegungsmuster generiert werden (z. B. Lokomotion über kurze Strecken). Die Hoffnung, mit dieser Methode Stand- und Gangfähigkeit von Paraplegikern generell zu verbessern, hat sich nicht erfüllt. Die rasche Ermüdung und die problematische Wechselbeziehung mit intakten Komponenten des motorischen Systems und spinal integrierten Reflexen haben ebenso wie die komplizierte Handhabung zu einer geringen Akzeptanz dieser Methode geführt, so dass nur wenige ausgewählte Patienten davon profitieren.

*Die Ergotherapie* querschnittsgelähmter Patienten konzentriert sich darauf, ein möglichst hohes Maß an Selbständigkeit zu erreichen und umfasst mehrere Bereiche, die individuell und stufenweise bearbeitet werden. Vorrangige Zielsetzungen sind neben der Ausschöpfung und Verfeinerung der noch erhaltenen handwerklichen Funktionen die optimierte Handlagerung zur Vermeidung von Kontrakturen. Die alltäglichen Aktivitäten, wie Essen, Trinken, Anziehen, Waschen, Rasieren, Zähneputzen werden im Rahmen der noch verfügbaren motorischen Funktionen unter pflegerischer und ergotherapeutischer Assistenz intensiv trainiert. Durch individuelle Hilfsmittelherstellung und -verordnungen, ggf. auch durch Schienenanpassungen können solche Fertigkeiten erweitert und verbessert werden. Hohe Priorität hat auch die Arbeit am PC, da sie entscheidend zu einer beruflichen Wiedereingliederung beitragen kann. Über die stationäre Behandlung hinausgehende Maßnahmen sind Wohnberatungen und Hausbesuche zur Planung erforderlicher Umbauarbeiten, ebenso wie Übungswohnen unter ergotherapeutischer Anleitung. Auch das sogenannte Umwelttraining (z.B. Einkaufen, Benutzung öffentlicher Verkehrsmittel, Besuch öffentlicher Veranstaltungen etc.) erfordert in der Anfangsphase eine fachkundige Begleitung. Um den Bewegungsradius der Patienten zu vergrößern, können Beratungen beim Umbau von PKW sehr hilfreich sein.

## 4.3.4 Therapie der Spastik

Trotz Ausschöpfung der physiotherapeutischen Möglichkeiten kann sich die spastische Muskeltonuserhöhung bei Patienten mit inkompletten Querschnittsyndromen ungünstig auf die verbliebenen motorischen Fähigkeiten auswirken und bei kompletten Querschnittslähmungen pflegerische Probleme bereiten. Wenn sich eine im Verlauf zuvor stabil ausgeprägte Spastik verstärkt, müssen grundsätzlich neu aufgetretene nozizeptive Reize (z.B. Harnwegsinfekt, Dekubitalulzera, inkarzerierte Zehennägel, aber auch Frakturen oder Bandscheibenvorfälle) als Triggermechanismen ausgeschlossen werden, zumal Patienten mit kompletten Myelonläsionen dabei keine Schmerzen empfinden. Die konsequente Behandlung solcher Begleiterkrankung hat meist eine signifikante Besserung der Spastik zur Folge. Außerdem gilt es rechtzeitig die Entwicklung einer Syringomyelie als mögliche Ursache der sekundären klinischen Verschlechterung durch MR-Diagnostik auszuschließen oder nachzuweisen. Eine Pharmakotherapie der Spastik sollte nur dann erwogen werden, wenn alle genannten Maßnahmen zu keiner befriedigenden Linderung führen und die Spastik eindeutig ungünstige funktionelle Auswirkungen zur Folge hat. Denn die antispastische Medikation ist nicht nur mit einer Reihe unerwünschter Nebenwirkungen behaftet, sie kann auch bestehende Lähmungen verstärken und die mit der spastischen Muskeltonuserhöhung assoziierten Stütz- und Haltefunktionen derart beeinträchtigen, dass unter Umständen partiell erhaltene motorische Funktionen zum Erliegen kommen. *Bei mobilen Patienten sollte deshalb diese Pharmakotherapie besonders kritisch und zurückhaltend eingesetzt werden.*

In Tabelle 19 sind die oralen Medikamente aufgelistet, die über unterschiedliche Beeinflussung von Neurotransmitter- und Synapsenfunktionen zur Reduktion 19 der Spastik beitragen, mit den jeweiligen Dosisempfehlungen und Nebenwirkungen aufgelistet. Prinzipiell sollte eine Monotherapie angestrebt werden; Kombinationsbehandlungen sind in klinischen Studien nicht ausreichend erprobt und sollten nur in Ausnahmefällen eingesetzt werden.

**Tab. 19:** Pharmakotherapie der Spastik (nach Diener und Putzki 2008)

| Generikum | Handelsname | Darreichungsform (Tabletten zu ...) | Dosierung |
|---|---|---|---|
| Baclofen (↑) | z. B. Lioresal® | 5, 10 und 25 mg | 3 × 5 mg bis 3 × 50 mg/d |
| Tizanidin (↑) | Sirdalud® | 2, 4 und 6 mg | 3 × 2 mg bis 4 × 4 mg/d |
| Tetrazepam (↑) | z. B. Musaril® und viele andere | 50 mg | 1 × 50 mg bis 4 × 50 mg/d |
| Tolperison* (↔) | z. B. Mydocalm® | 50 mg | 3 × 50 mg bis 3 × 150 mg/d bei Kindern < 14 Jahre nach KG |
| Dantrolen (↔) | Dantamacrin® | 25 und 50 mg | 2 × 25 mg bis 4 × 50 mg/d Cave: Kontrolle der Leberenzyme |
| Clonazepam (↔) | z. B. Rivotril® | 0,2 und 0,5 mg | 3 × 0,5 mg bis 3 × 2 mg |

* Inzwischen eingeschränkte Indikation, Nutzen gilt nur noch bei Spastizität nach Schlaganfall bei Erwachsenen als ausreichend belegt.

Am häufigsten wird Baclofen verwendet; dieser GABA-B-Rezeptoragonist entfaltet seine Wirkung auf spinaler Ebene durch Verstärkung der präsynaptischen Hemmung. Die Benzodiazepine Tetrazepam und Diazepam sind sowohl spinal als auch supraspinal wirksame GABA-A-Rezeptoragonisten. Tizanidin ist ein vorwiegend zerebral wirksamer Alpha-2-Rezeptoragonist und deshalb für die Behandlung der spinalen Spastik weniger geeignet. Dantrolen beeinflusst die Muskelfunktion direkt über eine Verminderung des Calciumausstroms aus dem sarkoplasmatischen Retikulum während der Depolarisation ohne die neuromuskuläre Übertragung zu beeinträchtigen.

Bei Patienten mit stark ausgeprägter Spastik, die mit oraler Medikation nicht mehr befriedigend eingestellt werden können, hat sich die intrathekale Dauerinfusion von Baclofen über ein subkutan implantiertes Pumpensystem bewährt. Die individuell erforderliche Dosierung muss in spezialisierten Zentren ermittelt werden und ist etwa 100- bis 1.000-fach niedriger im Vergleich zur oralen Applikation. Dadurch können bei eindrucksvoller Reduktion der Spastik systemische Nebenwirkungen vermieden werden. Von dieser Behandlung profitieren in erster Linie rollstuhlgebundene und bettlägerige Patienten, bei denen auch die pflegerischen Maßnahmen erheblich erleichtert werden. Wegen der intrathekalen Katheterposition in Höhe des thorakolumbalen Übergangs sind die im zervikalen Spinalkanal erreichten Dosen relativ gering, so dass Patienten mit Paraspastik besser für diese Behandlung geeignet sind als Patienten mit Tetraspastik. Das Reservoir der Pumpe wird alle vier bis sechs Wochen durch perkutane Injektion nachgefüllt, wobei die individuelle Dosisanpassung nach dem klinischen Befund vorgenommen wird.

Tolperison ist seit 2007 zur Behandlung der Spastik zugelassen. Diese Substanz reduziert spinal integrierte mono- und polysynaptische Reflexaktivität; zusätzlich führt eine hemmende Wirkung auf spannungsabhängige Natriumkanäle zu einer Reduktion der neuronalen Aktivität im Rückenmark. Aufgrund fehlender sedierender Nebenwirkungen ist Tolperison gut verträglich.

Bei regional stark ausgeprägter Spastik hat sich die Behandlung mit Botulinumtoxin bewährt. Diese Substanz blockiert die Acetylcholin-Freisetzung an der motorischen Endplatte und damit auch die neuromuskuläre Signalübertragung. Die Injektionen müssen in drei- bis viermonatigen Zeitabständen wiederholt werden. Die Botulinumtoxintherapie sollte ebenso wie die intrathekale Baclofen-Behandlung nur in spezialisierten Zentren angeboten werden.

### 4.3.5 Therapie der vegetativen Störungen bei querschnittsgelähmten Patienten

#### 4.3.5.1 Blasenstörungen

Die initiale Versorgung mit einem transurethralen Katheter sollte wegen der Gefahr aufsteigender Harnwegsinfekte allenfalls auf die ersten Tage nach dem akuten Ereignis begrenzt bleiben und möglichst bald durch einen *suprapubischen Katheter* oder in prognostisch günstigen Fällen durch intermittierende Fremdkatheterisierung ersetzt werden. Nach etwa vier bis sechs Wochen ist eine urodynamische Untersuchung sinnvoll, um anhand des Befundes über die Art der dauerhaften Harnableitung entscheiden zu können. Bei anhaltender Detrusorareflexie (prolongierter spinaler Schock oder persisitierende Kauda/ Konusläsion) ist ebenso wie bei der Detrusorhyperreflexie-Sphinkterdyssynergie (im Rahmen des spastischen Syndroms) eine *intermittierende Selbstkatheterisierung* zu empfehlen, die von kooperativen paraplegischen Patienten im Allgemeinen gut erlernt werden kann, während bei tetraplegischen oder weniger kooperativen paraplegischen Patienten eine dauerhafte suprapubische Katheterisierung erforderlich ist. Bei jeder Form der Detrusorhyperreflexie ist unter Beachtung der üblichen Kontraindikationen die zusätzliche Gabe eines Anticholinergikums (Detrusitol®) sinnvoll, um einen vesikoureterealen Reflux und die damit verbundene Gefahr aszendierender Harnwegsinfekte zu reduzieren.

In Einzelfällen können interventionelle Maßnahmen zur Verbesserung der Blasenfunktion erwogen werden. Dabei kommen in spezialisierten neurourologischen Zentren komplexe Methoden (z.B. sakrale Deafferentierung und Blasenstimulator, Neurostimulation, Autoaugmentation der Blase) zur Anwendung.

### 4.3.5.2 Mastdarmstörungen

Eine für alle querschnittsgelähmten Patienten optimale Abführmethode hat sich bisher nicht etabliert. Eine Arbeitsgruppe der deutschsprachigen medizinischen Gesellschaft für Paraplegiologie (DMGP) hat jedoch in Anlehnung an die Ergebnisse einer multizentrischen Studie Empfehlungen für die Phase nach dem spinalen Schock erarbeitet, die wie folgt zusammengefasst werden können: Das digitale Ausräumen des Darmes gewährleistet im Allgemeinen eine relativ kurze Entleerungsdauer und eine feste Stuhlkonsistenz. Bei dreitägigem Darmentleerungsrhythmus und Einsatz von Laxantien (in Form von Suppositorien) werden ungeplante Darmentleerungen vermieden und größere Stuhlmengen erzielt als bei täglichen Entleerungen. *Orale Laxantien wirken sich ungünstig aus, indem sie häufiger zu ungeplanten und länger dauernden Darmentleerungen führen.* Nach Möglichkeit sollten Darmentleerungen im Sitzen angestrebt werden, da Entleerungen in liegender Körperposition wesentlich länger dauern und bei gewohnheitsmäßiger Anwendung dieser Methode häufiger mit ungeplantem Stuhlabgang zu rechnen ist. Patienten mit inkompletter Querschnittslähmung, die dem Stuhldrang entsprechend den Darm in unregelmäßigen Zeitabständen entleeren können, bedürfen keiner speziellen Behandlung, zumal bei dieser Patientengruppe in der Regel keine ungeplanten Darmentleerungen auftreten. Die Einnahme von Antibiotika führt gehäuft zu ungeplantem Stuhlabgang; Antazida begünstigen einen weichen Stuhl.

### 4.3.5.3 Sexualfunktionsstörungen

Diese bedürfen einer individuellen neurourologischen Diagnostik und Behandlung sowie einer psychologischen Beratung unter Einbeziehung des Partners bzw. der Partnerin. Die komplexe Bedeutung der Sexualfunktionsstörungen wird im Hinblick auf die Lebensqualität und das Selbstbewußtsein querschnittsgelähmter Patienten in zunehmendem Maße auch von Selbsthilfeorganisationen in den Beratungsangeboten gewürdigt. Eine erektile Dysfunktion kann unter Berücksichtigung der möglichen Nebenwirkungen und Kontraindikationen mit Sildenafil behandelt werden. Bei Rückenmarksläsionen oberhalb des Segmentes Th 6 besteht die Gefahr, dass eventuell durch einen Orgasmus eine autonome Dysreflexie ausgelöst wird (s. o.). Diese und andere Probleme verdeutlichen die Notwendigkeit einer fachkundigen multidisziplinären Beratung, die in spezialisierten Querschnittzentren begonnen und später ambulant fortgesetzt werden muss.

### 4.3.5.4 Orthostatische Dysregulationen

Diese sind bei querschnittsgelähmten Patienten einerseits Ausdruck variabler Schädigungen des autonomen Nervensystems, andererseits auch Folge der häufig langen initialen Immobilisation nach Polytrauma und/oder Instabilität der Wirbelsäule. Abgestufte orthostatische Belastungen sind fester Bestandteil der Physiotherapie, wobei die Verwendung eines Kipptisches in vielen Fällen hilfreich sein kann.

## 4.3.6 Psychosoziale Aspekte der Rehabilitation querschnittsgelähmter Patienten

Die umfassende Rehabilitation querschnittsgelähmter Patienten zielt darauf ab, die betroffenen Patienten soweit wie möglich in ihr ursprüngliches soziales und berufliches Umfeld zu reintegrieren, wobei ein möglichst großes Maß an Selbständigkeit angestrebt wird. Die in diesem Kapitel zusammengefassten ärztlichen, physio- und ergotherapeutischen Maßnahmen sind unverzichtbare Komponenten dieser Behandlung und müssen durch lebenslange Nachsorge konsolidiert und ggf. ergänzt werden. Dadurch gelingt es häufig, die querschnittspezifischen Komplikationen (Dekubitalulzera, Kontrakturen, Niereninsuffizienz, tiefe Beinvenenthrombosen und Lungenembolien) zu vermeiden oder zumindest zu reduzieren

Besonders wichtig ist aber auch die Berücksichtigung der gravierenden psychischen Probleme, die das Schicksal einer persistierenden Querschnittslähmung mit sich bringt. Eine nachhaltig effiziente Rehabilitationsbehandlung ist nur bei ausreichender Motivation und Eigeninitiative der betroffenen Patienten möglich. Andernfalls sind die sehr aufwendigen Rehabilitationsmaßnahmen zum Scheitern verurteilt. Die häufig jungen Patienten müssen in ein meist mühevollen Prozess zu einem Selbstwertgefühl und einer positiven Lebenseinstellung zurückfinden. Dabei gilt es, reaktive Depressionen sowie Familien- und Partnerschaftskonflikte zu bewältigen. Zunehmend wird auch berücksichtigt, dass das eingeschränkte Sexualleben dieser Patienten eine wichtige Rolle spielt. Zur Bearbeitung dieser Probleme ist eine Beratung durch paraplegiologisch erfahrene Ärzte und Psychologen erforderlich. Die in den vergangenen Jahren weltweit zu verzeichnende Neugründung zahlreicher Selbsthilfeorganisationen und paraplegiologischer Gesellschaften wird diesem über die stationäre Rehabilitationsbehandlung hinausgehenden Bedarf querschnittsgelähmter Patienten gerecht.

## 4.3.7 Gesundheitspolitische Relevanz der Neurorehabilitation querschnittsgelähmter Patienten

In Deutschland wird die Prävalenz des traumatisch bedingten Querschnittsyndroms auf ca. 50.000 geschätzt. *In 23 hochspezialisierten Querschnittzentren stehen bundesweit insgesamt ca. 1.200 Betten zur Verfügung.* Jährlich werden hier etwa 1.000 Patienten, die durch Verkehrs-, Sport-, Haushalts- und Arbeitsunfälle, mitunter auch durch Schuss- oder Stichverletzungen ein Rückenmarkstrauma erleiden, zur Behandlung aufgenommen. Hinzu kommen noch ca. 600 Patienten pro Jahr mit nicht-traumatischen Querschnittläsionen, die durch entzündliche, vaskuläre, raumfordernde, metabolische und degenerative Erkrankungen hervorgerufen werden. *Die durchschnittliche Verweildauer beträgt bei Paraplegikern drei bis fünf Monate, bei Tetraplegikern in Abhängigkeit von der Lähmungshöhe sechs bis acht Monate, bei beatmungspflichtigen Patienten mit hoher Tetraplegie zwölf Monate und länger*. Die Anzahl querschnittsgelähmter Patienten, die initial in Akutkrankenhäusern und anschließend in nicht spezialisierten Rehakliniken behandelt werden, ist unbekannt.

## Literatur

Becker S, Niedeggen A (2001) Thromboseprophylaxe bei Querschnittlähmung. Heparin 4:2–6.

Cavigelli A (2001a) Gastrointestinale Funktionsstörungen. In: Dietz V (Hrsg.) Klinik der Rückenmarkschädigung. Diagnose – Therapie – Rehabilitation. Stuttgart: Kohlhammer. S. 191–207.

Cavigelli A (2001b) Thromboembolie. In: Dietz V (Hrsg.) Klinik der Rückenmarkschädigung. Diagnose – Therapie – Rehabilitation. Stuttgart: Kohlhammer. S. 233–247.

Curt A, Nitsche B, Rodic B et al. (1997) Assessment of autonomic dysreflexia in patients with spinal cord injury. J Neurol Neurosurg Psych 62:473–477.

Curt A, Rodic B, Schurch B, Dietz V (1997) Recovery of bladder function in patients with acute spinal cord injury: significance of ASIA scores and somatosensory evoked potentials. Spinal Cord 35:368–373.

De Vivo MJ, Richards JS (1992) Community reintegration and quality of life following spinal cord injury. Paraplegia 30:108–112.

Diener HC, Putzki N (2008) Leitlinien für Diagnostik und Therapie in der Neurologie. Hrsg. von der Kommission »Leitlinien« der Deutschen Gesellschaft für Neurologie. Kapitel Spastik. Stuttgart: Thieme

Diener HC, Weimar C (2012) Leitlinien für Diagnostik und Therapie in der Neurologie. Hrsg. Von der Kommission der Leitlinien der Deutschen Gesellschaft für Neurologie. Kapitel 71: Querschnittlähmung. Stuttgart. Thieme

Dietz V (2000) Spastic movement disorder (Review). Spinal Cord 38:389–393.

Dietz V (2001a) Syndrom der spastischen Parese. In: Dietz V (Hrsg.) Klinik der Rückenmarkschädigung. Diagnose – Therapie – Rehabilitation. Stuttgart: Kohlhammer. S. 207.

Dietz V, Colombo G, Jensen L, Baumgartner L (1995) Locomotor capacity of spinal cord in paraplegic patients. Ann Neurol 37:574–582.

Dietz V, Wirz JS, Curt A et al. (1998a) Locomotor pattern in paraplegic patients: Traininmg effects and recovery of spinal cord function. Spinal Cord 36: 380–390.

Dietz V, Wirz JS, Colombo G et al. (1998b) Locomotor capacity and recovery of spinal cord function in paraplegic patients. A clinical and electrophysiological evaluation. Electroenceph Clin Neurophysiol 109:140–153.

Dobkin B (2009) Motor rehabilitation after stroke, traumatic brain, and spinal cord injury: common denominators within recent clinical trials. Curr Opin Neurol 22:583–569.

Faden AI, Salzman S (1992) Pharmacological strategies in CNS trauma. Trends Pharmacol Sci 13:29–35

Goetti R, Wille D, Kretzschmar U et al. (2012) Idiopathic spinal cord herniation. First reported case in a child. Arch Neurol (online publication, 15.10.2012).

Gunnarson T, Fehlings MG (2003) Acute neurosurgical management of traumatic brain injury and spinal cord injury. Curr Opin Neurol 16:717–723.

Haas U, Geng V, Evers GC et al. (2002) Das Darmmanagement bei Patienten mit Querschnittlähmung: Eine multizentrische Studie des Arbeitskreises der Deutschen Medizinischen Gesellschaft für Paraplegie. Bern: Hans Huber.

Hesse S, Malezic M, Lücke D et al. (1998) Stellenwert der funktionellen Elektrostimulation bei Patienten mit Querschnittlähmung. Nervenarzt 69:300–305.

Kheder A, Nair KPS (2012) Spasticity: pathophysiology, evaluation and management. Pract Neurol 12:289–298.

Manns PJ, Chad KE (1999) Determining the relation between quality of life, handicap, fitness, and physical activity for persons with spinal cord injury. Arch Phys Med Rehabil 80:1566–1577.

Mathias CJ, Smith AD, Frankel HL et al. (1976) Dopamine beta-hydroxylase release during hypertension from sympathetic nervous overactivity in man. Cardiovasc Res 10:176–187.

Meinecke FW, Exner G (1997) Treatment of patients with spinal cord lesions in Germany 1996 – state of the art. Spinal Cord 35:411–414.

Penn RD (1992) Intrathecal baclofen for spasticity of spinal origin: seven years of experience. J Neurosurg 77:236–240.

Rossier AB, Fam BA, DiBenedetto M et al. (1980) Urethro-vesical function during spinal schock. Urol Res 8:53–65.

Schmid DM (2001) Die neurogene Sexualdysfunktion. In: Dietz V (Hrsg.) Klinik der Rückenmarkschädigung. Diagnose – Therapie – Rehabilitation. Stuttgart: Kohlhammer. S. 161.

Schurch B (1996b) Sexualfunktion. In: Dietz V (Hrsg.) Querschnittlähmung. Stuttgart: Kohlhammer.

Schurch B (2001b) Diagnostik der neurogenen Blase. In: Dietz V (Hrsg.) Klinik der Rückenmarkschädigung. Diagnose – Therapie – Rehabilitation. Stuttgart: Kohlhammer. S. 90.

Schurch B (2001c) Blasenfunktion. In: Dietz V (Hrsg.). Klinik der Rückenmarkschädigung. Stuttgart: Kohlhammer 2001. S. 147–160.

Schurch B, Schmid DM, Stohrer M (2000) Botulinum – A toxin injections to treat neurogenic incontinence in spinal cord injured patients. N Engl J Med 342:665.

Wernig A, Müller S, Nanassy A et al. (1995) Laufband therapy on »rules of spinal locomotions« is effective in spinal cord injured patients. Eur J Neurosci 7:823–829.

# 5 Besondere Krankheitsentitäten und lehrreiche Kasuistiken

*K. Papke, W. Nacimiento, F. Brassel*

Im folgenden Abschnitt werden verschiedene Krankheitsfälle aus unterschiedlichen Bereichen der Rückenmarkerkrankungen anhand von Kasuistiken vorgestellt. Diese bauen teilweise auf dem in den bisherigen Kapiteln dargestellten Wissen auf und können damit der Verständniskontrolle dienen. Teilweise zeigen sie jedoch auch besondere Aspekte, unerwartete Verläufe oder Kombinationen pathologischer Veränderungen und schlagen damit die Brücke in die Praxis, in der eindeutige Fälle weitaus seltener auftreten als es durch die Theorie vermittelt wird.

## 5.1 Langsam progrediente zentrale und periphere Paresen

### 5.1.1 Anamnese

Bei dem 72-jährigen Patienten entwickelte sich über mehrere Monate eine langsam progrediente Schwäche der linksseitigen Extremitäten ohne Schmerzen.

### 5.1.2 Klinische Befunde

In der klinisch-neurologischen Untersuchung zeigte sich eine mittelgradige Hemiparese links (Kraftgrad 3–4/5) mit Akzentuierung und Atrophie der Mm. biceps brachii und tibialis anterior links. Die Muskeleigenreflexe waren links im Seitenvergleich abgeschwächt auslösbar. Pyramidenbahnzeichen waren nicht zu verzeichnen. Keine sensiblen Ausfälle; keine Blasen-/Mastdarmstörungen. In der Elektroneurografie zeigte sich eine leichte Reduktion der MAP-Amplituden des N. peronaeus beidseits, der Befund war sonst unauffällig. Elektromyografisch konnten an allen Extremitäten distal betont deutliche floride Denervierungszeichen und chronisch-neurogene Veränderungen festgestellt werden; das EMG der paravertebralen Muskulatur war unauffällig.

### 5.1.3 Diagnostik und Therapie

Die HWS-MRT-Untersuchung zeigte eine erhebliche Spinalkanalstenose in Höhe HWK 5/6 mit myelopathischem Herd; im LWS-MRT fand sich eine hochgradige Spinalkanalstenose mit Kaudakompression in Höhe LWK 3/4 (▶ **Abb. 32**). Es erfolgte eine operative Behandlung (zunächst zervikal, dann lumbal). Nach anschließender Reha-Behandlung konnte eine deutliche Besserung der Gangstörung beobachtet werden.

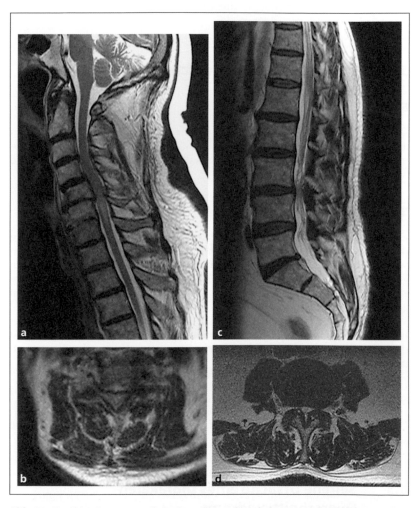

**Abb. 32:** Kombination aus zervikaler (**a** und **b**) und lumbaler (**c** und **d**) spinaler Enge, die klinisch einer ALS ähneln kann. Auf Höhe HWK 5 und 6 findet sich eine ausgeprägte spinale Enge mit Myelonkompression und zentraler myelopathischer Signalanhebung (**a**). In Höhe LWK 3/4 zusätzlich Nachweis einer kompletten Spinalkanalstenose mit Kompression und charakteristischer Elongation der Kaudafasern (**c**).

### 5.1.4    Fazit

Gleichzeitige zervikale und lumbale Spinalkanalstenosen mit Myelon- und Kaudakompression können eine ALS vortäuschen (auch im Verlauf). Klinische und elektromyografische Zeichen des zweiten Motoneurons an den oberen und unteren Extremitäten dürfen nicht dazu führen, dass auf eine bildgebende Diagnostik verzichtet wird.

## 5.2    Folgenschwerer Hexenschuss

### 5.2.1    Anamnese

Die 45-jährige Patientin entwickelt wenige Stunden nach einem leichten axialen Wirbelsäulentrauma (Heben eines schweren Schrankes) ein sensomotorisches Querschnittsyndrom (unterhalb Th 10 beidseits) mit Blasen- und Mastdarmstörungen.

### 5.2.2    Diagnostik

Das initiale spinale MRT war unauffällig. Vier Tage später zeigten sich in der MR-Kontrolle eine zentro-medulläre Läsion von Th 7–9 und ein intravertebraler Bandscheibenvorfall in Höhe BWK 7/8. Computertomografisch läßt sich dieser intravertebrale Bandscheibenvorfall mit entsprechender Ruptur der Deckplatte des BWK 7 deutlich darstellen. Es handelt sich damit um einen Rückenmarksinfarkt nach fibrokartilaginärer Embolie (▶ Abb. 33).

*Hypothese zur Pathogenese*: Intravertebraler Bandscheibenprolaps (unter hohem axialem Druck); Bandscheibenpartikel embolisieren retrograd von den Sinusoiden und Venolen des Knochenmarkes in die spinalen Venen und Arterien.

### 5.2.3    Fazit

Die fibrokartilaginäre Embolie mit nachfolgendem spinalem Infarkt ist eine seltene und sicher unterdiagnostizierte Entität.

## 5.3    Seltene Ursache eines thorakalen Querschnittsyndroms

### 5.3.1    Anamnese

Bei der 60-jährigen Patientin entwickelte sich über zwei bis drei Jahre eine langsam progrediente spastische Gangstörung.

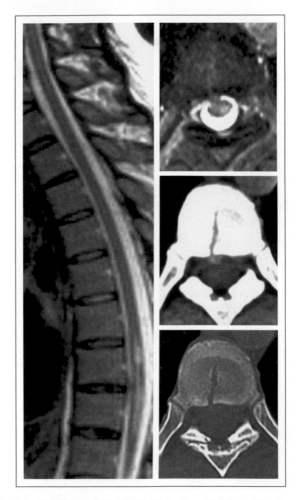

**Abb. 33 a, b:** Spinaler Infarkt auf Höhe Th 7–9 (**a**) mit zusätzlichem überwiegend intravertebralem Bandscheibenvorfall (**b**). Assoziiert Protrusion von hyperdensem Bandscheibenmaterial in den Spinalkanal und in den angrenzenden Wirbelkörper (**b**). Diese Befundkombination ist typisch für die fibrokartilaginäre Embolie (Verlag und Autoren danken Herrn Prof. Dr. M. Mull, Aachen, für die freundliche Bereitstellung der Abbildung).

## 5.3.2 Klinische Befunde

Bei der ersten klinisch-neurologischen Untersuchung (ca. ein Jahr nach Beginn der Symptomatik) fand sich ein Brown-Séquard-ähnliches Syndrom mit rechts betonter Paraspastik und dissoziierten Sensibilitätsstörungen (Thermhypästhesie und Hypalgesie links) unterhalb Th 5.

### 5.3.3   Diagnostik

Die Sequenz der MR-tomografischen Aufnahmen dokumentiert den dreijährigen Verlauf (▶ Abb. 34). Initial wurde eine Arachnoidalzyste vermutet (a und b); erst im weiteren Verlauf wurde die korrekte Diagnose einer Herniation des Rückenmarks in Höhe BWK 5/6 gestellt. Im Postmyelo-CT-Bild zeigte sich die Einklemmung des Rückenmarks in der ventralen Duralücke. Das postoperative MR-Bild (e) zeigt den Zustand nach Reposition des Rückenmarks und Rekonstruktion des Duraschlauches mit lyophilisierter Dura. Das oben beschriebene Querschnittsyndrom persistiert postoperativ in unveränderter Ausprägung.

### 5.3.4   Fazit

Die thorakale Myelonherniation ist eine sehr seltene Ursache eines in der Regel langsam progredienten Querschnittsyndroms. Aufgrund zunehmender Bekanntheit wird sie jedoch inzwischen häufiger diagnostiziert, wobei die korrekte Interpretation der MRT zur Abgrenzung gegenüber einer spinalen Arachnoidalzyste den entscheidenden Stellenwert besitzt. Die Prognose hängt von der frühzeitigen Diagnose ab; die Therapie besteht in der operativen Deckung des ventralen Duradefektes.

## 5.4   Spinalkanalstenose mit Myelopathie

### 5.4.1   Anamnese

Die Vorstellung des 63-jährigen Patienten erfolgte wegen einer Dysästhesie sämtlicher Fingerkuppen sowie einer deutlichen Feinmotorikstörung der Hände und einer Gangunsicherheit.

### 5.4.2   Diagnostik und Verlauf

In der MRT der HWS zeigte sich zunächst eine erhebliche Spinalkanalstenose in Höhe HWK 5/6 (▶ Abb. 35) mit umschriebener Myelonkompression und einem dorsal auf Höhe C 6 gelegenen myelopathischen Herd.

Darüber hinaus fiel jedoch die langstreckige, isoliert den Hintersträngen zuzuordnende Hyperintensität auf, die von der Höhe der spinalen Enge

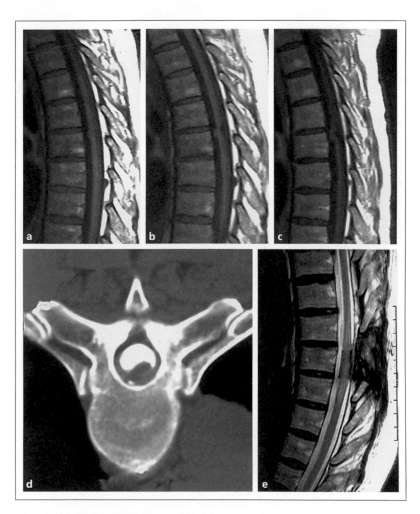

**Abb. 34 a–e:** Zeitlicher Verlauf einer thorakalen Myelonherniation (**a–c**) über einen
Verlauf von 3 Jahren; initial war die Veränderung für eine Arachnoidalzyste
gehalten worden. In der CT-Myelografie (**c**) zeigt sich die Herniation
mit unmittelbarer Adhärenz des Myelons an den Wirbelkörper. (**d** und **e**)
Zustand nach operativer Therapie mit Rekonstruktion des Duralschlau-
ches (Autoren und Verlag danken Herrn Prof. Dr. W. Hassler, Duisburg, für die
freundliche Bereitstellung dieser Abbildungen).

bis zum kranio-zervikalen Übergang reicht (▶ Abb. 36). In der ergänzenden
Anamnese war zu erheben, dass bei dem Patienten ca. 10 Jahre zuvor eine
Ileum-Teilresektion vorgenommen worden war. Die postoperative Vitamin

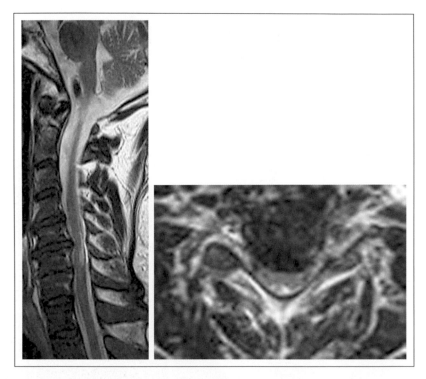

**Abb. 35:** In der sagittalen und transversalen T2-gewichteten MRT zeigt sich eine deutliche Einengung des zervikalen Spinalkanals mit maximaler Ausprägung im
Segment HWK 5/6. Als Ausdruck der Myelonkompression findet sich ein intramedulläres Ödem. Bei flüchtiger Betrachtung ist der Befund somit gut mit einer
zervikalen Myelopathie infolge spinaler Enge vereinbar.

B12-Substitution war jedoch nach zwei Jahren eingestellt worden. Laborche-
misch fand sich ein nicht mehr messbarer Vitamin B12-Serumspiegel.

Dem Patienten wurde eine operative Dekompression der Spinakanalste-
nose empfohlen, zu der dieser sich jedoch nicht entschließen konnte. Zudem
wurde eine dauerhafte parenterale Vitamin $B_{12}$-Substitution durchgeführt.
Unter der kontinuierlichen intramuskulären Vitamin $B_{12}$-Substitution waren
die oben beschriebenen klinischen Symptome nach etwa vier Wochen weitgehend rückläufig.

Etwa vier Jahre später stellte sich der Patient erneut zur neurologi-
schen Untersuchung vor. Bis auf gelegentliche Missempfindungen an den
Fingerkuppen beider Hände ist er beschwerdefrei geblieben. Der klinische
Untersuchungsbefund war bis auf beidseits erloschene Achillessehnenreflexe
und eine leichte Pallhypästhesie der Füße unauffällig. In der HWS-MRT-
Kontrolle zeigte sich eine komplette Restitution der Signalhyperintensitä-

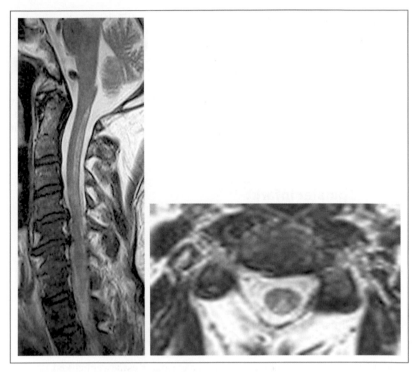

**Abb. 36:** Eine gründlichere Betrachtung offenbart jedoch wertvolle Zusatzinformationen, die die Beurteilung des Falles wesentlich ändern.
Bei genauerer Betrachtung zeigt sich jedoch darüber hinaus eine langstreckige Signalanhebung in der T2-Wichtung, die bis zum Segment C 1 nach kranial reicht. In der transversalen Darstellung ist diese scharf begrenzt auf die Hinterstränge beschränkt. Dieser Befund ist pathognomonisch für eine Hinterstrangschädigung, die am häufigsten durch eine funikuläre Myelose hervorgerufen wird.

ten im Bereich der Hinterstränge; die zervikale Spinalkanalstenose in Höhe HWK 5 war im Vergleich zu den Vorbefunden in unveränderter Ausprägung nachweisbar. Weiterhin besteht eine umschriebene Myelonkompression, der myelopathische Herd hat sich jedoch komplett zurückgebildet.

### 5.4.3   Fazit

Dieser Fall zeigt eindrucksvoll die multifaktorielle Genese der Myelopathie. Auf den ersten Blick erscheint in der Kernspintomografie die spondylogene Kompression des Rückenmarks als hinreichende Erklärung plausibel. Die isolierte Beteiligung der Hinterstränge spricht jedoch gegen eine ausschließlich mechanisch bedingte Myelonläsion. Die zusätzliche Pathogenese (Vitamin $B_{12}$-Mangel) erschließt sich aus der Anamnese (Zustand nach Ileum-Teilresektion und unzureichende postoperative Vitamin $B_{12}$-Substitution).

Die metabolisch bedingte Myelopathie manifestiert sich in den aszendierenden Nervenfasern der Hinterstränge distal der Kompression. Daraus erschließt sich die kombinierte metabolische und mechanisch bedingte Pathogenese der Rückenmarkerkrankungen. Bemerkenswert ist die fast vollständige klinische Restitution nach dauerhafter Vitamin $B_{12}$-Substitution; eine operative Dekompression ohne Vitamin $B_{12}$-Substitution hätte dem Patienten nicht geholfen.

## 5.5 Spinaler Infarkt

### 5.5.1 Anamnese

Bei dem 74-jährigen Patienten trat akut eine sensomotorische schlaffe Paraparese mit Blasen- und Mastdarmstörung auf.

### 5.5.2 Klinischer Befund

Im neurologischen Befund bei Aufnahme waren bei regelrechter Kraft der oberen Extremitäten die Beine bis auf eine geringe Restbeweglichkeit der Zehen komplett plegisch. Die Muskeleigenreflexe waren allseits nicht auslösbar, das Babinski-Zeichen war negativ. Es zeigte sich ein sensibler Querschnitt für alle Qualitäten unterhalb der Leiste beidseitig. Außerdem bestand ein Harnverhalt.

Die unmittelbar am Tag der Aufnahme veranlasste MRT der spinalen Achse war unauffällig. Erst in der Wiederholung der Bildgebung zwei Tage später zeigte sich eine Konusläsion mit zentromedullärer, schmetterlingsförmiger Signalanhebung über zwei bis drei Wirbelsäulensegmente. In dem zusätzlich durchgeführten Schädel-MRT fanden sich asymptomatische frische ischämische Läsionen in der Diffusionswichtung, so dass aufgrund des zeitgleichen Auftretens einer spinalen und zerebralen Ischämie eine kardiogen-embolische Genese anzunehmen war (▶ **Abb. 37**). Diese war auch aufgrund der vorbestehenden intermittierenden absoluten Arrhythmie sowie einem offenen Foramen ovale mit Kontrastmittelübertritt im Valsalva-Manöver hoch wahrscheinlich.

### 5.5.3 Therapie und Verlauf

Nach Blutungsausschluss im CCT wurde eine Antikoagulation eingeleitet. Im Verlauf der krankengymnastischen Übungsbehandlung bildete sich die anfängliche Paraplegie in eine Parese der Fuß- und Zehenmuskulatur rechts

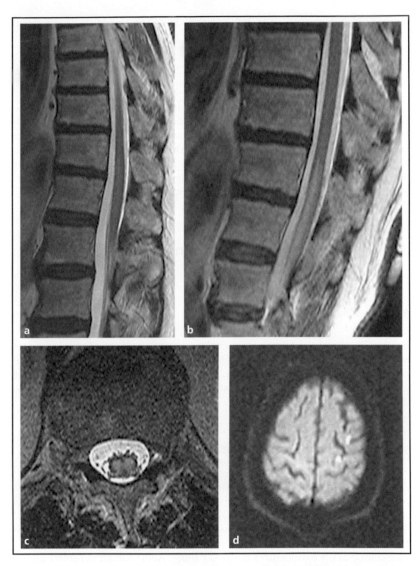

**Abb. 37 a–d:** Demarkierung eines spinalen Infarktes im zeitlichen Verlauf. **a)** Unauffällige Darstellung des Konus in der am Aufnahmetag durchgeführten MRT.
Erst in der Verlaufskontrolle zwei Tage später zeigt sich der demarkierte spinale Infarkt als zentromedulläre schmetterlingsförmige Signalanhebung im
Konus in der T2-Wichtung (**b** und **c**). Zeitgleich ließen sich im Schädel-MRT
kleine, offenbar embolisch bedingte Signalanhebungen in der Diffusionswichtung nachweisen (**d**). Dieser Befund legt auch für den spinalen Infarkt
eine kardiogen-embolische Genese nahe.

Kraftgrad 3/5 sowie links KG 3–4/5 zurück. Die Plegie im Hüft- und Kniegelenk rechts blieb bestehen.

### 5.5.4 Fazit

Die frühe bildgebende Diagnostik spinaler Infarkte ist durch den Umstand erschwert, dass die Diffusionswichtung, mit der sich zerebrale Infarkte bereits im akuten Stadium einfach nachweisen lassen, zur Darstellung spinaler Infarkte technisch schwierig ist und daher nicht zum Standardrepertoire der spinalen Bildgebung gehört. Somit kann bei initial unauffälliger Darstellung des Myelons in den Standardsequenzen eine Wiederholung der Bildgebung erforderlich sein, um den spinalen Infarkt nachzuweisen.

## 5.6 Konkurrierende Ursachen eines spinalen Infarktes

### 5.6.1 Anamnese

Bei der 76-jährigen Patientin entwickelte sich ca. zwölf Stunden nach einem Sturz aus dem Bett ein thorakales Querschnittsyndrom mit einer hochgradigen, initial schlaffen Paraparese und Sensibilitätsstörungen für alle Qualitäten unterhalb Th 5 beidseits. Zudem bestanden Blasen- und Mastdarmfunktionsstörungen.

### 5.6.2 Diagnostik und Verlauf

Zwei Tage nach Beginn der Symptomatik zeigte sich in der spinalen MRT eine langstreckige, rechts betonte Hyperintensität im Myelon von BWK 4–7 als Korrelat eines spinalen Infarktes. In der STIR-Sequenz kam zusätzlich eine Signalanhebung im BWK 6 zur Darstellung, die differenzialdiagnostisch einer Traumafolge oder einem Wirbelkörperinfarkt entsprechen könnte. Da die Darstellung des Wirbelkörpers in der CT (ohne Abb.) jedoch komplett unauffällig war, legt dies eher einen Wirbelkörperinfarkt nahe.

Als kardiale Vorerkrankung bestand ein Vorhofflimmern (ohne wirksame Antikoagulation). In der CT-Angiografie der Aorta zeigte sich zudem eine ausgeprägte Atheromatose der Aorta descendens mit flottierenden Thrombusanteilen (► Abb. 38).

Im weiteren Verlauf persistierte eine hochgradige spastische Paraparese mit dem oben genannten sensiblen Querschnittsyndrom sowie Harn- und Stuhlinkontinenz. Es wurde eine Antikoagulation mit Marcumar eingeleitet.

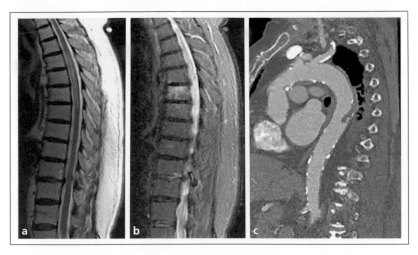

**Abb. 38 a–c:** Spinaler Infarkt. Langstreckige, rechts betonte Hyperintensität in der T2-Wichtung (**a**). Zudem zeigt sich in der STIR-Sequenz (**b**) eine Signalanhebung in BWK 6, der aufgrund der unauffälligen Darstellung in der CT als Wirbelkörperinfarkt interpretiert wurde. Als wahrscheinliche Ursache des Infarktes kam in der CT-Angiografie (**c**) ein wandadhärenter, flottierender Thrombus in der Aorta descendens zur Darstellung.

### 5.6.3 Fazit

Bei dieser Patientin sind konkurrierende Pathomechanismen zu diskutieren, die zur Rückenmarksischämie beigetragen haben könnten: Neben einer aorto-arteriellen Embolie aus der atheromatös veränderten Aorta descendens mit flottierenden Wandthromben kommt angesichts des unmittelbar zuvor stattgehabten Sturzes auch eine fibrokartilaginäre Embolie in Betracht. Aufgrund des bestehenen Vorhofflimmerns (ohne wirksame Antikoagulation) muss zudem ein kardiogen-embolisches Geschehen diskutiert werden.

## 5.7 Spinaler Infarkt ungeklärter Ätiologie

### 5.7.1 Anamnese

Die 70-jährige Patientin bemerkte unmittelbar nach dem Aufstehen ein Unwohlsein und brach wenige Minuten danach bewußtlos zusammen. Sie habe nicht mehr selbständig geatmet, so dass der Ehemann mit Wiederbelebungsmaßnahmen begonnen hatte. Fremdanamnestisch konnte eruiert werden, dass die Patientin am Vortag über Nackenschmerzen geklagt und kurzzeitig auch eine Kraftminderung des linken Armes verspürt hatte.

### 5.7.2   Diagnostik und Verlauf

Die Patientin wurde intubiert, sediert und beatmet auf der Intensivstation aufgenommen. Die kraniale Kernspintomografie und die MR-Angiografie der hirnversorgenden Gefäße ergaben keinen pathologischen Befund, insbesondere keinen Anhalt für eine Hirnstammischämie oder eine intrakranielle Blutung. Die Zusatzuntersuchungen ergaben keinen Hinweis auf eine myokardiale oder pulmonale Ursache der akut aufgetretenen Bewußtlosigkeit und des Atemstillstandes. Nach initialer Versorgung auf der Intensivstation wurde die Patientin am Folgetag wieder wach, sie zeigte eine ausgeprägte Antriebsstörung sowie eine schlaffe Tetraplegie mit erloschenen Muskeleigenreflexen; Pyramidenbahnzeichen waren nicht vorhanden. Als Ursache dieser Symptomatik konnte in der HWS-MRT-Untersuchung eine langstreckige Signalhyperintensität (von der Medulla oblongata bis C6 reichend) nachgewiesen werden (► Abb. 39), die angesichts der oben beschriebenen akuten Manifestation als ischämische Läsion gewertet wurde. Bei unauffälligem Liquor gab es keinen Anhalt für eine Myelitis. Die Ursache der stattgehabten Ischämie konnte trotz umfangreicher Zusatzdiagnostik nicht geklärt werden; die bildgebenden Untersuchungen ergaben keinen Anhalt für eine Dissektion der Aorta oder der A. vertebralis beidseits. Für eine kardiale Emboliequelle oder eine Hyperkoagulabilität gab es ebenfalls keinen Anhalt.

In einer Verlaufs-MRT-Untersuchung zeigte sich eine ausgedehnte Myelonschwellung im Sinne eines subakuten Infarktstadiums mit Schrankenstörung nach i. v.-Gadoliniumgabe. Die Patientin konnte im weiteren Verlauf von der Beatmung entwöhnt werden; es persistierte ein hochgradiges sensomotorisches zervikales Querschnittsyndrom mit spastischer Tetraparese und anhaltender Rollstuhlpflichtigkeit.

### 5.7.3   Fazit

Trotz umfangreicher diagnostischer Aufarbeitung bleibt ein nicht unerheblicher Teil der spinalen Infarkte ätiologisch ungeklärt.

## 5.8   Schlaffe Paraparese im Kindesalter

### 5.8.1   Anamnese

In der Woche vor der stationären Aufnahme hatte der 8-jährige Junge mehrere Tage unter einem grippalen Infekt mit Fieber und Husten gelitten. Nach

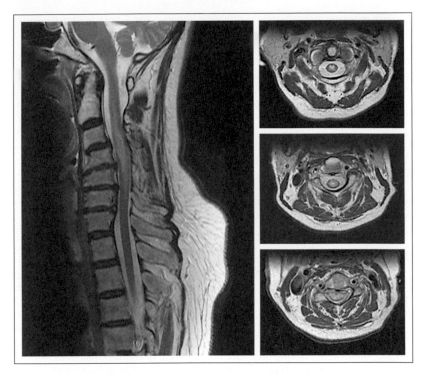

**Abb. 39:** Spinaler Infarkt sowie ausgeprägte zervikale Myelopathie.

vorübergehender Besserung nahm zwei Tage vor der stationären Aufnahme das Fieber wieder zu; zudem trat eine Schwäche der Beine auf, die dazu führte, dass der Patient sein Körpergewicht in den Kniegelenken nicht mehr halten konnte.

### 5.8.2 Klinische Befunde

Klinisch-neurologisch bestand eine schlaffe proximal betonte Paraparese der Beine mit erloschenen Muskeleigenreflexen der unteren Extremität sowie einem breitbasigen, ataktischen Gangbild. Der sensible Befund war unauffällig, Kraft und Muskeleigenreflexe der oberen Extremität waren ebenfalls ohne pathologischen Befund.

### 5.8.3 Diagnostik

In der MRT-Untersuchung des Spinalkanals kam eine langstreckige Signalanhebung des Rückenmarks zur Darstellung, die sich in den transversalen Bildern der grauen Substanz und hier betont den Vorderhörnern zuordnen ließ (▶ Abb. 40).

Nach Kontrastmittelgabe zeigte sich eine geringe Anreicherung der medullären Läsionen sowie der Pia mater an der Zirkumferenz des Rückenmarks. In der MRT des Schädels (ohne Abb.) fiel ebenfalls eine leichte meningeale Anreicherung auf, das Hirnparenchym kam unauffällig zu Darstellung.

In den Laboruntersuchungen waren das rote und weiße Blutbild unauffällig, CRP negativ, Serum-Elektrolyte im Normbereich, Gesamteiweiß regelrecht, geringe Erhöhung der IgM. CK und LDH waren im Normbereich, Acetylcholinrezeptor-AK waren negativ. Die serologische Untersuchung ergab eine deutliche Erhöhung von IgG, IgA und IgM gegen Mykoplasmen. Campylobacter-AK waren negativ, Borrelien-AK (IgM und IgG) positiv. Die Polioserologie entsprach einem ausreichenden Impfschutz, die Polio-PCR im Stuhl war zweimal negativ.

Der Liquorbefund ergab eine Pleozytose von 184/3 Zellen, Glukose und Eiweiß waren normwertig, die oligoklonalen Banden negativ. Die Liquorkultur war steril, Herpes-PCR im Liquor negativ.

### 5.8.4 Verlauf

Es wurde zunächst eine Therapie mit Aciclovir und Ceftriaxon begonnen. Aciclovir wurde nach fünf Tagen aufgrund der negativen Herpes-PCR abgesetzt. Ceftriaxon wurde drei Tage nach Erhalt der positiven Mykoplasmen-Serologie auf Roxithromycin umgestellt. Unter dieser Therapie sistierte das Fieber, und die neurologische Symptomatik bildete sich vollständig zurück. In einer bildgebenden Kontrolle, die drei Monate später durchgeführt wurde, war der Befund bis auf minimale intramedulläre Defekte normalisiert.

### 5.8.5 Fazit

Während die Infektion mit dem Poliovirus als Poliomyelitis anterior den Prototypen der infektiösen Vorderhornerkrankung darstellt, kann eine akute transverse Myelitis mit vorwiegender Beteiligung der vorderen grauen Substanz und resultierender schlaffer Paraparese auch durch andere infektiöse Agenzien hervorgerufen werden. Neben den Polioviren 1, 2 und 3 kommen auch Coxsackieviren (A und B) sowie Enteroviren, EBV und Flaviviren (West-Nil-Virus) als Auslöser in Betracht. Als nicht virale Erreger können u. a. Mykoplasmen und Borrelien akute transverse Myelitiden im Kindesalter hervorrufen.

In dem hier vorgestellten Fall wurde die Mykoplasmeninfektion als wahrscheinlichste Ursache angesehen, nachdem eine Poliomyelitis in Zusammenarbeit mit dem nationalen Referenzzentrum des Robert-Koch-Instituts ausgeschlossen worden war. Die erhöhten Titer der Borrelien-AK wurden als Kreuzreaktion interpretiert, die insbesondere in Zusammenhang mit Mykoplasmeninfektionen beschrieben sind.

Ein erheblicher Anteil der akuten transversen Myelitiden im Kindesalter bleibt jedoch ätiologisch ungeklärt und wird dann als idiopathisch bezeichnet. Die Prognose der akuten Myelitis im Kindesalter ist relativ gut; wie auch

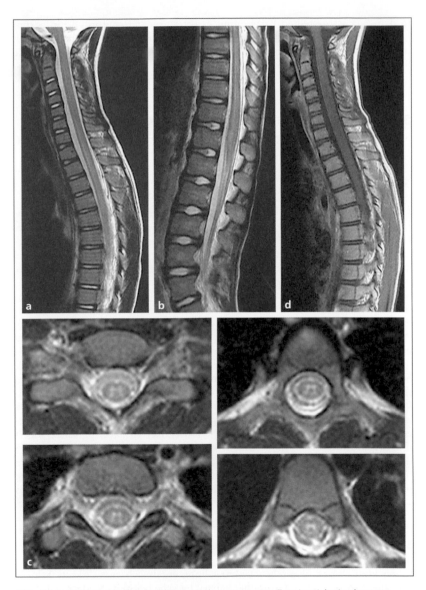

**Abb. 40 a–d:** Akute Myelitis bei einem 8-jährigen Jungen. Es zeigt sich eine langstreckige Signalanhebung der grauen Substanz (**a, b**) mit Betonung der Vorderhörner (**c**). Nach Kontrastmittelgabe kommt es zu einer geringen Anreicherung sowohl intramedullär als auch leptomeningeal (**d**).

in dem hier vorgestellten Fall kommt es oft zu einer Restitutio ad integrum oder einer Ausheilung mit nur geringen residuellen Defekten. Es handelt sich in der Regel um monophasische Erkrankungen, ein Übergang in eine Mutiple Sklerose ist in der Regel nicht zu befürchten.

## 5.9    Rezidivierende Lumboischialgien und orthopädisch diagnostizierte »Nervenlähmung«

### 5.9.1    Anamnese

Der 33-jährige Patient gab bei der erstmaligen Vorstellung an, vor ca. zwölf Jahren eine »Verrenkung« der LWS erlitten zu haben. Seitdem bestünden rezidivierende Lumbalgien und Kribbelparästhesien im rechten Unterschenkel. Diese Beschwerden hätten sich zunächst unter Krankengymnastik innerhalb von zwei Wochen zurückgebildet, seien im Verlauf des folgenden Jahres jedoch wieder progredient gewesen. Zudem sei es zu häufigem Umknicken des rechten Fußes sowie zu progredienten Blasenentleerungs- und Ejakulationsstörungen gekommen. Etwa acht Jahre später sei orthopädischerseits eine »Nervenlähmung« diagnostiziert worden, die jedoch nicht weiter abgeklärt oder behandelt worden sei.

Drei Jahre später sei es durch heftiges Aufstampfen mit dem rechten Fuß zu einem erneuten »Hexenschuss« gekommen. Dieser sei mit der Einspritzung eines »Bandscheibenaufbaupräparates« behandelt worden. Es hätten jedoch weiter Schmerzen in den Beinen, Ziehen in der Fußsohle sowie in den bisher nicht betroffenen Zehen und der Wade, gelegentlich mit Ausstrahlung in die Oberschenkel, bestanden. Weiterhin sei es durch eine Schwäche im Unterschenkel und Fuß zu gelegentlichem Umknicken im Sprunggelenk gekommen. Zudem sei das Tastempfinden im Anal- und Genitalbereich gestört. Der Urinabgang sei verzögert und drucklos. Aufgrund dieser Beschwerden wurde zunächst eine CT der LWS durchgeführt, die einen unauffälligen Befund ergab. Das daraufhin durchgeführte MRT zeigte einen Befund, der zunächst als Kavernom im Rückenmark interpretiert wurde (▶ Abb. 41 a). Vor der geplanten Operation dieses Befundes sollte eine spinale DSA durchgeführt werden, zu der der Patient vorgestellt wurde.

### 5.9.2    Klinische Befunde und Verlauf

In der klinisch-neurologischen Untersuchung ergab sich eine diskrete Schwäche von Quadrizeps und Großzehenheberschwäche beidseits Kraftgrad 4–5 sowie eine deutliche Abschwächung des Berührungs- und Vibrationsempfindens am rechten Bein (Pallhypästhesie 4/8). Zudem wurde ein abgeschwächtes Berührungsempfinden im Anal- und Genitalbereich bds. angegeben sowie Miktionsprobleme mit verzögerter und druckloser Blasenentleerung.

Die spinale DSA zeigte eine intramedulläre arteriovenöse Malformation auf Höhe Th 12. Diese wurde aus einer kaliberkräftigen Segmentarterie L 2

rechts versorgt. Die A. radicularis magna entsprang aus der Segmentarterie
Th 9 links, hatte jedoch keine Beziehung zur AVM. Über die Segmentarterie
L 2 erfolgte die Embolisation der AVM mit einem röntgendichten Flüssigem-
bolisat (Ethibloc® (▶ **Abb. 41 b–d**)); hiermit gelang ein kompletter Verschluss
der AVM, der auch in einer Kontrollangiografie drei Monate später noch
bestand (▶ **Abb. 41**).

Klinisch wurde in den neurologischen Folgeuntersuchungen ein unveränderter Befund erhoben.

### 5.9.3    Fazit

Spinale Gefäßfehlbildungen haben oft eine lange Anamnese mit Befunden, die
zu Fehldiagnosen führen können, wenn nicht an die Möglichkeit einer spinalen
Erkrankung gedacht wird und eine MRT des gesamten Rückenmarks durchgeführt wird. Retrospektiv sind die Episoden klinischer Verschlechterungen
als Folge von zunehmender Überlastung der venösen Drainage und kleinen
intramedullären Blutungen aus der bereits länger existierenden intramedullären AVM zu interpretieren.

## 5.10    Fluktuierendes spinales Syndrom

### 5.10.1    Anamnese

Der 27-jährige Patient bemerkte über einen Zeitraum von etwa drei Mona-
ten wechselnd ausgeprägte Schmerzen, Missempfindungen und distal betonte
Lähmungen des linken Beines. Im vierten Monat kam es zu einer deutlichen
Verschlechterung der Symptomatik.

### 5.10.2    Klinische Befunde

Bei der ersten neurologischen Untersuchung zeigte sich eine mittelgradige Fußsenkerparese links mit erloschenen ASR links sowie eine Hypästhesie an der
Dorsalseite des linken Unterschenkels, sonst waren keine fokalen Ausfälle zu
verzeichnen. Allerdings berichtete der Patient über leichte Blasen- und Mast-
darmentleerungsstörungen, wobei der Sphinktertonus und die perianale Sensibilität unauffällig waren. Die elektrophysiologischen Zusatzuntersuchungen
(MEP und SEP) waren bis auf beidseits nicht auslösbare Tibialis-SEP regelrecht.

### 5.10.3    Diagnostik

In der spinalen Kernspintomografie zeigte sich eine langstreckige ödematöse
Schwellung des Rückenmarks (vom oberen thorakalen Myelon bis zum Konus

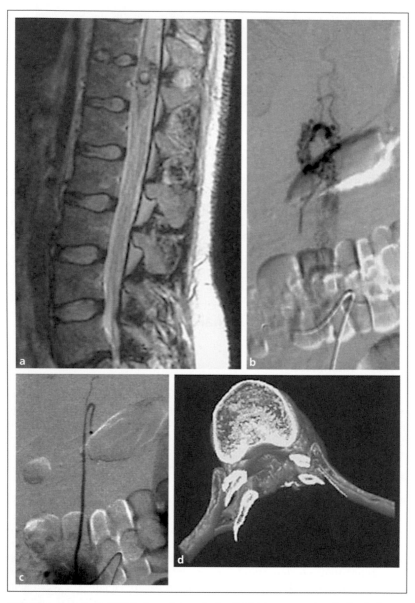

**Abb. 41 a–d:** Spinale AVM. Aufgrund der spinalen MRT (**a**) war zunächst der Verdacht
auf ein Kavernom geäußert worden. Die durchgeführte spinale DSA (**b**)
zeigte jedoch eine spinale AVM mit Versorgung aus der rechten Segmentarterie L 2. Nach superselektiver Sondierung wurde eine Embolisation mit
Ethibloc® durchgeführt, die zum vollständigen Verschluss der Fistel führte

reichend); darüber hinaus kamen von C 5 bis zum Conus medullaris deutlich dilatierte perimedulläre Gefäße zur Darstellung. Dieser kernspintomografische Befund sprach für eine durale AV-Fistel mit konsekutiver Myelonkongestion. In der spinalen Angiografie ließ sich jedoch keine durale AV-Fistel nachweisen; es zeigte sich vielmehr eine intramedulläre AV-Malformation in Höhe Th 11/12, die über eine erweiterte A. radicularis magna (A. spinalis anterior) aus der Interkostalarterie in Höhe Th 10 links versorgt wurde (▶ Abb. 42 a,b).

### 5.10.4 Therapie und Verlauf

Nach der diagnostischen Angiografie kam es vorübergehend zu einer Zunahme der Fußsenkerparese links und zu strumpfförmig angeordneten Sensibilitätsstörungen des rechten Beines. Am Folgetag konnte im Rahmen einer erneuten Angiografie die Angiom-versorgende Arterie supraselektiv sondiert und mit Ethibloc® vollständig okkludiert werden (▶ Abb. 42 c). Nach diesem komplikationslosen Eingriff waren die vorbeschriebenen neurologischen Ausfälle innerhalb einer Woche weitgehend rückläufig; auch die Blasen- und Mastdarmstörungen bildeten sich nach ca. zehn Tagen vollständig zurück. Der Patient blieb im weiteren Verlauf beschwerdefrei. Die später durchgeführten spinalen Angiografie-Kontrollen (ohne Abb.) zeigten eine nachhaltige komplette Okklusion der AV-Malformation. Im weiteren Verlauf kam es auch zur Rückbildung des Rückenmarksödems.

### 5.10.5 Fazit

Rasche Diagnostik und Therapie kann bei spinalen Gefäßmalformationen zur Rückbildung bereits existierender Symptome führen und bleibende neurologische Schäden verhindern.

## 5.11 Kopfschmerzen mit mehrfach wechselndem Charakter: Intrakranielle Auswirkungen einer spinalen Duraverletzung

### 5.11.1 Anamnese

Bei der 40-jährigen Patientin war eine langjährige Migräne-Anamnese (typische Migräne ohne Aura) bekannt. Anlass der aktuellen notfallmäßigen Aufnahme

---

**Abb. 41 a–d:** (Fortsetzung) (**c**). Aufgrund der Röntgendichte des Embolisats lässt sich der Embolisatausguss im Spinalkanal in der nativen CT (**d**) darstellen.

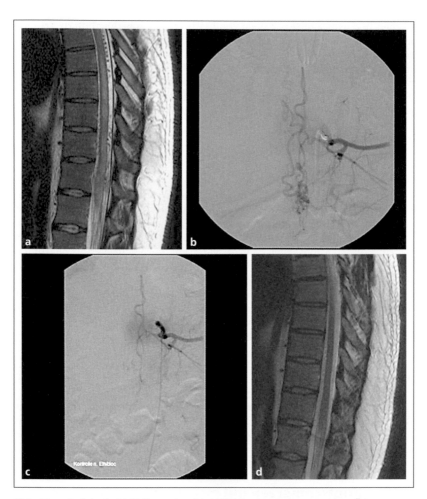

**Abb. 42 a–d:** Spinale AV-Malformation. Die MRT (**a**) zeigt ein langstreckiges Ödem
des lumbalen Myelons mit einer intramedullären Läsion im Konus. In
der spinalen DSA ergibt sich eine spinale AVM (**b**), die nachfolgend mit
Ethiblock® komplett embolisiert wurde (**c**). Hierdurch wurde eine komplette Symptomfreiheit erzielt. Auch in einer MRT-Konrolle drei Jahre
nach der Therapie zeigt sich ein unauffälliger Befund des lumbalen
Myelons (**d**).

war eine ausgeprägte Migräne-Attacke mit holozephalen Kopfschmerzen und vegetativen Begleitsymptomen.

### 5.11.2 Klinischer Befund und weitere Diagnostik

Der klinisch-neurologische Befund war komplett unauffällig. Auch ein kurz nach der Aufnahme durchgeführtes natives Schädel-CT ergab keinen pathologischen Befund.

### 5.11.3 Verlauf

Unter analgetischer Medikation waren die Kopfschmerzen zunächst deutlich rückläufig. Am Folgetag manifestierten sich jedoch erneut Zephalgien, die allerdings nur im Stehen und Sitzen bestanden und im Liegen komplett rückläufig waren. Die Beschwerden waren somit als typisches Liquorunterdrucksyndrom zu interpretieren. In der ergänzenden gezielten Anamnese ergab sich, dass wenige Tage zuvor auswärts eine lumbale Infiltrationsbehandlung durchgeführt worden war, die als Ursache einer spinalen Duraverletzung in Betracht zu ziehen ist.

Einen Tag später kam es wiederum zu einer Änderung des Schmerzcharakters mit Kopfschmerzen, die nunmehr auch in liegender Position persistierten. Die daraufhin durchgeführte Schädel-MRT mit Venografie zeigte eine Thrombosierung von Sinus sagittalis superior und Sinus transversus links (▶ Abb. 43a). Stauungsbedinge Läsionen des Hirnparenchyms fanden sich nicht. Nach Kontrastmittelgabe war eine deutliche meningeale Anreicherung nachweisbar, die als typische Begleiterscheinung beim Liquorunterdrucksyndrom auftritt (▶ Abb. 43b).

Die erweiterte Gerinnungsdiagnostik (einschließlich Faktor-V-Leiden- und Prothrombin-II-Mutation, Protein C- und S-Screening, Phospholipid-AK und Faktor VIII) war unauffällig.

Es wurde daraufhin eine lumbale Eigenblut-Patch-Therapie durchgeführt, in deren Folge es zu einer deutlichen Besserung der Kopfschmerzen kam. Zudem wurde eine Marcumartherapie eingeleitet.

In einer Verlaufsuntersuchung ein halbes Jahr später war die Patientin anhaltend beschwerdefrei. In der MR-Angiografie waren die zuvor thrombosierten Sinus bis auf geringe Restthrombusanteile wieder durchgängig.

### 5.11.4 Fazit

Die intrakranielle Hypotension aufgrund einer spinalen Duraleckage ist eine unterdiagnostizierte Entität, die inbesondere in Begleitung anderer Kopfschmerzursachen als behandelbare Schmerzursache übersehen werden kann. Es ist es daher wichtig, den orthostatischen Charakter der Beschwerden gezielt zu erfragen. Falls die konservative Therapie mit Bettruhe und Flüssig-

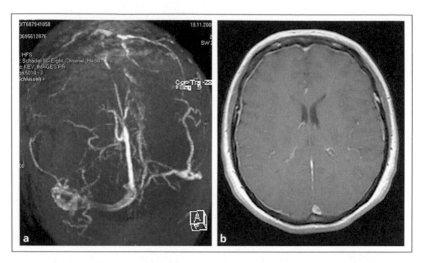

**Abb. 43 a, b:** 2D-TOF-MR-Angiografie der Hirnsinus (**a**). Nachweis einer kompletten Thrombose des vorderen Anteils des Sinus sagittalis superior sowie des linken Sinus transversus. Zudem zeigt sich eine diffuse meningeale Anreicherung (**b**) als typisches bildgebendes Symptom einer intrakraniellen Hypotension.

keitszufuhr nicht zur Rückbildung führt, kann eine epidurale Eigenblut-Patch-Therapie zum therapeutischen Erfolg führen.

Beim Liquorunterdrucksyndrom kann eine Sinus- und/oder Hirnvenenthrombose auftreten; als Pathomechanismus wird eine Verlangsamung des venösen Blutflusses im Zusammenhang mit der intrakraniellen Hypotension diskutiert.

Interessant und aufschlussreich ist in diesem Fall die rasche Abfolge von Zephalgien mit jeweils unterschiedlichen Ursachen: Die zur Aufnahme führende Symptomatik kann zwanglos als ausgeprägte Migräneattacke interpretiert werden. Die nach einem freien Intervall erneut aufgetretenen Kopfschmerzen sind aufgrund der eindeutigen Lageabhängigkeit als Liquorunterdrucksyndrom zu werten, wobei sich die wahrscheinliche Ursache (Duraverletzung im Rahmen einer kurz zuvor stattgehabten lumbalen Infiltrationsbehandlung) nur aus der sorgfältigen Anamneseerhebung erschließt. Die im weiteren Verlauf, auch im Liegen, manifesten Kopfschmerzen können nicht mehr alleine durch die intrakranielle Hypotension erklärt werden. Es handelt sich vielmehr um eine durch den Liquorunterdruck ausgelöste Sinusvenenthrombose. Die Kombination von intrakranieller Hypotension und konsekutiver Sinusthrombose konnte in der zerebralen Kernspintomografie eindeutig bestätigt werden. In dieser Konstellation ist die Behandlung des Liquorunterdrucksyndroms durch epidurale Eigenblutpatch-Applikationen wesentlich, bevor eine Antikoagulation zur Behandlung der Sinusthrombose eingeleitet werden kann. Andernfalls besteht die Gefahr, dass bei anhaltendem Liquorunterdruck unter der Antikoagulation subdurale Blutungen oder Hygrome entstehen.

Im vorliegenden Falle führte eine blande spinale Duraverletzung zu weitreichenden intrakraniellen pathologischen Veränderungen.

# Farbteil

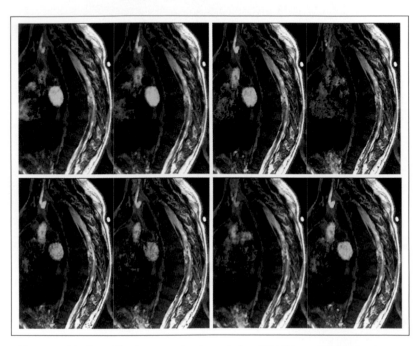

**Abb. 11:** Farbkodierte Überlagerung der dynamischen KM-MRA aus Abbildung 10
auf eine hoch ortsaufgelöste T2-gew. 3D-CISS-Sequenz (Standardparameter).
Dargestellt ist eine mediansagittale Schicht im zeitlichen Verlauf mit einer
zeitlichen Auflösung von 1 Sekunde.
Die Überlagerung erleichtert die anatomische Orientierung bezüglich der
Segmenthöhe des spinalen Angioms. Der signalreiche Marker auf dem Rücken
befindet sich auf Höhe des Bandscheibenfaches BWK 4/5; hiermit lässt sich der
Angiomnidus in Höhe Th 7/8 lokalisieren. Die Kontrastierung beginnt in den
dichten kaudalen Anteilen des Nidus und breitet sich von hier aus in die spärli-
cheren kranialen Anteile bis Th 6/7 aus. Somit ist der Hauptzufluss zum Angiom
unterhalb von Th 7 zu vermuten.

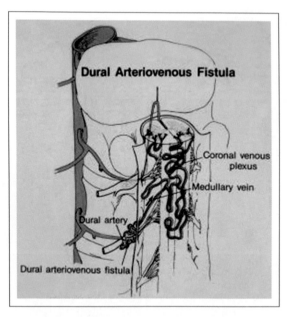

**Abb. 17:** Schematische Darstellung der Pathogenese duraler arteriovenöser AV-Fisteln

# Autorenverzeichnis

*Prof. Dr. Wilhelm Nacimiento*
Chefarzt der Klinik für Neurologie und Neurologische Frührehabilitation
Klinikum Duisburg – Sana Kliniken AG
E-Mail: wilhelm.nacimiento@sana.de

*Dr. Karsten Papke*
Chefarzt der Klinik für Radiologie und Neuroradiologie
St. Bonifatius-Hospital Lingen
E-Mail: karsten.papke@bonifatius-lingen.de

*Prof. Dr. Friedhelm Brassel*
Chefarzt der Klinik für Neuroradiologie und Radiologie
Klinikum Duisburg – Sana Kliniken AG
E-Mail: friedhelm.brassel@sana.de

*Dr. Peter-Douglas Klassen*
Chefarzt der Klinik für Wirbelsäulenchirurgie und Neurotraumatologie
St. Bonifatius-Hospital Lingen
E-Mail: peterdouglas.klassen@bonifatius-lingen.de

# Stichwortverzeichnis

## A

Abtropfmetastase 122
Acrylat
– Embolisat 88
ADEM *Siehe* Enzephalomyelitis,
  akute demyelinisierende
Adrenoleukodystrophie 107
Adrenoleukomyeloneuropathie 107
ALS *Siehe* Amyotrophische
  Lateralsklerose
American Spinal Injury Association
– Klassifikation 66
Amitriptylin 41
Amphiphysin
– Antikörper 96
Amyotrophische Lateralsklerose 108
Anämie 104
Anamnese 43
Anatomie
– Gefäßversorgung 24
Anenzephalie 69
Aneurysma
– AV-Malformation 88
Aneurysmatische Knochenzyste
  (AKZ) 119
Anulus fibrosus 140
Aortendissektion
– spinaler Infarkt 78
Aortenisthmusstenose
– spinaler Infarkt 78
Aquaporin-Antikörper 96
Arachnoidalzyste
– Myelonherniation, thorakale
  (DD) 77
Arnold-Chiari-Malformation 71, 73
Arterien
– A. Adamkiewicz 24, 26
– A. radicularis magna 24, 26
– A. spinalis anterior 24
– A. vertebralis 24, 26
Ashworth-Score 48

ASIA *Siehe* American Spinal Injury
  Association
Astrozytom 125
– intramedullär
– MRT 126
Ataxie
– anatomisches
  Korrelat 20
Autonome Dysreflexie *Siehe* Dysreflexie,
  autonome
AVF *Siehe* AV-Fistel
AV-Fistel
– spinale durale 83
– MRT 86
AVM *Siehe* AV-Malformation
AV-Malformation
– Embolisation 88
– spinal
  – Therapie 88
– spinale 87
  – Embolisation 185
  – Kasuistik 182, 186
  – MRT und DSA 184
Azathioprin 96

## B

Bahnen
– aszendierende 19
– deszendierende 20
– extrapyramidale 22
Bandscheibe
– Prolaps 140
– Protrusion 140
Bandscheibenprothese 138
Bandscheibenvorfall
– lumbal 141
  – Therapie 146
Bildgebung
– multimodale 59
– Stellenwert 49, 54
Blasenentleerungsstörung

– Spina bifida 71
Blasenfunktion
– neurophysiologische
   Diagnostik 45
– Querschnittsyndrom 28
Blasenstörung
– Tethered Cord-Syndrom 73
Blockwirbel
– Klippel-Feil-Syndrom 74
Blutpatch 76
Blutung
– spinal 89
Borrelien
– Myelitis 93
Brevicollis
– Klippel-Feil-Syndrom 74
Brown-Séquard-Syndrom 33
– Myelonherniation, thorakale 76
Bulbus-cavernosus-Affekt 46

**C**

Caisson-Krankheit 78
Chordom 119
– zervikales
   – MRT 120
Claudicatio spinalis 141
Cloward
– Operation nach 137
Coeruloplasmin 106
Computertomografie 50
– CT-Angiografie 57
– Limitationen 51
– Postmyelo-CT 56
Conus medullaris
– Läsion 33
Corona radiata
– Gefäßversorgung 25
CT Siehe Computertomografie

**D**

Dekompression
– operative 68
Dekompressionskrankheit
– spinaler Infarkt 78
Dermalsinus 70, 72
Dermoid 127

Detethering 73
Detrusor vesicae
– Areflexie 29
– Hyperreflexie 29
Detrusor-Sphinkter-Dyssynergie 30
Devic-Syndrom Siehe Myelitis: Neuro-
   myelitis optica
Diastematomyelie 72
Digitale Subtraktionsangiografie 56
Diphenhydramin 41
Diplomyelie 72
– MRT 72
Diskektomie 137
DSA Siehe Digitale Subtraktionsangio-
   grafie
Duloxetin 41
Duradefekt 75
– intrakranielle Hypotension 75
– Myelonherniation, thorakale 76
Dysraphie 69
Dysreflexie
– autonome 30

**E**

Echozeit 52
Eigenapparat
– Anatomie 18
Elektromyografie 45
Elektroneurografie 44–45
Embolie
– fibrokartilaginäre 78, 82
Embolisation
– AV-Malformation 88
EMG 45
ENG 45
Enteroviren
– Myelitis 93
Enzephalomyelitis
– akute demyelinisierende 95
Enzephalomyelopathie
– hepatische 107
Enzephalozele 69
Ependymom 124
Epidermoid 127
Evozierte Potenziale
– MEP 43

– SEP 43
Ewing-Sarkom
– Wirbelsäule 119

**F**

Facettenblockade 146
Facettgelenksarthrose 131
Fasciculus
– cuneatus 19
– gracilis 19
Fehlbildungen 69
– kranio-zervikaler Übergang 73
Fettsäuren 108
Fibrokartilaginäre Embolie
– Kasuistik 168
Fissura mediana
– A. spinalis anterior 25
Fistel
– arteriovenöse *Siehe* AV-Fistel
Flumazenil 107
Foix-Alajouanine-Erkrankung 85
Folsäure
– Schwangerschaft 70
Folsäuremangel 106
Foraminotomie 138
Friedreich-Ataxie 111
Frykholm
– Operation nach 138
FSME
– Myelitis 93
Funikuläre Myelose 104
– MRT 105, 173
F-Wellen
– Guillain-Barré-Syndrom 92

**G**

Gabapentin 41
Gadolinium 53
Gadolinium-DTPA
– MR-Myelografie,
    direkte 76
Gefäße
– des Rückenmarks 24
– Venen 27
Gefäßfehlbildung
– DSA 57

Gefäßversorgung
– Schema 25
– venöse Drainage 27
Gewebekleber 88
Glatirameracetat 96
Guillain-Barré-Syndrom 92
Gyrus postzentralis 19

**H**

Hämangioblastom 127
Hämangiom
– Wirbelkörper 117
Hämatom
– epidurales spinales 89
– spinales subdurales 90
Hämatomyelie 90
Hämatopoese 106
Hämosiderin
– MRT 54
Harninkontinenz 29
Harnretention 28
Herpesviren
– Myelitis 93
Hinterstrangbahnen *Siehe*
    Hinterstränge
Hinterstränge
– Anatomie 19
– funikuläre Myelose 104
– Gefäßversorgung 25
– Schema 21
Hinterwurzel
– Afferenzen 20
– Anatomie 19
– Gefäßversorgung 25
Hirnstammkompression
– Arnold-Chiari-
    Malformation 73
HSV *Siehe* Herpesviren
HTLV1
– Myelitis 93
Hurst
– Leukenzephalomyelitis 95
Hydromyelie 128
Hygrom
– subdurales 75
Hyperalgesie 33–34

Hypertonie
- autonome Dysreflexie 30
- Dysreflexie, autonome 30
Hypotension
- intrakranielle 75
Hypothalamus 24

**I**

Immunschwäche
- Myelitis 93
Infarkt
- spinaler 77
  - Fibrokartilaginäre Embolie 82
  - Kasuistik 174, 176
  - Klinik 78
  - MRT 80, 175, 177, 179
  - Therapie 79
  - Ursachen 78
Ischämie
- sekundäre 34
- spinale, chronisch 82

**K**

Kavernom
- spinal 89
  - MRT 90
Kleinhirntonsillen
- Herniation 73
Klippel-Feil-Syndrom 74
Knochenzyste
- aneurysmatische 119
Kollagenose
- Myelitis 94
Kommissur
- vordere 22
Kopp-Syndrom 88
Kortex
- motorischer 20
Kortikosteroide 96
- Rückenmarkstrauma 68
Kraniozervikaler Übergang
- Fehlbildungen 73
Kupfermangel 107
Kupferstoffwechsel
- Störung 106

**L**

Lageempfindung
- anatomisches Korrelat 19
Lamotrigin 41
Larmor-Frequenz 52
Lateralsklerose
- Amyotrophische *Siehe* Amyotrophi-
  sche Lateralsklerose (ALS)
Lendenwirbelsäule
- degenerative Veränderungen 140
Leukenzephalomyelitis
- hämorrhagische (Hurst) 100
- hämorrhagische, Hurst 95
Leukodystrophie
- Adrenoleukodystrophie (ALD) 107
Lhermitte'sches Zeichen 131
Ligamenta denticulata 139
Ligamenta flava
- Hypertrophie 140
Lipomeningozele 70
Liquordiagnostik 46
Liquorpunktion 47
Liquorunterdrucksyndrom 75
Lues
- Myelitis 93
Lumbago 141

**M**

M. Wilson 106
Magnetresonanztomografie 49, 51
- Gefahren 51
- Kontrastmittel 53
- MR-Angiografie 58
- Myelografie, direkte 75
- Signalveränderungen 54
- Stellenwert 49
- Wichtungen 52
Malformation
- arteriovenöse *Siehe* AV-Malforma-
  tion
Mastdarmfunktion
- Querschnittsyndrom 28
Mastdarmstörung
- Tethered Cord-Syndrom 73
Medulla oblongata 19
- Anatomie 21

Meningeom   120, 122
Meningeose
– Leptomeningen   122
Meningeosis carcinomatosa   112, 122
– Liquorpunktion   47
Meningeosis leucaemica   122
Meningozele   69
MEP   45
Metastase
– intradural-extramedullär   122
– intramedullär   127
Mitoxantron   96
Mittelhirn
– Tiefstand   75
MRT   *Siehe* Magnetresonanztomografie
MS   *Siehe* Multiple Sklerose
Multiple Sklerose   95
Myelitis
– Borrelien   100
– FSME-Viren   100
– Herpes-simplex-Virus   98
– HTLV-1   99
– Kasuistik   178
– Labordiagnostik   93
– Mykoplasmen   100
– Neuromyelitis optica   95–96
– paraneoplastisch   96
– Polio-Viren   99
– postvakzinal   96
– Prognose   97
– transversa   *Siehe* Querschnittsmyelitis
– Varizella-Zoster-Virus   98
– West-Nil-Viren   100
– Zeckenbiss   100
Myelografie   54
– Indikationen   55
– Technik   54
Myelolyse   73
Myelomeningozele   69–70
Myelon
– Aszension   70
– Kinking   77
Myelonherniation
– thorakale   76
– – Kasuistik   168
– thorakale, MRT   77
Myelonkompression

– Wirbelsäulendegeneration   130
– zervikale
   Myelopathie   131
Myelonkongestion   *Siehe* Myelopathie,
   kongestive
Myelopathie
– hepatische   107
– HTLV-1   99
– Kasuistik   170
– kongestive   85
– – MRT   86
– Kupfermangel   106
– toxische   108
– zervikale
– – MRT   179
– zervikale spondylogene   131
Myelose
– funikuläre   104
– – MRT   105
Myelozele   70
Mykoplasmen
– Myelitis   93

**N**

N. pudendus   46
Neuralplatte   70
Neuralrohr   69
– Schließungsdefekt   71
Neuralrohrdefekt   69
Neurinom
– spinal
– – MRT   121
Neurofibrom   120
Neuromyelitis optica   95–96
NMO   *Siehe*
   Neuromyelitis optica

**O**

Ontogenese   70
Onyx®
– Embolisat   88
Opioide   41
Osteoblastom
– Wirbelsäule   118
Osteochondrom
– Wirbelsäule   118

Osteoidosteom
- Wirbelsäule  118
Osteosarkom
- Wirbelsäule  119

**P**

Parasympathicus
- anatomisches Korrelat  24
Periradikuläre Therapie  146
PET-CT  96
Plegie
- spastische  29
Poliomyelitis  99
- Impfung  100
Polyneuropathie
- Kupfermangel  106
Porphyrie
- akute hepatische  92
Prednisolon
- Myelitis  97
Pregabalin  41
Propriospinale Systeme  18
Propriozeption
- anatomisches Korrelat  19–20
- Tractus spinocerebellaris posterior  20
PRT  *Siehe* Periradikuläre Therapie
Pudendus-SEP  46
Pyramidenbahn
- Anatomie  21
- Schädigung  22
- Schema  23
Pyramidenkreuzung  21
Pyramidenzeichen  29

**Q**

Queckenstedt-Versuch  47
Querschnittsanatomie
- Schema  18
Querschnittslähmung  *Siehe* Querschnittsläsion
Querschnittsläsion
- ASIA-Kategorien  66
- Conus, Cauda  33
- Definition  31
- Läsionshöhe  31
- lumbal  33
- Schema  18
- thorakal  32
- Ursachen  34
    - Tabelle  36
- zervikal  32
Querschnittsmyelitis  91
- Ätiologie  93
- Differenzialdiagnose  92
- idiopathische  97
- Kasuistik  178
- Kindesalter
    - Kasuistik  178
- MRT  181
Querschnittsyndrom
- akutes  28
- chronisches  29
- Mastdarmfunktion  30
- Sexualfunktion  30
- Topografie  31

**R**

Rachischisis  69–70
Radikulomyelitis
- Herpes-simplex-Virus  98
Radikulopathie
- spondylogene  131
Repetitionszeit  52
Riesenzelltumor
- Wirbelsäule  118
Rituximab  96
Robinson-Smith
- Operation nach  137
Röntgenaufnahme
- konventionelle  50
Rückenmark
- Querschnittsanatomie  18
Rückenmarksbiopsie  92
Rückenmarksinfarkt  *Siehe* Infarkt, spinaler
Rückenmarksläsion
- Klinik  28
- Reorganisation  28
- vegetative Symptome  29
- Verlauf  28

Rückenmarksschädigung *Siehe* Rücken-
marksläsion
Rückenmarkstrauma
– Pathophysiologie 37, 65
– Prognose 68
– Reorganisation 38
– Therapie 68
Rückenmarksverletzung *Siehe* Rücken-
markstrauma

**S**

SAB *Siehe* Subarachnoidalblutung
Schmerz
– zentraler neuropathischer 40
Schmerzwahrnehmung
– anatomisches Korrelat 19
Schock
– spinaler 28
Schwannom 120
SDAVF *Siehe* AV-Fistel, spinale durale
Seitenstrang
– Anatomie 19
Sensibilitätsstörung
– anatomisches Korrelat 20
– dissoziierte 34, 128
Siderophagen
– Liquordiagnostik 47
Sinusthrombose
– intrakranielle Hypotension 188
Sklerose
– multiple *Siehe* Multiple Sklerose
Skoliose 73
– spinaler Dysraphismus 71
Spastik 33
– Ashworth-Score 48
– Tethered Cord-Syndrom 73
Spina bifida 69
– aperta 70
– occulta 71
Spinale Syndrome 28
Spinaler Dysraphismus
– okkulter 71
Spinalkanalstenose 131
– lumbale 140, 145
– Myelografie 56
– thorakale 138

– zervikal und lumbal
– Kasuistik 166
Spinalparalyse
– hereditäre spastische 110
Spondylarthrose 140
Spondylitis 101
Spondylodese
– interkorporale 137
Spondylodiszitis 101
– MRT 102
Spondylolisthesis 140
Spondylophyt 140
SSEP 44
Stenose
– spinale 131
Steroide *Siehe* Kortikosteroide
Stiff-person-Syndrom 96
Subarachnoidalblutung
– AV-Malformation 88
– DSA 57
– spinale 89
Sulkokommissuralarterie 25
– Schema 25
Superoxiddismutase-Gen 108
Sympathicus
– anatomisches Korrelat 24
Synovialzyste 140
Syringomyelie 128
– Arnold-Chiari-Malformation 73
– AV-Fistel, durale 84
Syringostomie 128

**T**

Temperaturwahrnehmung
– anatomisches Korrelat 19
Tethered Cord-Syndrom 73
– MRT 72
Thalamus 19
Thermokoagulation
– Osteoidosteom 116
Thorakale Myelonherniation *Siehe*
Myelonherniation, thorakale
Tractus
– corticospinalis 21
– corticospinalis anterior 22
– corticospinalis lateralis 22

- reticulospinalis 22
- rubrospinalis 22
- spinocerebellaris
  - Schema 22
- spinocerebellaris anterior 20
- spinocerebellaris posterior 20
- spinothalamicus 19
- spinothalamicus lateralis
  - Schema 20
- tectospinalis 22
- vestibulospinalis 22
Tramadol 41
Trauma
- spinales *Siehe* Rückenmarkstrauma
Truncus thyreocervicalis 26
Tumor
- extradural 115
- intradural-extramedullär 120
- intramedullär 124
- Nervenscheide 120
- Rückenmark 111
- spinal 113

**U**

Überlaufblase 29
Unkovertebralarthrose 131

**V**

Vaskulitis
- Myelitis 94
Vibrationsempfinden
- anatomisches Korrelat 19

Vitamin B$_{12}$
- Mangel 104
Vorderhorn
- Schädigung 33

**W**

West-Nil-Virus
- Myelitis 93
Willkürmotorik 17
- anatomisches Korrelat 21
Wirbelkörperinfarkt 82
Wirbelsäule
- degenerative Veränderungen 130
- Hämangiom 117
- Metastasen 112
- primäre Tumore 116
- tumorähnliche Läsionen 116
Wurzeltaschenzyste
- Ruptur 76

**Z**

Zeckenbiss 100
Zentraler neuropathischer
  Schmerz 40
Zentromedulläres Syndrom 34
Zerviko-Brachialgie 130
Zweipunktdiskrimination
- anatomisches Korrelat 19
- Hinterstränge 19
Zyste
- arachnoidale 71
Zystomanometrie 45

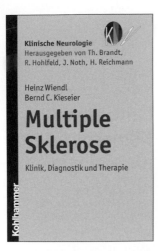

Heinz Wiendl
Bernd C. Kieseier

# Multiple Sklerose

Klinik, Diagnostik und Therapie

*2012. 229 Seiten, 24 Abb., 15 Tab. Kart. € 45,–*
*ISBN 978-3-17-018463-3*

*Klinische Neurologie*

Die Multiple Sklerose gehört zu den neurologischen Erkrankungen, die sich in den letzten Jahren hinsichtlich des pathogenetischen Verständnisses, der Therapie, der Diagnostik sowie der Versorgung am grundlegendsten verändert haben. Dieser Band stellt diese Fortschritte in anschaulicher und anwendungsbezogener Weise dar und enthält alle relevanten Aspekte zum aktuellen Wissensstand der Multiplen Sklerose. Er dient nicht nur als Nachschlagewerk, sondern auch als Leitfaden und Handlungsanleitung für konkrete Empfehlungen zu Therapie und Diagnose. Die Kombination dieser Kriterien sowie die starke Gewichtung praktischer Fragen und Aspekte in der Patientenversorgung machen die Monographie zu einem wichtigen Begleiter im Alltag und sind im deutschsprachigen Raum einzigartig.

Leseproben und weitere Informationen unter www.kohlhammer.de

W. Kohlhammer GmbH
70549 Stuttgart

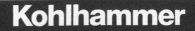

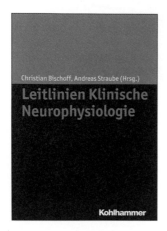